U0290246

CHINESE MEDICINE
IN CONTEMPORARY CHINA
PLURALITY AND SYNTHESIS

中医在当代中国
——多元与综合

〔德〕蒋熙德　著

杨慧宇　译

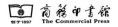
商务印书馆
The Commercial Press
创于1897

中文版序

差不多 30 年前，我来到北京，着手开展我在剑桥大学人类学博士论文的田野调查。这篇论文最终成为我的第一本著作:《中医在当代中国：多元与综合》。现在我能够为它的中文版写序言了，这让我非常高兴，并对出版社和译者致以深深的感激之情。这 30 年，整个世界和中医世界都发生了很多事情。今天的北京不再是我当时生活的城市，当然，中国也是如此。随着时间的推移，地缘政治的构造板块正在发生变化，我们看待中医这类文化现象的方式也在发生变化。因此，在这篇序言中，我想反思一下我的书是如何变得有些过时，在我个人看来，它的哪些部分今天仍然与之相关，以及我们需要在哪里寻找新的出发点。

在写作之时，本书是发生在跨领域的重新定位的一部分，这种重新定位建立了艾提婕（TJ Hinrichs）所说的"中医的新地理学"。[1]如果以前的中医学，至少在西方眼中，被描绘成一个基本不变的、同质化的传统，该传统不知何故，成功地存续着。那么，新一代历史学家和人类学家逐渐对多样而生动的医学传统进行了更深入的描述，这种描述充斥着"矛盾、不明确、抵抗和生活的边缘空间对制度、连贯性和文化的精英版本的超越"。[2]

当然，正如本书的副标题所表明的那样，强调中医传统在共时和历时分析维度上的多样性和异质性是我研究的主要目标。我认为，在这方面，我基本上取得了成功。从我现在的立场来看，有争议的是，我（和其他人）为此目的使用的工具本身是否没有问题。因为即使它们消除了与一个历史时期相关的一系列误解，它们也巩固了定义另一个历史时期的误解。这是什么意思？

迪佩什·查卡拉巴提（Dipesh Chakrabarty）在印度次大陆的后殖民研究中认为，尽管西方社会理论被认为提供了"绝对的理论见解"，但非西方历史却被委托提供丰富这些理论的经验事实。"所谓的欧洲传统，"他写道，"是唯一活着的……"所有其他的知识传统，包括中医，实质上都已经消亡了，因为它们充其量只是区域专家的历史兴趣，而与其他人无关。[3]

作为传播到全球的活传统，中医，还有瑜伽或阿育吠陀，或南美的萨满教治疗，似乎与查卡拉巴提的绝对理论说法相矛盾。在全球化的过程中，中医不得不适应生物医学的力量和现代医疗保健系统的现实。然而，它顽强地拒绝被它们完全同化，甚至可能到头来重塑它们。[4] 尽管如此，这种勇敢而令人印象深刻的抵抗最终仍向现代生物政治的霸权低头。正如我现在所意识到的，这同样适用于我自己在撰写本书时所采用的分析框架。

当时，我认为，借用当时仍然新兴的领域——科学、技术与社会研究（STS）的方法，可能会在生物医学（作为当代世界最有力的科学代表之一）和中医（作为过时传统的体现）之间产生某种对等。确实如此。但正如查卡拉巴提所声称的那样，通过这样做，它将中医变成了一个典范，从而证实并增强了西方社会理论的力量。在我的具体案例中，这是安德鲁·皮克林（Andrew Pickering）的

"实践的冲撞"的最重要的力量，作者明确将这一观点视为"关于一切的理论"，[5] 也反映了人文社会科学中"墨提斯"（适应性地方能动性）这一迅速发展的话语。皮克林明确借用了印度教神话中的宇宙舞者湿婆的"能动性之舞"的形象，为他的理论提供了注解。同时，许多关于"墨提斯"的论述都试图通过将其与中国"势"的观念联系起来以阐明这个希腊概念，反之亦然。尽管这种比较可能富有成效，但无论它们在多大程度上证实了亚洲对欧洲思想生命力的持久重要性，它们都无助于它们借鉴的那些传统的生命力。它们也并不真的关心这一点。

因此，我想说，我和其他任何参与重塑艾提婕所述的中医地理学的人，都没有成功地解决我们应对中医这样的历史现象的根本问题。也就是说，如何将其有生命力的存在概念化为一种活的传统，而不是将其存在本身屈从于现代和／或西方的分析范畴，同时与保持其生命力的本土神话历史保持关键距离。确切地说，任何将中医视为"传统"的定义都已经与非传统的定义相对立，从而也与关于时间与历史变化的现代视角相对立。另一方面，借助于"派"这样的本土概念来认识中医的多样性遇到了困难，即历史上的行动者长期使用"派"，就像"世系"一样，作为将社会现实推向自己目的的工具。我在我的第二本书《中医传统流派，1526—2006》中尝试了这种方法，并认识到，如果我们想摆脱查卡拉巴提的困境，我们与中医相遇的下一步需要有更彻底的不同。

我还不知道这次相遇会是什么样子。我也不知道我是否属于界定其特征的那些人。然而，我确实相信，长期以来，中医在如此多样不同的实践背景下与生活息息相关，这一事实会有助于我们在智识和实践上制定一条路线，朝着积极的方向塑造未来。事实上，我的书现在被与它最初的读者完全不同的读者阅读，被处于非常不同的立场上的读者阅读，这让我充满了乐观，认为可能确实如此。

蒋熙德

2023 年 12 月

注释：

1　Hinrichs, TJ. (1998)，"New geographies of Chinese medicine", *Osiris*, 13, pp.287–325.

2　Ibid., p. 295.

3　Chakrabarty, D. (2000)，*Provincializing Europe: Postcolonial Thought and Historical Difference*, Princeton: Princeton University Press, pp. 5–6, 28–29.

4　Hugh MacPherson, Richard Hammerschlag, Remy R. Coeytaux, et. al. (2016)，"Unanticipated Insights into Biomedicine from the Study of Acupuncture", *The Journal of Alternative and Complementary Medicine*, Feb, pp. 101–107.

5　Pickering, A. (1995), *The Mangle of Practice: Time, Agency, and Science*, Chicago: University of Chicago Press.

目　　录

第一部分　中医与多元性问题

第二部分　当代中医：六种视角

第三部分 人类学干预

图表目录

图

表

致　谢

　　我由衷地感谢许多人和机构在本书写作过程中给予我的帮助。他们的善意、批评和鼓励不仅有助于使整个过程成为一场激动人心的智力探险，而且在加深彼此关系的同时也创造了许多新的关系。

　　对于我的博士导师，剑桥大学的吉尔伯特·刘易斯，我表示最诚挚的感谢。他为我提供了许多人类学研究的工具，并指导我使用这些工具。他在处理有时与自己截然不同的想法时表现出了极大的耐心，并支持我克服在写作博士论文时遇到的各种困难，本书是基于我的博士论文写的。北卡罗来纳大学社会人类学系的冯珠娣（Judith Farquhar）一直是我的良师益友，我灵感的来源，如果没有她的帮助和指导，我会不止一次迷失方向。我希望通过这本书的写作，可以证明她多年来对我的一些信任。我的朋友兼同事丹·本斯基（Dan Bensky）是一个永远的支持来源，如果没有他的多方面支持——太多了以至于无法详细列出，这本书就永远无法问世。

　　在剑桥的社会人类学系，我写了博士论文，最终发展成了这本书。在那里，我被引导着对人类学有了更深刻的了解，并能够以一种值得探究的方式来表达我的兴趣。特别感谢弗朗索瓦斯·巴比拉·弗里德曼，他指导了我一个学期；感谢埃丝特·古迪在我进入人类学系的第一年让我如此受欢迎；感谢玛丽莲·斯特拉森在我从田野回来后对我的支持；感谢卡罗琳·汉弗莱的宝贵批评。

xii　　　　在徐少英的帮助下，我的田野调查才得以进行，她费了很大的努力才将我安排在北京中医药大学。我到达北京后，徐女士提供了许多介绍，使得我后来得以开展田野调查。在中医药大学，外国培训学院的工作人员安排我跟着我选择的老师学习，东直门医院、中日友好医院和国医堂诊所的行政办公室也是如此。非常感谢他们的帮助。该大学基础理论研究所的任婷帮助我找到了连图书馆都没有的书。

在我研究的另一个阶段，北京中医研究院图书馆的工作人员帮助满足了我的要求。特别感谢图书馆馆长邱健，他让我在图书馆的三次逗留都是非常愉快的经历，也感谢高级图书馆员杨康伟。上海中医药大学图书馆也对我表示了热烈的欢迎。我非常感谢图书馆员马汝仁、邓丽娟和王荣根协助我完成各项任务。

我的老师、同学、病人以及我访问中国期间遇到的所有其他人对我的坦诚、支持和热情款待深深地打动了我。帮助我的人不胜枚举。然而，我想特别感谢少数老师和朋友，他们不遗余力地帮助我看见、理解并让我感到愉快。我感谢徐竹教授把我放在她的羽翼下，并在我需要的时候帮助我。陆天新教授和他的妻子钱振怀教授热情而亲切地欢迎我，并教会了我很多。感谢王军，我的研究助理、朋友和姐姐，我感谢她的支持、鼓励，感谢她做自己。赵百萧以开放的心态来接受我的奇怪想法，也有耐心帮助我解决实际问题：从找住处到把他的自行车借给我。结果，他成了一个非常特别的朋友。吴伯平教授不知疲倦地为我提供信息和介绍，教我开处方的精妙之处，并花时间对我的部分手稿进行评论。吴教授帮我理解了我认为中医中最有价值的东西。最后，我对石在祥教授不仅仅是感谢，他接受了我做他的学生，并与他的妻子黄柳华教授一起把他们的家作为我的家。他作为一名临床医生、教师和学者，是我持续的灵感来源，深深地感动了我。

我还要感谢董长虹教授、郭志强教授、黄云亮教授、刘景元教 xiii 授、王绵志教授、王子瑜教授、徐润三教授、杨伟毅教授和张世杰教授。他们每个人都以自己独特的方式极大地加深了我对中医的理解。在我访问北京期间，其他以各种方式帮助我的人，我怀有感情地记住他们，包括劳拉·卡雷托；埃侯和她的哥哥俞明哲；埃里克·哈特；郝珍和她的丈夫蔡志伟；布伦达·胡德；范永平；贾海忠；李歌；李静；王浩；肖毅；徐春红；和张淑楠。

几位朋友和同事对我的手稿从论文到书的各个阶段进行了评论。我感谢他们的耐心，以及与我分享他们的知识。内森·西文教授不仅花时间通读了我的整个论文，而且还几乎给每一页都做了有益的注释。我深深感谢他的学问和支持，他帮助我比以前更清楚地表达了我的想法。杰弗里·劳埃德教授也阅读了我的论文，并在许多方面为我指明了正确的方向。弗朗西斯卡·迪布施拉格、沃尔特劳德·恩斯特、埃里克·卡克默、休·麦克弗森、安德鲁·皮克林、金·泰勒，还有柏林高等研究院"旅行事实"会议的参加者阅读了我手稿的不同部分，帮助我理解了许多问题，使我能够修正不足的观点和章节。无论还有什么不足，都完全是因为我自己的理解有限。

理查兹基金、凌罗斯基金和怀斯基金的资助支持了我的论文写作。诺玛·比克支付了我去中国的费用。我非常感激她的慷慨和善良。我还感谢惠康信托基金会在写作本书的最后阶段以研究奖学金的形式提供的支持。我最初的研究建议的制定、论文的撰写和本书的撰写都得益于同事、学者和朋友的帮助和批评，这些人尚未提及：克里斯汀·博登沙茨、史蒂夫·克拉维、基思·哈特、T. J. 辛里希斯、伊丽莎白·许、斯蒂芬·休·琼斯、穆罕默德·塔比沙特、保罗·恩舒尔德、弗朗茨·泽恩特迈尔，以及剑桥社会人类学系写作研讨会的参与者。

我了解到的一点是，写一本书是令人兴奋的，但制作一本书可能很难。我感谢杜克大学出版社的每一个人，感谢他们的慷慨帮助和支持。我特别感谢 J. 雷诺兹·史密斯和莎伦·P. 托里安以极大的耐心指导我完成整个过程；致我的编辑帕姆·莫里森和我的文案编辑明迪·康纳，他们负责将我的手稿变成这本书；感谢玛丽·门德尔负责艺术设计。

我向马泰奥致歉，因为我试图成为一名学者-医生，给他的生活带来了许多不便。最重要的是，我想对我的妻子辛齐亚表示感谢，感谢她持久的爱和支持。

xiv

在肯定以往经验的基础上，也感觉到执死方以治活人，即使是综合古今，参酌中外，也难免有削足适履的情况。

————岳美中，《无恒难以做医生》

我深信，中医和西医的理论和疗法并不相同。然而，这二者的研究对象都是疾病，通过治疗可以得到结果。

————秦伯未，《上海名医调查》，"前言"

导　　论

作为一种在后现代世界建立全球影响力的传统治疗技艺，中医 1
药挑战了许多主宰着我们生活的常规医疗类别。如果中医确实是
传统的，为什么它到现在还没有和中国传统社会的其他部分一起消
失？如果它是一门科学，那么这对我们的科学观意味着什么？如果
中医药的关键在于对中国文化及其概念的熟知，那么，它怎么能被
越来越多的非亚洲人使用呢？这些非亚洲人对中国文化的理解最多
只能是很肤浅的。另一方面，如果中医就像生物医学一样，不受时
间或地点的限制，为什么我们把它称为中医？最后，使之繁荣了两
千多年的中医卓越适应性的秘诀是什么？

阅读本书的建议

如果要回答上述问题，研究诸如中医这样的复杂现象需要耐
心，并需要避免简单的泛泛而谈。因此，在写这本书时，我有意识
地接受了一种跨学科的态度，拒绝被任何一门学术领域或研究传统
的界限所束缚。我的民族志方法是医学人类学家的方法，尽管我很
少提及文化或社会。我借鉴科学知识社会学中发展的模型理论，但
我不太讨论科学和技术的本质。我经常毫无愧疚地采取一位业内人

士的视角，尽管我相信中国和西方的中医师会发现我对他们传统的本质多样性和可塑性的看法具有挑战性。

2　　　这本书并不是为特定的读者而写，而是面向所有对当代中医感兴趣的人。然而，不同的人可能会受益于以不同的方式阅读这本书。为此，我将每一章构建为一个独立的单元，并将其分为三大部分。每一章都探讨了一个不同的问题，三个部分中的每一部分都围绕一个特定的研究主题划出了一个松散的边界。

　　　第一部分着重讨论了我们在研究中医药上遇到的理论和方法问题。第一章定位了我自己在这次相遇中的位置，并确定了我研究的确切目标。正是在这种背景下，多元性成为了本书的主要论题。第二章通过简要的历史概述和民族志案例研究扩展了这一论题，使我能够将多元性定义为结合在中医实践中的各种要素的根本异质性和多样性，以及这些要素在实践中的同时出现和消失。

　　　第二部分构成了本书的民族志核心。在这里，我从六个不同的角度考察了当代中医形成中涉及的多个机构和过程。其中包括：政治家和国家（第三章）；患者和医生（第四章）；中医在现代医疗机构和传统学术结合下的实践与变革（第五章）；成为中医师所涉及的机构、关系网络和知识类型（第六章）；以及在意识形态的、临床的、制度的、历史的和个人努力的交汇点上出现的知识和实践（第七章和第八章）。每一章都可以单独阅读。把它们放在一起阅读，可以理解当代中国的中医是一个交互的过程和结构的网络，不存在单一的中心，以至于某一个方面可以被忽略。

　　　第三部分从描述转向干预。我们将中医定义为研究对象的方式影响了关于中医在我们生活中定位的争论。目前，这些争论往往受到霸权的生物医学功效模型的制约，即使中医被定位为发展成这些模型的替代品。第九章将所有医疗实践定义为根本上是实验性的，每一种实践都在其建构中体现了对风险的不同评估和控制意愿。我认为，人类学和其他社会科学的任务是使这些结合透明化，从而促进涉及我们所有生活的决策过程。

　　鉴于不同的读者会给本书带来不同的背景知识和兴趣，我建议 3 两种不同的阅读方案。人类学家、科学社会学家、医学史学家，以及其他在上述任何学科有一定背景知识的人，他们可能对指导我研究的理论争论感兴趣，应该从头到尾阅读这本书。中医师、医生和其他在上述任何学科中没有背景知识的人，他们可能对中医作为一种医学实践而不是一种社会文化现象感兴趣，在进入第一部分更为苛刻的理论讨论之前，可能会先阅读第二部分的民族志和第三部分的结论。

术语注释

　　鉴于本书面向的是非常多样化的受众，其中许多人之前对中医知识知之甚少，我在必要时对医学术语和概念进行了简要解释。如果需要更全面的解释，我推荐读者阅读中医思想和实践以及中医史的记述，这些记述目前已经有英文和所有其他主要欧洲语言版本。[1]

　　在本书中，我用 Chinese medicine 一词来指代帝制时代学术精英的医学，以及后来在民国时期、毛泽东时代和后毛泽东时代这种医学的变革。这是中文术语"中医"的直译，该术语在中华人民共和国用于这两种情况。

　　我明确避免使用"传统中医"（traditional Chinese medicine，TCM）一词，因为多种原因，西方中医学者和从业者通常使用该词来指 1949 年后官方许可的中医实践。首先，"传统"一词在中国本身并不广泛用于指中医。"中医"一词是在 20 世纪 50 年代中期创立的，用于外语出版物，其明确目的是在西方产生对中医的一定认知。其次，"传统"一词引起了一种不恰当的感觉，即中医过去是不变的，现在也是不变的，两者都不是真实情况。第三，将 1949 年前的中医与 1949 年后的中医对立，会产生不连续的感觉，尽管在某种意义上是真的，但在很多其他意义上并非如此。这表明，1949 年后中医的变化与以前时期的变化完全不同。我认为采纳这种观点的唯一原因是，我们认为自己所处的时代比其他时代更重要。第四，西方的中医师通常使用"TCM"来指定特定的中医实践形式（最常见的是那些根据八纲进行辨证的实践），以便将此与其他形式的中国或东方医学并列。这种"TCM"的用法已经根深蒂固，以至于这个首字母缩写已经不具有任何学术话语用途的价值。

　　Western medicine 是对术语"西医"的直译，在中华人民共和国，它被用来指（1）起源于西方的基于生物科学（生物医学）的医学实践，以及（2）1949 年后中国官方许可的该医学实践，包括其与中医在制度上和意识形态上的分离。在本书中，我在强调中国主位视角（或我作为他们的民族志学家）时使用了"西医"一词。我在强调西方主位视角（或我作为干预主义人类学家）时使用了"生物医学"，因为这一术语在整个学术文献中广泛使用，尽管它引发了一种不恰当的客观性，这种客观性对于该医学来说是不可或缺的。然而，我并没有总是成功地做到像这种对立所暗示和要求的那样严格（或精神分裂）。

正如在汉学的所有领域一样，中医术语的翻译是一个敏感而有争议的问题。[2] 我不是汉学家，我认为最明智的做法是不要做很多的新颖翻译。只要有可能，我都会遵循怀斯曼（Wiseman）的《中医词典》(*Dictionary of Chinese Medicine*) 和其他权威文献。[3]只有在我不同意现有翻译的情况下，我才会提出自己的建议。只有在我觉得可用的术语特别有争议的地方，我的选择才会被明确讨论。有些术语没有翻译。其中包括广为人知的医学概念，如**阴阳**（*yin/yang*）和**气**（*qi*），因为这些已经被英语吸收了。它们还包括建议用英语翻译但后来被放弃而改用汉语原文的术语，如**关系**（*guanxi*）（社交网络），以保留中文术语的多义性或避免使用繁琐的描述性翻译。

在整本书中，所有专业汉语术语都用拼音抄录。简体中文字符至少在一章中首次出现此类术语时给出。例外的有**阴阳**和**气**，以及专有名称、地名和历史时期的名称。这类术语经常没有具体指定地出现在英语文本中，使用斜体字会令人困惑。为了保护信息提供者的隐私，除公众人物外，所有在世人士的姓名都是虚构的。[4]

所有货币价值均以人民币（RMB）或其美元或英镑等价物表示。在我的田野调查期间，1 英镑约合 13 元人民币或 1.50 美元。

第一部分

中医与多元性问题

第一章　目标

除了很少的例外，现代中医的教科书和中医师们都将他们的中
医传统看成一个不间断的、可以往上追溯两千多年的发展进程。但
是很多西方历史学家，却将中医历史看成是随着社会变迁而有着断
裂和不断调整的发展过程，在这个过程中需要持续地吸收外来知
识、永不休止地为自己争取身份。所以，中医可以被认为不仅仅是
由其自身内部的发展过程塑造的，而且是被外部其他人和事物的愿
望和抵制塑造的。因此，在中医漫长发展史的任何阶段，其特征都
是多元性，包括其组织和实践的各个方面，从理论和诊断，到预
后、治疗和医疗组织。[1]

这种多元性的具体现实在当今中国是随处可见的，哪怕你走入
任何一个中医医院或者诊所做一个短暂的拜访都可以看到。没有两
位医生以完全相同的方式诊断、开处方或治疗。例如，一个人的同
一种病在求诊了十位老中医之后，如果没有得到十种不同的处方，
倒是极不寻常的。[2]中医师和他们的病人似乎并没有为这种情况感
到不安。医患双方都认为个人经验是中医最重要的东西，这种经验
是通过多年的学习和临床诊治积累的。中医以他们自己开处方或针
灸的个人风格而骄傲。他们通过强调他们渊源于某个中医世家来界
定自己的身份，但是也向人们表明他们正通过运用生物医学知识和

技术改造中医药。老中医强调没有一个好中医会开出两次一模一样的方子，但是他们又非常积极地与中成药的开发和市场推广合作。西医的、中医的、萨满的、宗教的各种治疗方式不仅仅齐头并进，而且以各种不同的方式结合起来。病人如果不能在现在的医生、诊所或医院这里得到满意的疗效，就会转向另一个。根据悠久的传统（特别是如果能够付得起费用），他们会求诊于好几个医生并比较他们的处方，再最终决定选择用哪一个。

　　这样的多元性和矛盾并没有什么不正常。其他经历着现代化的医学传统中也记录着诸如此类的东西，甚至生物医学和西方科学中也有这些。举目望去，融合的或者模棱两可的东西比比皆是。[3] 然而，在第一探究和第二探究（first-and second-order inquiries）的语境下，多元性在一个特定的医疗体系中被内行和外行都认为是有问题的。第一探究在这里是指与临床实践有直接关系的探究（比如：必须要在不同的治疗方法中做出选择、临床经验的整理，等等）；第二探究是分析第一探究的过程。[4] 在一个各种诊疗方案都可行的环境下，医生和病人都必须从各种有效或可行的方案中做出选择。这样的选择可能会由病人和他们的家庭做出，但是依然会有一些制度化的程序或实践规定、促成或限制着选择。

　　对于在帝制中国的医生来说，这样的方法和制度包括记忆背诵学习、传授隐性知识的学徒制、根据个人经验持续不断地对经典著作的阐释。在一个没有政府力量（这样的力量可以有效地定义和管制医疗实践的形式和内容）控制的传承体系中，就像席文（Nathan Sivin）说的，每一个医生都"希望能够通过不断地往来于书本知识和临床实践而达到他自己的综合。他的目标是能掌控他那有限的关乎生死的权力，而不是成为一名操纵身体的技术人员"。[5]在当代中国，人们正在努力用建立在普遍科学标准上的客观知识取代对主观经验的依赖。但是，旧的做法仍然存在。

中国患者一直很善于考虑各种可行的医治选择。在帝制中国，医治生病的父母被认为是孝子的责任。这就意味着一个士大夫应该对医学典籍熟稔于心。他应该能够自己开药方，但通常情况下，他应该基于自己的医学知识决定适当的治疗方法。如果家中有人生 11 病，会请好几个医生来家里看病开方。然后家里会从这些诊断和药方中选择一个他们感觉最合适或最可信的。这样的做法仍然存在。我在北京做田野调查期间看到，一个从台湾来的富商正在给他病危的女儿寻医问药，他在做选择之前求诊了好几个名中医。不太富裕的病人则是根据医生的名气、医生的收费、医生提供的服务以及医生所在的医院来做选择的。在本书第四章中详细描述了好几个这样的寻医和做复杂选择的例子。

关于医生和患者们如何面对一个多元化医疗体系的描述是和那些将"第一探究"作为论题的研究截然分开的。[6]这样的"第二探究"似乎是一个医疗传统中固有的，比如当代中医学中有分支学科"中医各家学说"、"中国医学史"。[7]"第二探究"也可能是中医传统之外的，比如中医人类学或"中国研究"。面对着处于"第一探究"层面上的医疗实践和求医行为的多元性，"第二探究"努力解释多元性是"怎样"及"为什么"得以兴起，它们是怎样被结构化以及怎样被相互关联的，它们如何在不同的医疗服务供给背景下进行比较。这本书就是这样的一个探究。

在医学人类学中，医疗多元化的概念被广泛地应用，以昭示自己的研究是关于医疗体系内部，不同的医疗传统以合作或竞争的关系共存。[8] 通常，此类研究最常用的方法是将特定环境中遇到的医疗实践的多元形式分类到不同的医疗体系中，然后探索患者及其家属如何根据不同的文化知识和信仰体系进行选择。[9]

　　但是这样的研究存在着很多问题。首先，现在的民族志研究表明，病人和其家庭不会仅仅从可行的治疗方法中做出理性选择。求医行为是一个动态的、不连续的、碎片化的复杂协商过程，其中包括对于社会认同和道德的考量，在此过程中人们会同时使用地方的和全球的视角。[10] 其次，各种医疗传统，包括生物医学，都被发现远远没有它们最开始被认为的那样系统化。医疗体系并没有明确的界限，而是可以被各种技术和思想渗透，从而引起系统变革和地方性适应。比如，非西方社会中生物医学的建立，并不仅仅是知识、实践和机构的移植，还包含对被移植品的接纳，这是非常重要的。另一方面，所谓的传统实践往往可以被作为 20 世纪深受西方知识和思想影响的现代化主义者的发明。[11]

　　关于医疗多元化的讨论一直未能解决随之而来的理想与现实之间的紧张关系。比如，关于亚洲医疗体系，这些医疗传统被假设是系统的，而实际上又有着不一致和低系统化水平，研究者们发现要协调这二者是极度困难的。[12] 这种矛盾是否应该被解释为一种混乱，并由此暗示亚洲医疗体系相对于生物医学的劣势？[13] 或者相反，它是这些体系的一个极其重要的方面，使得它们成为熟练从业者手中的灵活工具？[14] 这种不一致是否意味着现代医生们不再理解他们的医疗所基于的理论？[15] 像中医这样的传统虽然有用，但其理论已经不真正存在，就像中世纪拉丁语的功能一样？[16] 或者也许一致性根本就不存在于医学理论中，而是存在于"临床的实践逻辑"中，在中医中，这一点体现为"协调使用'逻辑不一致'的方法以产生细微差别的独特性"。[17]

　　在所有关于中医的"第二探究"的论述中，多元性仍然是一个尚未解决的问题。多元性在描述层面上很容易被承认，但在解释层面上却往往被简化为某种形式的一元论，这种一元论或者以持久的文化实践或本质的形式，或者以得失的目的论的形式呈现。但是这种对深度统一性的寻求并不仅仅在解释层面。它也是将中医建构（伪装成表征）*为一种常识事物。这种建构最重要的目的是比较，这样一个事物的属性可以与表面上相似的事物属性进行比较：西医和中医、帝制时代的中医和现代中医、[18]学者医生和巫医、科学和传统知识、医学和艺术，等等。特别是，本土的、传统的或民间的医疗持续地被人类学的、历史学的、专业的话语建构为"他者"或者生物医学的对立存在，即使这种建构的动机是对生物医学本身的批判（通常被浪漫化）。中医是被看成一个"整体系统"还是一个经验性的、有用的理论和实践的集合，是被看成是开放的还是封闭的，是被描述为整体论还是还原论——所有这些不是关于中医本身的客观方面，而是关于中医在何地、被何人、为了何种目的被建构成描述和分析对象的指证。

　　我自己与中医的遭遇表明这些"二分法"和推动这些"建构"的意愿——"等同逻辑和还原恐慌"——是有缺陷的。在绝大部分

─────────────

　　*　建构（construction）和表征（representation）是相反的，表征是描述现实事物本来的样子，建构是用话语塑造。——译者（本书脚注皆为译者所加，以下不再标注。）

情况下，对于所描述的每一个不连续性，都可以找到其他的连续性，这种连续性打破了精心建构的分类。而且从一个角度看似乎不关联的东西从另一个角度看又是关联的。在认识论上，经常未经陈述的先验假设建构了明显的东方主义知识（即使是在这个词最宽容的意义上）——这是让任何在 20 世纪末撰写的中医民族志一定都极其敏感的控诉。[20] 即使当这种建构和比较不是潜在的西方文化帝国主义的反映，它们也表明了一种根据特定的西方话语分类建构中医的趋势，即将这些分类与中医的现实状况相适应可能更有益的意愿。

在这本书中，我将写一种不同的中医民族志，一种将多元性作为所有医疗实践的内在的和不可还原的特性来接受的民族志。为了达到这个目标，我将我通过在中国北京的田野调查所写的民族志，与医学人类学以及跨学科的"科学、技术与社会"（STS）中发展出来的将知识、技术、社会和自我相关联的模型联系起来。[21] 通过这个对话，我提出了两个建议。第一个是消极的，声称当代中国的中医不是一个整体。在这一点上我的意思是，我所描述的中医多元性不能被归结为单一的文化逻辑或文化生产过程。第二个建议是积极的，主张当代中国的中医可以被视为一个同时兴起和消失的动态过程。在这一点上我的意思是，对中医和其多样的异质的组成要素最恰当的描述是，它是由各种人类的和非人类的要素或**基础设施**的地方性互动所产生的新兴全球性**综合体**。因此，医学人类学的新任务是解释和描述地方层面上的多元且往往分散的互动，这些互动创造、支持、动摇和撕裂了全球一致性，而这种一致性永远都只是短暂不稳定的。

民族志目标

这本书的民族志田野工作主要是在北京完成的，1994年至1999年期间我总共在那里待了16个月。最终的写作是在上海完成的，因为在那里我可以在当地图书馆收集有价值的资料。在北京的田野工作期间，通过和老中医、主任医师、主治医师、本科生、硕士生、博士生、进修生们一起工作的机会，我观察了超过4000个治疗经历。我参与的医疗机构包括大学教学医院、药店、只雇佣名医的诊所、单卧室公寓里的夜间诊所。

我的中医从业者身份给我提供了大量直接和病人接触的机会。有一段时间，我是我所居住宾馆的员工的住院医师。我受邀多次组织面向陌生人的即兴咨询，主要是在商店和市场上，还有一次是在一个难忘的36小时的巴士旅程上。我和好几个中医及他们的家庭、同学、外行人建立起了密切关系。所有这些都有助于我通过一系列常规路径接触到当代中医：从和同学们每天的讨论到对十个北京家庭进行关于特定疾病的半结构化访谈，从对一个博士研究项目的纵向观察到在我一个老师那里做准学徒。[22]

我在本民族志中与之打交道的专业化精英中医们一直在向我介绍一个不断扩大的经典文献及注释档案，这些经典文献和注释至少可以追溯到两千年前。我的中国老师们总是对我强调，阅读、书写、记诵是医疗实践不可或缺的。没有哪个中医民族志能忽略书写资料的重要性。由于资料非常之多，这是一项艰巨的任务。没有哪个临床医生，即使是那些有着十足学习意愿的，能够将所有经典学

15 完。我不敢妄称对这浩瀚的文献非常熟悉。我的阅读必然是选择性
的，而且常常缺乏对于所有其他经典文献（文学的和哲学的）的熟
知，这些文献对于理解这些资料是必要的，但需要的时间和资源远
远超出了本研究的范围。不论如何，书写资料影响了我的整个民族
志，尤其是在第三、七、八章。除此之外，它们的目的是为我的其
他案例研究所依据的观察数据提供对比。

必须提及北京作为一个田野工作地点和我作为一名田野工作
者所特有的一些因素。从 20 世纪 80 年代起，私营企业在医疗卫
生部门发展中的影响力是稳步提升的。但是，和中国其他地方不
同，北京保持了相对发达的国家医疗卫生部门。[23] 作为首都，北京
也是国家首要的研究和管理中心。北京的中医院和中医研究机构
由全国最杰出的学者组成，并吸引了一批最优秀的学生。这反映
在北京医生对当代中医学的形成做出了极有影响力的贡献这一事
实上。北京当然也是一个国际交流中心，相当数量的外国人（很
多来自其他东亚国家，但是来自西方国家的在增长）来这里学习
中医。另外，大学、学院和主要医院的国际培训中心提供了不同
时长和水平的课程，来满足来自海外的不断增长的医生和非专业
从业者的市场需求。

我田野工作的绝大部分，没有得到中国本地或者海外组织在
资金和机构上的资助。因此，从后勤保障上讲，不可能进行大规
模调查或临床随访，也不可能采用依赖于此类援助的任何其他研
究方法。相反，我被迫完全依赖于在现代中国生存所需的最重要
的能力——培养广泛的人际关系网络（见第六章）。在很大程度
上，这项工作得益于这样一个事实：我是以我的学生身份（不仅

仅是人类学，而且是中医）和我的信息提供者们交往的。我从 20
世纪 80 年代开始学习中医，在来北京之前我已经在私人执业方
面工作了十多年。在我田野工作期间，我的中医知识经常受到同
学和老师的测试，通过这些测试为我打开了许多本来可能一直关
闭的大门。[24]

在这一点上，必须说明以上产生的某些影响。首先，我的描
述偏向于北京占主导地位的国家医疗卫生部门中的中医精英阶层
及其客户。[25] 其次，在田野工作中完全排除主观性是不可能的。[16]
同时作为一名中医师、一名中医学生、一名人类学家、一个欧洲
人，这种多重身份对我探索的问题、我建立的关系以及我收集的
数据产生了明显影响。但是，我认为这些因素并没有妨碍我做出
有意义的人类学研究。对现代化的非西方模式的人类学分析来说，
这些因素与我的研究的相关性和作为一名生物医学医生同时是人
类学家或者亚洲人（也就是说，他们接触并参与了后殖民国家身
份的不断重新定义）没有什么不同。[26] 实际上，我断言只有非常
熟知中医的人才能对其进行有意义的研究。在这里，有意义指的
是在实践过程中，将内部因素（即或隐或显的学派知识和技能）
和外部因素（即社会、文化和历史机构）结合起来的调查。这就
要求民族志学者对中医理论和实践不仅仅是短暂的了解，也要求
读者同样愿意跟随核物理或数学民族志 * 所要求和接受的复杂论
点和描述。

---

    * 科学、技术与社会（STS）研究中，会把科学作为研究对象，所以就有"核物理或数学民族志"。

概念目标

在本书中，我遵循了当代中国对于医疗实践的标签用法。现代中国人将"中医"一词用于官方医疗体系的一个似乎定义明确的方面，该体系包括自己的教育机构、医院和门诊诊所、专业组织和期刊。在非专业人士和专业人士的认识中，中医一方面区别于西医，另一方面也区别于各种官方认可的民间医药和"非官方"的医疗实践，如算命、巫术、相面。在某些情况下，官方和专业话语进一步区分了中医和中西医结合。"民间医学"既包括经验性用药，也包括民族医学。民族医学和中医一样，也是在公立大学里被教授的，同时也被特定医院支持。非官方医疗实践不受国家支持。[27]

在官方和私人的话语中，治疗实践是通过各种交互的对立来描述的。相对于中医和民族医学，西医更现代、更科学，更自然地与进步发展联系在一起。但是，这三者都有其理论体系和发展转型的演化历史。中医似乎更古老，但是并不意味着它陈旧落后。[28] 因此，它可以被现代化和科学化。这是中医与非官方医疗实践的明显区别，后者因为与"封建迷信"相关联而不被官方重视和支持。经验性的和非官方医疗被认为是"落后的"，也表现在它们没有理论上。

从理论转向实际治疗实践，进一步模糊了明显不同的医疗系统之间的界限。那些被他们自己和病人们称为"中医师"的医生们，经常做出生物医学上的诊断、开西药甚至动手术。他们的西医同事，却经常在没有中医诊断的基础上使用中药。有着国家的明确支持，很多医生试图结合中西医，但是并没有一个明确的指南关于这种结合应该如何推进，以及它的最终产品应该是什么样子的。我的一些老师在成为中医之前是学习西医的，或者在生物医学的某个专科领域接受了研究生培训。有一个人是学习汉方（中医的日本变体）的，另一个人是学维吾尔医学的。一些人经常练习打坐和其他身体技艺来练"气"和提高他们的治疗能力。一个医生带我去见他的精神导师，一个在北京佛教寺庙里的高僧，这个高僧声称他在三国时期名医华佗心灵感应的引导下开药方。另一个医生请我陪他去北京白云寺向孙思邈（唐代一个被称为"药王"的医生）献祭。[29]

在官方部门之外，这样的越界现象成倍增加。从历史上看，精英医生往往是药理学家，他们的本领包括象征性的技术如驱魔，而民间医生则使用精英医生制定的草药处方。在当代中国，非官方医疗实践的再现与医疗的私有化和商品化密切相关；在其他中国文化背景下，它们从未消失。将"非官方"占卜融入"官方"传统医学、小型企业诊所兜售秘方和医术、通过针灸祛邪以及气功的繁荣，这些例子要么是我观察到的，要么是别人向我讲述的，在文献中也有记录。[30]

此外，中医不再是纯粹的"中国"现象。由于世界卫生组织的积极支持，中国政府的推动，中国医生的传播（中医成为这些医生在海外的名利通行证），全世界传统医学和替代医学从业者的学习，国际患者的追捧，中医在 20 世纪 90 年代成为了全球性的现象和一门大生意。1987 年，世界针灸学会联合会在北京成立，共有来自 100 多个国家的 5 万多名医生参会。我做田野调查所在的北京中医药大学，最近与英国米德尔塞克斯大学合作，授权了一个五年制学位课程项目。西班牙、法国、美国和澳大利亚也建立了类似的合作项目。一家医生主要来自北京东直门医院的医院已经在德国运营了十多年。我在北京的大多数老师都在国外讲课或工作过：马来西亚、美国、日本、新加坡、丹麦、墨西哥、法国、英国、瑞士、西班牙。至少有两个人告诉我，他们最亲近的徒弟不是中国人。中医药专业的外国学生构成了中国大学中第二大外国学生队伍，截至1998年底，已有超过 1.7 万名外国人参加了中国官方中医药课程。1993 年，中药出口创汇 5 亿多美元，到 20 世纪末有望增至 8 亿多美元。[31]

19　　从历史上看，中医从来都不是纯"中国的"。纵观其历史，它一直接受外国思想、技术和药物的输入。[32]近年来，生物医学的概念和实践对中医药的发展产生了至关重要的影响，虽然绝不是唯一的影响。[33]随着中医药在世界其他地区的传播，它已经融入或被迫与现存的其他医疗实践相竞争。由此产生的对原产物的一些重新解释已经回到了中国，这为传统医学的持续变革做出了贡献。[34]

　　根据这些观察，"当代中国的中医"成为了一个完全有问题的范畴，妄图包含一种本质，这种本质已经渗透到了这样一种表述中：那就是将"中国"和"医学"，进而"当代"和"中国"这些实际上存在着断裂的概念绑在一起。[35]因此，不仅仅是因为在西方学术中实际可见的表述危机，而且也是为了应对在经验上的复杂性，产生了这样的问题：对中医药进行本土的研究是否可取？创作这样的民族志不是更加现实吗？它反映了全球性的重组和交流，这种重组和交流创造了新的混合文化、新的断裂、新的碎片、新的错位。至少，是否有必要把视野从北京扩大到上海，从北方扩大到南方，从城市扩大到广大农村？

　　这样存在于地方和全球之间的有问题的结合与分离，不仅是当代中医的特征。在一个同时越走越近和渐行渐远的世界里，它们已经成为了许多不同领域和学科争论的前沿。一些民族志认为一种日益同质化的全球文化甚至一个世界体系正在出现，另一些民族志却揭示出，面对不断扩张的地方性，全球化本身也具有地方性的特征。[36] 类似地，人类学家声称通过从全球视角观察地方而对其有着特殊的理解，但这只是另一种启蒙幻觉和帝国主义工具，已经被粉碎。[37] 当代人类学家承认，家与别处、自我与他者之间界限的真实性，只有当它们通过主体间过程构建的时候成立。因此，如果我坚持要写一本"当代中国中医"的民族志，这并不意味着回到过时的限定的文化概念，或回避有问题的定义。相反，它标志着一种明确的愿望：有助于将我的民族志从狭义的对"医学"或"中国"的关注中解放出来。

　　萨林斯（Sahlins）认为，文化的边界渗透性不一定反映出其内在的脆弱性，反而可以被解读为文化通过同化外来物和人从而具有包容性。[38] 从这个有利的角度来看，地方性总是包含着全球化，全球化只不过是特定的本土性扩张的同化实践。[39] "全球"和"地方"不再是质上的差异，而只是规模上的差异。[40] 不论如何，"全球"和"地方"表明了一种张力和动态：在不可还原的宏观世界和特定的微观世界之间，在关系被实施和观察的具体空间和它们被想象并成为可能的大背景之间。[41]

　　因此，至关重要的是，从一开始就将当代中国的中医定义为本土构建的、能够吸收许多不同元素（中国的和非中国的、古代的和当代的、医学的和非医学的）的事物，同时也是使得地方能动性成为可能的全球性参照物。这就要求我用各种因素互动的表现来描述中医在当代中国的兴起，而不是将之作为一种稳定的文化实践或体系。这意味着，我不能将我的民族志建立在先验假设的基础上，也即假设存在着有明确界限的社区、网络、知识传统、论证风格、人和自我，这些假设会以某种方式阻碍我的研究。因此，虽然我依赖"中医""西医"这样的分类来建立我研究的对象，我并不认为在现实中存在这样明确的分类。相反，它们是既支持也反对我的论点的概念，这一立场和方法也反映在本章第一节概述的补充性命题中。[42]

学科目标

当代中国的学者医生既将中医看成复合型事物又认为它是受多种力量影响的。就像一本大学讲师的参考手册中说的：中医学涉及自然和社会科学，是两者相互交叉的产物。相同的意思也被表述为21 "多学科相互交叉的产物"、"一种技艺"、"仁人之术"。因此它被看成是真善美的有机结合体[43]，正是这种多种构成成分——至少对这些学者医生来说——使得多元化不仅不可避免，而且不成问题。

因此，我并不是唯一挑战将医疗系统固化为稳定概念范畴的人。当代中国的学者医生在关于他们医学的性质上所作的反思，做的和我是同样的事。然而，在他们的立场和我的立场之间有一个重要的区别。当代中国学者医生几乎毫无例外地用现代主义的视角来看待中医，即使这种现代主义是通过毛泽东的思想、邓小平的思想和其他特定的中国视角来反映的。外来的启蒙主义模式（知识和时间的同时进步）主导了他们内部的医学史。[44] 这一模式也宣告了从20世纪20年代就一直在进行中的规范化和整理祖国医学遗产。[45] 与我讨论这个问题的大多数执业医生都坚信，过去和现在的争鸣都会渐渐融入中医药的发展过程，这一点被社会认为是理所当然，自然也适用于医学。[46]

　　作为一名民族志学者，我在接受培训的过程中学会了运用批判理论和后现代人类学的工具，发现很难接受这种视角。另一方面，我发现很少有中国医生将传统的多元化视为一个思想问题。面对着通过西方学术的固化范畴来描绘中医的任务，我在这方面经历了相当多的困难。作为一个人类学家，我感到无力：接受"本土"话语，但同样敏锐地意识到始终存在的东方主义模式所带来的危险，这一困境并不容易解决。[47]

　　我认为，要摆脱这种困境，首先必须承认人类学家从来都不会凌驾于他们的研究对象。第一探究和第二探究的区别是建构的，而不是实质上的。所有的"第二探究"总是并且必然地介入参与到他们描述分析的"第一探究"的过程中——无论是通过区分客观"事实"和主观"信念"，还是通过自封为"代表"其学科。[48] 只有当客观的局外人的角色被放弃时，才有可能采取更诚实的参与立场。这种立场仍然渴望产生批判性的知识，尽管这种知识是"为了……22的知识"而不是"关于……知识"。

　　这种参与性的立场可以通过追求两个相互关联的问题得到发展。首先，我们（作为西方人、人类学家、社会科学家）可以从与中医的接触中学到什么？第二，我们（作为西方人、人类学家、社会科学家）能为中医学自身的理解做出什么贡献？至少有三个原因，通过采用广泛的跨学科视角来解决这些问题是非常重要的。首先，因为中国人自己将其传统的兴起描述为一个多学科的事件；第二，因为在追求多元性的过程中，只有多元化的视角才是合乎需要的；第三，因为它代表了其传统被一元论解释的顽固偏见所束缚的人类学家的一条出路。

阿切尔（Archer）表明，人类学的文化概念在创立时就基于"一种**先验**假设，即文化中总是存在着可发现的一致性"，这产生了"对文化不一致的发现的心理封闭"。[49] 文化内的多样性是一种至少自 20 世纪 30 年代以来就在民族志上描述的现象，在人类学家的认识中，它与异常和衰落是联系在一起的，这种认识已经有相当长的时间了。[50] 即使是欣然接受这种多样性普遍存在的人类学家，也没有因此完全摆脱其职业的一元论法则。文化分布模型旨在产生一种知识社会学，将文化系统映射到社会系统上。正如汉纳兹（Hannerz）所言，这些模型的一个隐含假设是，"某种方式的非文化因素造成了差异性，其带来的冲突和分裂造成了威胁，而共享文化，无论是通过共识还是霸权，都能达到统一"[51]。

详细追溯人类学整体惯习的根源并不是现在讨论的目标。[52] 然而，这种惯习与现代和传统之间有问题的界限紧密交织在一起。正如施瓦茨（Schwartz）所表明的那样，人们在现代西方关于文化的许多论述中发现，封闭的、静态的、因而不变的传统文化与现代性的动态异质文化之间存在着对立。这就解释了为什么直到最近，人类学家一直避免关注复杂的非西方社会。根据阿帕杜莱（Appadurai）的说法，"一种反向东方主义"参与到了这种回避中，

"即具有复杂性、（悠久）文字、历史深度和结构混乱的社会，在大都市理论（metropolitan theory）争夺话语权的斗争中被视为缺陷"[54*]。然而，相反的悖论很容易被援引，许多作家将科学的有界性、连贯性和普遍性作为一种优越的认知形式，与不同等有效的地方信仰体系的支离破碎和经常不连贯的性质进行对比。[55]

　　这种思想和世纪之交的社会理论有相似的根源，在西方帝国主义计划中也有影响。例如，文化正是在"大西洋国家开始建立其对世界其他大部分地区的统治"的历史时刻，成为西方思想中一个重要的分析范畴，这涉及"通过与殖民地其他国家的特征进行对比来进行自我定义的过程"。[56]社会实践理论，经常以文化理论的替代品出现，大约同时出现在德国新康德主义者关于社会规范（Sitten）的作用的辩论中，以及英国政治理论家关于习俗和行为规范本质之间的张力的辩论中，因此与文化理论有着共同的遗产。[57]

　　这一遗产甚至可以追溯到启蒙运动对知识和主体构成的认识，尤其是伊曼努尔·康德的哲学。我们可能还记得，康德以感官数据的形式接受了多元性，并认为统一必须由一个新构成的实体，即普遍主体，从这些信息中综合出来。正如卢曼指出的那样，正是这种统一与多元的分离将主体定义为主体（即统一与多元之间联系的主体），并将复杂性标记为现代性的决定性问题。[58]人类学家接受了

---

　　* "大都市理论"指的是西方社会理论，后殖民主义学者经常将"殖民地"与"大都市"进行比较，二者是对立的存在。具有（悠久）文字的社会，指的是诸如印度、中国这种社会，具有悠久的历史和文字，但同时又具有不符合人类学理论的一致性和连贯性的复杂性和混乱，所以被人类学家回避，人类学家更喜欢研究没有文字的原始社会。

康德的直觉，但继孟德斯鸠之后，也允许思想受到不同社会环境的影响。人类主体被定义为拥有普遍的认知能力，但也按照地方性的实践理性模式行动。因此，人类学的任务就变成了从每个社会或社会群体行为的外在复杂性中推断出规则、规范和表征的潜在统一，这些规则、规范和表征构成了其具体的实践理性形式。[59]

　　近几十年来，到处对于融合、杂交和异语的发现，对统一的寻求构成了巨大的挑战。然而，在人类学中，正如在后现代主义著作中一样，多元性的揭示往往寄生在流行的一元论正统学说上。因此，它们很容易受到批评，因为它们只以消极的方式促进了理24 解，或者充其量是因为它们表现出了既定秩序体系所产生的困境、悖论和矛盾心理。[60]一方面，这是由于后现代主义写作倾向于强调抵抗而不是改变当前的权力体系；另一方面，它根植于诸如"杂交"和"融合"等概念的内在矛盾中，这些概念支撑着这种话语。杂交是"两个纯净区域之间的空间"，还是"所有人类文化的发展状态，因为它们经历了连续的跨文化过程，所以不包含纯净区域"？[61]

　　从这次讨论中可以得出两个结论。首先，通过一个不坚持先验地减少其内在多样性的框架来把握中医，这使得重新定义成为必要，甚至可能放弃各种概念诸如文化、实践、制度和传统，这些概念是一贯被用来理解各种医疗形式的。其次，为了超越人类学对这些概念的执着承诺（以及它们所隐含的一元论偏见），一个彻底多元化的中医民族志可能需要从认知研究、系统理论或文化心理学等其他学科中获得启发，而这些学科则没有那么深陷泥潭于后现代的消极和自省中，但对现代主义话语和社会安排也同样持批判态度。

　　STS 而非传统人类学为我提供了这项工作最直接有用的工具、模型和灵感。与人类学一样，STS 也关注人类实践领域的理解。然而，与人类学不同的是，人类学的整体偏见和对文化一致性的寻求使得其与多元性的相遇有着本质上的问题，STS 的学科史是对这种统一性的批判。[62] 把自己放在一个反对新实证主义哲学和辉格科学史的位置上，STS 内部的各种研究传统表明，科学知识是被构建的，而不是被发现的。这种建构可以被视为人类和物质能动性在历史特定微观世界中的结盟。因此，STS 强调了所有这些知识的固有的地方性特征，其全球影响取决于其重建微观世界的能力，这些微观世界在许多不同的地方共享基本要素——这些要素在微观世界中的主导地位迫使其与其他要素相融。

　　最近，STS 研究者不再致力于动摇那些关于科学的传统解释，转向了对于科学实践的批判但积极的参与。这一转变反映在 STS 与人类学之间关系的变化中（毫不奇怪）。最初，科学知识社会学（SSK）是 STS 中的主要研究传统，它借鉴了人类学家的民族志方法，但最终却呼吁“没有人类学家”的科学人类学。[63] 另一方面，25 人类学家抱怨说，他们可以在实验室民族志和科学人类学中找到很多理论，但“几乎没有文化”。他们认为，STS 的微观取向无法解释宏观社会因素诸如种族、阶级和性别等如何不仅仅影响科学，而且自身也通过科学形成和转化。[64] 这导致了一门全新的分支学科的出现，其创造者们将其称为科学技术文化研究（CSS）或“批判性STS”。在这一传统中的作者，在政治上和干预主义上更为自觉，他们提请人们注意科学是如何被建构（或自身建构）进地方和全球的权力与排斥／包容体系的。其结果是对类似微观世界的差异有了更丰富的理解，即使它们在建构中有许多相同的元素。[65]

以 STS 和 CSS 作为特定参考来定位中医民族志，这构成了对这些争论的干预。一方面，我对这一跨学科领域为我展示的图景表示赞赏。这里，正是 STS 与人类学相反的导向——从全球一致性回溯到地方性互动，而不是寻找持久的深层结构作为地方能动性的生成者——使得其理论视角对于我的目标如此具有吸引力。另一方面，它也对 STS 和该领域的科学概念（认为科学主要是西方和现代的事业）提出了有见识的人类学挑战。因此，我从人类学的角度关注对地方复杂性和矛盾的深度描述，同时我依赖 STS 的理论对知识建构的地方过程进行更深入的分析。我还试图反对人类学研究模式的综合，这种综合反对根植于 STS 建构主义之上的多元性和异质性。[66] 在第二章中我发展了关于这项工作的具体框架和方法。

在强调了这种方法的潜力之后，我想通过关注一些不足之处对引言做一个总结。至少可以确定两个潜在问题。第一个问题涉及将自己置于已有研究传统边缘的危险。处于边缘的立场可以开拓新视野并采取果断的行动，但它们也有被边缘化的风险，并且有可能只与自己对话。麦金太尔（MacIntyre）指出，传统是一种辩论，只有事先被接纳为有权发言的人，才能为之作出贡献。[67] 从狭义的专业意义上讲，我认为自己既不是人类学家，也不是科学技术社会学家，而是一位学者-医生，利用这些学科来理解自己的工作。对于那些怀疑学术界只会"理论"的临床医生，以及那些认为我直接参与临床工作同样会造成污染的学者，我只能表明我的诚意，并希望我成为一个有价值的接受者，从他们那里借用了工具，也回馈了他们的学科。

第二个危险是政治上的。中国的和西方的中医从业者可能会对我不得不说的话表示极度怀疑。在与占主导地位的生物医学工业综合体的日常斗争中，他们不得不捍卫自己的传统，他们对其整体性和系统性、与生物医学的本质区别以及两千多年来的持续存在感到自豪。因此，他们可能会认为我以一种明显具有腐蚀性的方式，将旨在消除自然和文化在科学上的分离的工具应用到一个本身并不知道这种分离的医疗实践中。他们可能会把我看作是在解构当代中医那脆弱的一致性，这种一致性是在一个世纪与西医的斗争中精心建立起来的。确实，他们为什么不应该怀疑呢？我对他们的回答是简单直接的。首先，我是一名中医从业者，热爱我所做的事。第二，作为生物医学的替代品，中医药有其独立性，我有着为这种独立性发言的良好记录。第三，我认为，目前中医药的支持者所采用的主导策略意味着，中医药必须达到生物医学所设定的客观性和系统性标准，尽管生物医学实践本身一直未能做到这一点——但这就像特洛伊木马，将生物医学产业综合体的力量偷运到传统的核心地带。目前中医寻求定义自身的大多数概念——范式、系统、科学、进步——都是来源于现代主义话语的术语，本质上支持生物医学。如果中医想要摆脱这种话语的束缚，它只能通过创造一种新的、自主的话语，一种尊重传统并成功将中医带入后现代世界的话语来实现。在这项努力中，中医从业者可能会在人类学家、科学社会学家和其他致力于理解医学的人中找到强大的盟友，这些人并不会将隐性的权利赋予某些实践而同时不赋予另外一些实践。

第二章　多元与综合
——走向多位点的中医民族志

　　从第一章的反思中产生的直接任务是将其方案目标转化为一个可行的民族志描述和分析框架。这样一个框架应该在关于现代化，全球化，科学、传统、文化和自我的性质的争论之间架起一座桥梁，而正是这些构成了我们从事中医工作的永恒背景，以及从不同角度观察到的医疗实践的具体现实。我从中医药多元性的历史概述开始这项工作。除了为不熟悉中医传统的读者提供关键信息外，这项调查还记录了多元化是如何编织于中医的结构中的，从对身体的感知延伸到学习、教学和实践中体现的社会关系；从汉代典籍到当代城市医院研究。

　　从分析上来说，这种多元性（diversity）可以通过两个相互关联的概念：异质性（heterogeneity）和多样性（multiplicity）来理解。在介绍了这些概念之后，我将用有关中医药现代化的争辩，探索检验这些概念的不同的可能策略。这一讨论使我认为，安德鲁·皮克林（Andrew Pickering）的"实践的冲撞"（mangle of practice）可能是当代中医民族志的一个有用的模型，它能够捕捉中医药的多元性，而不会造成不应有的扭曲。

过去和现在的中医多元性

中医学的多元化始于最基本的层面，即对身体结构和功能的描述和组织。在文言文中，没有一个单独的术语与英语中的"身体"（body）相对应，其隐含的意义（与其他印欧语系语言相同）是一个大桶或容器，并且与"心灵"（mind）是绝对对立的。不同的 28 术语如"身"（活的身体），"形"（身体形态或形状），以及"体"（任何事物的化身，包括精神、宇宙和道德状态）被用来唤起"人类过程的形体或性情（shape and disposition of human process）"的各个方面。由于这种形体和性情总是不断出现的，它们的具体意思取决于上下文，因此为复数。[1]

因此，中医中的"身体"不是分离的有形物质通过机械结构在解剖学上相互关联，也不是通过相互作用的功能系统在生理上相互关联。相反，它是一个复杂的功能组合体，一个有规律的转换站。虽然这些转换有可认知的模式，但身体本身总是处于变化中。传统上，它是通过器官的隐喻来描述的，这些隐喻与帝制政府的职能、对中国交通和通信至关重要的水道、气候和季节以及天人之间的其他无数互动有关。一般来说，这样的描述是透视性的，因此不完整，用再现、隐喻和寓言的语言表达出来。因此，身体的很多方面仍然是临时定义的，随时可以修改。[2]

例如，关于各种脏腑功能系统的确切性质和功能的争论在中医史上一再爆发。三焦的概念就是此类争论的一个很好的例子。三焦是中医的十一个脏腑之一，并在早期医学著作中得到承认。对其功

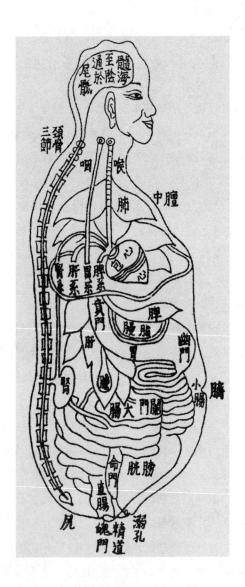

29

图1　明代对于身体内脏器官的图解

能、结构或关联的精确描述减少了这个概念的含糊其辞。在中国医学传统中最古老的经典文本《黄帝内经》中，三焦被形象地描述为一个空间上的明确实体，可与灌溉系统相媲美，用于传输各种气和液。[3]《难经》是公元 1 世纪或 2 世纪初时对《内经》的一篇评论，后来它本身就成为了经典文本，不再将这些功能与具体的解剖结构联系起来。它认为，三焦"有名而无形"。[4] 这些对立观点之间的矛盾从未以令人满意的方式得到解决。[5] 矛盾随着西方解剖学的传入而加剧了。虽然可以在西方解剖学和中医的其他脏腑之间建立大致的对应关系，但从未确立类似三焦的解剖学基础。[6]

关于三焦的其他特性也存在分歧。一些作者强调它的功能在 30 于输布水和液体，另一些作者强调其功能在于产生和输布各种"气"。[7] 在某些情况下，它是和"心主"或"心包"以表里关系相匹配的。有的文献却将之与"膀胱"和"肾"相匹配。在某些文献中，三焦对于卫气的输布与上焦和肺相关。另一些文献认为卫气产生于下焦和命门。在同一文献中可以找到看似矛盾的陈述，这一情况加剧了这种多元性。[8]

从健康身体的概念移步到疾病的概念，人们会发现类似的多元性。中医师有好几种语言用来诊断和描述功能障碍。[9] 1992 年，新华社的一篇报道称，中医师目前使用 100 多种不同的诊断系统。[10] 今天的大学里至少教授了 7 种辨证的方法。[11] 在这些方法上还加了大量其他广泛应用的方法，包括生物医学的诊断方法，以及来源于生物医学但被吸收进中医学的方法。[12] 医生之间没有就哪种方法应适用于特定病例达成一致，也没有任何既定机制来实现融合。[13]

即使是在最基本的层面上，人们也可以区分三种同时使用的疾病模型和治疗策略：（1）具体治疗技术在经验上的使用；（2）一种本体论疾病分类学，用于对定义的疾病进行具体治疗，或至少是针对具体原因的局部有限干预；（3）一种基于个体的功能性疾病模型，产生了系统性应对的医学。根据文树德（Unschuld）的说法，这些策略都不能说是中国独有的。[14]

诊断技术通常在经典和"现代"文献中总结为四种诊断方法（四诊）：望、闻、问、切。然而，关于具体诊断技术的细节、对由此获得的诊断数据的解释或各种诊断的相对价值，并不存在一致性。例如，人们可以找到关于脉诊的几种不同理论系统，这些脉诊实操于身体的多个部位。即使在特定的系统内，也几乎没有一致性。桡动脉不同节段与各脏腑之间的对应关系在中医史上一直存在争议，观点的分歧一直持续到今天。[15]

治疗实践也同样是多样化的，中医史是以不同学派的倡导者之间的论战为特征的。[16]此类论战可能是关于理论问题，或是对文献资料的正确解释，以及适用于特定病例的诊断和治疗技术。[17]例如，在我的田野调查中，我观察到不同的医生对同一个穴位的定位不同，穴位是根据个人经验选择的，并通过高度个性化的手法进行针刺。从业者可能会使用取自经典文献的相同的程式化术语来描述一项治疗干预，但在实践中，他们会运用自己的解释。[18]

如果我们转向医疗实践的社会组织，我们会发现从业者类型和知识传播模式之间存在相当大的差异。纵观中医史，没有一个从业者群体能够成功地将自己确立为社会学意义上的职业。[19]医学知识，无论是口头传播的还是书面传播的，都可供不同群体的人使用。虽然国家有时确实试图控制医疗实践，但通常它从未成功地对从业者的活动进行规范。正如文树德所说，"中国医生作为一个可定义的群体并不存在"。相反，医疗资源广泛分布在"萨满、僧侣、道教隐士、儒家学者、游医、名医、具有医学知识的'外行'、助产士和许多其他人"中。[20]

由于缺乏创建维护知识和实践标准的外部规范，不同的医学流派，作为跨领域组织的中心而出现了。"派"的传统翻译是"学派"，比如"脾胃学派"、"河间学派"。如果考察这些群体的出现，就会发现：将自己归于某一流派的不同医生并不一定像"学派"一词所暗示的那样，赞同指导他们研究的共同理论。他们也不受真实或虚构的学派关系的束缚。因此，吴（Wu）认为，更恰当的说法是，把"派"定义为"一群共享一些想法或规范，或者至少声称这样做的人"。（我们将在第六章看到，这样的"声称"不能与广泛的实践相分离，其目标是通过各种社会关系网络建立和确保一个人在社会中的地位。）在这些"派"中，师生之间的各种类型的关系以及各种知识传播模式都可以共存，从家庭内秘密传授秘方和经典，到以正式的教学建立起明确的师生关系，再到对某些重要文献的自学。[21]

在当代中国，有三个因素在一定程度上弥合了之前各中医流派之间的分裂：（1）面对 20 世纪 20 年代以来西方科学支持者对中医生存的威胁，中医试图实现专业统一；（2）中医规范化运动，这源于民国时期中国医学界争取自治的一种策略，但在 20 世纪 50 年代末国家控制的教育引入中医后，这一策略得到了显著的加速和扩展；（3）1949 年共产主义政权建立后，对中医实践的监管及将其融入全国医疗体系。[22] 例如，20 世纪 70 年代末，重庆中医研究院组织了一系列研讨会，讨论三焦的理论和临床方面的问题，并宣布这些问题得到解决。[23] 然而，并不是所有的我在北京的老师都被说服了，因为并非所有人都持相同的观点。个体的实践模式、家庭传统、秘方、观念的多样性、对经典文献的争鸣解读，以及关于中医目标和意义的争论从未消失。有许多迹象表明，在当前经济竞争和中央政治控制相对下降的环境下，事实上，它们更加公开地再现。

　　当中医遭遇西医，所造成的一个方面就是在中医内部不同流派间有了被政治驱动的融合。另一个方面就是出现了更大的多元性。自 16 世纪西医传入中国以来，西医知识在中医界引起了激烈的争论。最初，这些争论仅限于少数人，也仅限于几个世纪以来一直没有解决但被来自西方的新思想重新点燃的争论。直到 20 世纪初，当中国转向科学技术而进入一个新时代时，才开始形成更深刻的变化。[24] 被五四运动当作文化英雄的"赛先生"，是现代化信念的典型表现，这是后帝制时代中国所有科学主义变体的持久信条。[25] 中医如果想生存下去，就不可能将自己从这场运动中孤立出

33　来。[26] 今天，在生物医学和共产党的共同指引下，传统的延续和同步发展——被总结为"继承发扬"——被认为是塑造中医的两个同等重要的目标。[27] 然而，如何准确地使它们同步以实现传统的现代化，仍然是一个悬而未决的问题。

　　20 世纪初出现的致力于中西医融合的流派（汇通学派），20 世纪 50 年代和"文革"期间对于"新医"的追求，以及当代国家支持的"中西医结合"，标志着这一进程的连续几个步骤。[28] 但是没有一个能在提供所有相关医生和政治家都能接受的研究或实践模式上获得成功。传统主义者和现代主义者之间的论战一直有增无减，各种关于中医的解释以各种不同的名称出现。因此，"古代的"、"传统的"、"现代的"、"科学的"、"新"，这些词汇被不同作者用

来说明他们对"中医是什么"这一问题的看法。[29] 无论中西医之间的互动可能意味着什么，它在没有解决其内在紧张关系的情况下增加了中医药的多元性。[30]

当代中医中的传统与现代

从描述到分析，我们可以通过两个相互关联的概念："多样性"和"异质性"来把握上述中医药的多元性。"异质性"意味着中医传统、其从业者和实践对来自不同领域和不同时期的影响力开放并且由其构成。生物医学知识、技术和研究正在向当代世界各地的中医渗透，即使诗歌、绘画和书法也持续对中国医生施加强大的影响力。[31] 在欧洲和美国，中医因其与西方特有的对整体主义、能量和精神等概念的理解有关而被重塑，[32] 而在中国（如上所述），中医则是通过中国人对科学和现代化的认识而被重新定义。在东西方不 34 断进行的思想和技术交流中，诸如耳部针灸等新的实践不断涌现，并很快被添加到"传统"医学的工具袋中。[33] 随着社会、文化、技术和经济因素渗透到医学领域，中医中一些显然不可改变的核心概念如"气"不断地被讨论。[34] 和任何其他医疗体系一样，什么构成疾病和什么不构成疾病绝不是纯粹的医疗决策，也受到政治权力和文化倾向的影响。[35]

多样性是异质性的结果。由于医疗对外界影响——技术和意识形态的可渗透性——我们经常在任何一个时间和地点发现各种关于身体、诊断和治疗疾病的思维方式，以及关于好的医疗实践性质的想法。我们观察到各种类型的从业者、各种传播知识的方式以及个人和群体之间对地位、影响力和权力的持续竞争。正如我们将在随后的章节中看到的那样，这种多样性存在于医学传统内部和之间的每一个描述层面，甚至存在于医生个体方面，他们发现自己远比之前想象的关于学科和医疗实践的传统图景复杂。

虽然多样性和异质性现在被作为中医的特征而广泛接受，但这种多样性顽固地抵制了将其简化为西方学术话语的传统范畴的所有意图。对中医现代化的分析典型地揭示了这一点。

中国对于现代性的接受，首先是因为认识到其在军事上的羸弱，后来则是由于在日本和西方列强殖民力量面前的切实的失败。在 1860—1895 年的洋务运动，1915—1928 年的新文化运动，以及 1919 年的五四运动的背景下，知识分子和政治家们开始着手将中国转变为一个"现代"国家。因此，"技术主义"和对于科学知识的推崇（一些作者称为"中国人对科学的痴迷"）成为中国在整个 20 世纪曲折现代化之路上的永恒指南。[37]

在 20 世纪上半叶，中医被普遍认为是旧社会的象征，许多在国外学习过西医的现代化者都无法展望中医在将来有什么用处。中西医支持者之间的论战在 1929 年达到了高潮，合法废除中医的意图最终未能成功。这些对抗的结果之一是，中医界内部发生了重大的重新定位，以接受改革，包括医学知识和实践的科学化与标准化，在学徒制学习的基础上补充专业学校和学院，以及建立专业的医生组织，而不是基于宗族或地方性的网络。

1949 年中华人民共和国成立之后，中医在制度上的状况发生了根本性的变化，表现在它逐步被纳入国家控制的医疗卫生体系。由于从 1949 年到现在，社会主义革命和改造的各个方面都受到类似于引导早期改革者的进步思想的支配，因此正在进行的中医现代化如果说有什么进展的话，就是加快了。对于几乎所有的观察者来说，西方历史学家、人类学家、中医从业者，中国的政治家、医生，以及我与之交谈的大多数患者，现代中医都构成了一个与帝制时代的医学截然不同的存在。[38]

这一认识提出了重要的学术问题，将我们带回传统与现代之间有问题的区分上，以及这种区分与第一章讨论的多元化问题的结合上。如果当代中医真的不同于前几个时期的医学，那么两者之间的界限（历史上、概念上、实践上）在哪里？如果中医不再是"传统的"（或旧的，或古代的，或前科学的），那么对于生物医学是唯一真正的"现代"（或科学）医学这一说法又意味着什么？如果几种形式的"现代"医学（中国的中医和西医，或中国的、美国的、英国的、德国的中医，它们彼此明显不同）可以同时存在，这对于我们对现代性的认识有什么影响？

我们如何着手思考这些问题——且不说如何回答它们——显然取决于我们如何定义现代性并将其与传统区分开来。当代作者为此采用了三种截然不同的策略。第一种是通过科学与传统、知识与信仰、自然与文化的分离等普遍特性来定义"现代"。然后，现代化就成为建立和维持这种分离的过程。知识和实践的标准化和规范化、专业化、对进步的信念和通过科学技术改善人类状况的能力，36 强调全球性和普遍性，同时无视地方性和特殊性，以及为民族国家服务的官僚机构的出现，是衡量特定社会或文化是否"现代"的一些常用标准。[39] 例如，上述"现代的"和古代的（"传统的"、旧等）中医之间的区别正是通过这种分析模式建立起来的。

另一方面，这一视角使我们能够将中医的变迁与其他社会领域的类似变化联系起来，例如对民众的教育或监督，并由此与全球历史和社会发展理论联系起来。[40] 然而，它对于揭示具体历史变迁的切实的复杂性和矛盾是不太合适的，例如1949年前和1949年后"现代"中医发展中现代主义和民族主义意识形态之间的结合。再者，其线性叙述未能说明这样一个事实：在一个文化或社会的所有地区，历史时间并不总是以同样的速度迁移。因此，学者们对于"传统"和"现代"中医之间的转折点几乎没有达成一致。然后，对某些历史学家来说，这是一个持续的、不彻底的过程，导致传统和现代元素的共存，然而这两种元素却可以明确区分。另一些历史学家认为，能够通过详述一个明确的认识论事件以标示这一转折。[42]

在这一点上，我将插入讨论一个简短的案例研究，它取自我1994年在北京的田野调查。这项研究在一个单一事件的空间中示例说明，在当代中医中，"现代"和"传统"、旧和新、西方的和中国的，通过多条线连接在一起，并结合成复杂的混合体。这不仅模糊了变革中的事物，也挑战了这些对立面的真实性。

案例 2.1　何博士掌握了一种新的针灸手法。何博士是北京中医药大学针灸专业的博士生。他在山西省获得学士和硕士学位。他在北京的导师是夏教授，中国最著名、最有影响力的针灸师之一。一天晚上，何博士让我展示我的针灸手法给他看。"手法"一词是指针灸治疗中针如何插入和操作的方法。[43] 通过针刺，针灸师和患者的"气"建立起直接的关系。例如，"得气"表明针和患者的气关联上了。这是需要医生通过拔针或针尖僵硬等感觉来体验的，以及由患者通过疼痛、麻木、冷、热的感觉来体验的。通过这种方法得气之后，气可以通过针法操作进一步在患者体内运动（运气），这种针法操作可能包括也可能不包括医生发送自己的"气"。

　　纵观针灸治疗的历史，很多不同的针灸手法被发展出来。"现代"技术通过更好的消毒、更深的针刺和更长的针头保留时间，增加了开发新方法的广度。[44]同时，由于电针刺激器消除了培养旨在使医生的气与患者的气协调的复杂身体练习的必要性，它也导致了医生与患者以及医生与自己身体之间的不同关系。然而，今天就像整个针灸治疗的历史一样，个体针灸师推荐不同风格的针灸手法。对许多人来说，一个人的针灸手法依然意味着在多年的训练和实践中磨炼出来的技能。甚至还可以看到资深的针灸师通过每天在橘子和棉花垫上练习来修炼手法。

　　何博士对我的针灸手法很好奇，这也是了解我的一种方式。这也是加深我们关系的一种方式，就像后来发展的那样。他解释说，九年来他一直在使用那个山西的大学教的针灸手法（图2），但最近他采用了导师夏教授的针灸手法（图3）。虽然他使用这种针法只有六个月，何博士认为它远远优于他以前的老师教的。毕竟，夏教授是全中国闻名的。然而，单凭疗效并不足以成为让何博士改变其手法的理由。他解释说，如果他想最大限度地从夏教授的经验中受益，他必须尽可能地像他那样思考和感觉。如果没有像夏教授那样针刺，那会怎样？此外，如果他固执地坚持他的旧针法，就表明他并没有对他的著名老师表示尊敬。这样如何能期望夏教授分享他的知识呢？

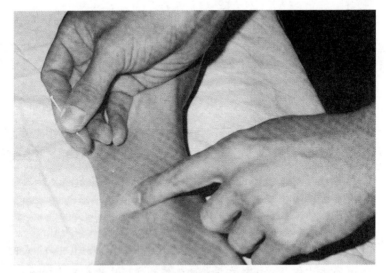

图 2   何博士以前的针灸手法

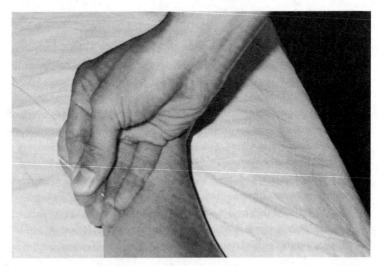

图 3   何博士现在的针灸手法

因此，在过去的六个月里，何博士每天晚上都要练习夏教授的针法半小时。现在他正和我分享这一针法。在此，他是作为我老师的角色，同时也是朋友的角色，这样的关系有一种互惠的义务。在我和何博士的关系中，正如何博士和夏教授的关系一样，我别无选择，只能接受这份礼物，改变我的针法风格。 39

作为地方性进程的现代化

我的简短案例研究简洁地展示了在当代中医中，实践的"现代"和"传统"元素是如何结合在一起的。何博士在一家医院实习，并在一所公立大学攻读博士学位，他在一种关系中继承了一种个性化的针灸手法，这种关系是由何博士自己认为的"传统"道德和韦伯意义上的"现代"官僚程序共同构成的。在实际操作中，何博士将这种针法应用到治疗模式中，这是基于 20 世纪 50 年代和 60 年代综合并引入针灸的一种诊断方法。此外，他经常将其与电针（一种"现代"科学技术的产品）或耳针（一种西方发明，现在被认为是"传统"中医的一部分）结合起来。[45]

因此，人类学家和历史学家越来越多地采用第二种策略来区分现代性和传统，以适应这种多元性，即将现代性视为一种实质上的地方性现象。他们的著作用现代化的普遍特征，将跨越学科、历史时期和地理区域的研究联系起来，同时尽可能仅在与具体实践背景相关的情况下理解现代化的动态。[46] 从这个角度来看，民国时期的中医现代化可以解释为通过科学主义和民族主义之间的历史特定辩证法而出现的，这不仅塑造了中医，而且也塑造了当时中国人对科学的看法。相反，在后毛泽东时代的中国，中医的现代化可以理解为由不同的对立面构成的：中医药作为民族宝贵财富的地位是由毛泽东确立的，社会发展的必要性是在邓小平的四个现代化理论下展开的，中医的医院化是作为国家控制的医疗卫生的一个方面。这种力量的结合使得利用科学技术作为发展中医药的主要工具势在必行，同时中医药的制度化使得更激进的现代化者将国家控制的中医药从其目标清单中删除。

40   如果我们不放弃比较的视角带来的好处，从与家族相似性而不是统一特征相关的不同过程来感知现代化，我们将能够理解现代性及其构成实践，它是地方性的，毫无疑问是多元的。它允许研究者从特定的事件群中挑出那些特立独行的力量，但又总是将这种特异性与社会变革的更普遍的原则联系起来。从这样的角度来看，何博士实践中的"传统"和"现代"元素不再是矛盾的，而成为理解其地方性构成的关键。现代化的不同方面是以不同的步调前进的，或者现代化渗透到某些实践领域，又没有渗透到另一些领域，这不是一个问题，而是特定地方权力群的反映，包括抵抗和适应。

因此，这种分析模式允许地方性差异的持续存在，同时不放弃将现代化作为更具包容性的全球性事件的观念。例如，按照儒家社会关系模式塑造的夏教授的权威，只是地方性地插入了一个西方模式的制度体系中，因此并没有改变。同样，何博士的针灸手法作为一个以身体为中心的实践的例子，其意义是通过古代的"气化"观念体现的，这并不是他的全部治疗本领，而只是众多不同的临床工具之一。与电子穴位定位装置、电针设备和针灸穴位定位的国家或国际标准一样，这些工具越来越多地通过技术和官僚程序而不是个人经验和个人传播的技艺来生产。这些生产过程固有的标准化必然会塑造地方实践，即使个人技能依然会发展出具体的地方性用法。何博士将电针治疗纳入他的治疗方法就是一个例子，这种电针治疗是不允许以身体为中心的奇异针法的。另一个例子是他对"辨证"的运用，"辨证"经过从 20 世纪 50 年代初到 80 年代这几十年的发展成为中医的核心，也因此主导针灸实践。[47]

然而，"传统的"和"现代的"究竟意味着什么，这个问题仍然没有得到明确解决。夏教授的针灸手法可以是"传统的"，因为它是以个人为中心的，在类似亲缘关系的师父-徒弟的网络中传授，并且涉及的是"气"的操作，因此涉及的是传统的经典医学概念、文献和实践。它可以与电针的技术科学形式相对比，这些形式通过将医生的身体和工业化生产的电子刺激设备结合起来规训医生的身体，并严重缩减地方性的变化和个人调适的空间。经典的针刺手法也可以与现代的插入手法相比较，现代的插入手法不涉及"气"，只涉及生物医学视角下的肌肉、血管和神经，因此将针灸仅仅作为一种技术纳入全球生物医学网络。

然后，更仔细地考察，这些明显清晰的区分立刻再次变得模糊。从历史上看，夏教授的针法和何博士从他以前的老师那里学到的针法都是在 20 世纪 40 年代末和 50 年代初引入不锈钢针之后才出现的。以前，由软钢、银或金制成的针灸针不允许快速穿透皮肤，实际上必须"拧入"皮肤。引进不锈钢针后，针刺技术领域的创新是否意味着传统生理学对现代技术的吸收，或是现代器械带来的传统身体实践的变革？将传统经络绘制进现代的肌肉和神经身体的医生们，认为他们同时是现代主义者、传统主义者以及传统和现代之间的桥梁。[48] 那么，现代针灸图表上呈现的是一个什么样的身体，一个使神经和气的通道同样可见和真实的身体？这是一种"现代"创新吗？一种"传统"幻想对解剖学事实的扭曲？还是一种传统与现代并重的混血儿？

　　这些问题提请我们注意这样一个事实，即诸如传统／现代性、科学／民科、自然／文化和事实／拜物等思想类别本身都是地方性的产物，因此在某种意义上都是传统的，即使它们表现为现代的。此外，由于这种对立只有在现代性话语本身中才有意义——因此试图将某些现象和实践标记为"现代的"，从而将其与其他现象和实践区分开来——这些类别并不能作为中立的能指*发挥作用。相反，它们激发了隐性的判断，这些判断限制了理解和适应性。两个关于当代中医民族志的例子将证明这些影响。

　　对现代化的地方进程的考察通常是在一个世界体系视角的框架内进行的。因此，当代民族志和后现代著作的关注焦点是地方群体和个人与全球化力量的相遇，以及与多种形式的资本主义政治经济相关的宏观过程。因此，传统和现代之间的关系被阐释为有着明确的质的差别，正是这种差别建构了天然具有主导地位的现代性。因此，传统和现代之间的关系是通过"抵抗"和"适应"的框架来看的，在这种框架中，策略性抵抗和破坏性延迟构成了资源，通过这种资源，非现代生命形式可以削弱——但永远不会真正战胜——"现代"霸权。[49] 因此，在西方，对于中医的学术考察侧重于"传

---

　　*　能指和所指是结构语言学的一对范畴，用以表示事物抽象概念的语言符号称为能指，语言符号所表示的具体事物称为所指。

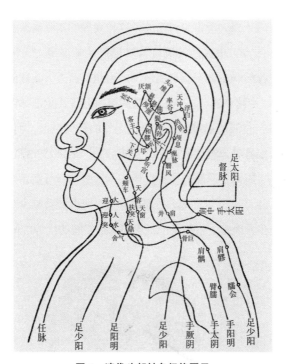

图 4　清代头部针灸经络图示

统"技能和概念的丧失，并对其未来充满担忧。[50]

　　然而，何博士的针灸手法表明，表面上的"传统"往往只是"现代"的伪装。此外，正如我们将在我的民族志中看到的那样，我们选择称之为"传统"的东西不仅本身具有创造性，而且能够吸收"现代"并因此将"现代"转化为传统的一个方面。

　　其次，即使现代性被认为是地方性出现的，它对传统实践形式的反对总是影响到对这些地方性变革的可取性的判断。因此，在科学主义被国家支持的当代中国，我遇到的医生和病人几乎没有一个不支持中医药的现代化，认为这是绝对必要的。这种态度导致了一种"发

43

展"中医药的压力，却很少讨论关于这种发展的实际需要和结果。另一方面，在西方，中医药的流行与对现代性的浪漫主义批判密切相关，它与传统的联系被有意识地强调。因此，西方人实践的不是"中医"，而是"传统中医"（TCM）。这使得西方现代化倡导者很难将中医药视为回归过时的思维和实践模式之外的任何东西，而另一方面，中医支持者很容易忽视中医内在的发展潜力。结果是，在中国和西方一样，排除了应对中医药的多种选择——这些选择可能不太容易被纳入"传统"和"现代"之间的一贯对立中，但可能会减少对由全球化导致的各地多元医疗卫生体系中，不同医疗实践的优势的偏见。

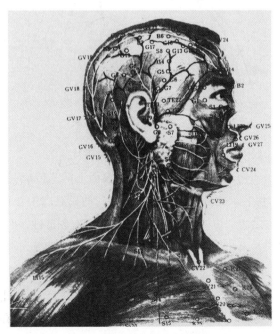

图 5　头部针灸经络的现代图示

要摆脱这一僵局，需要认识到"传统"和"现代性"之间的区 44
别是在具体历史意图和斗争的背景下进行地方性设置的过程。只有
当西医和现代化在分析非西方医学实践时放弃其作为唯一参照点的
地位，才能实现这一目标。因此，我转向关于现代性的第三个视
角，这一视角在科学和技术研究领域已经逐渐形成。[51] 这种观点解
决了我们所讨论的各种困境，否认现代性具有任何区别于传统的本
质特征。相反，知识与社会、自然与文化、旧的和新的，都被视为
始终通过当前的实践相互建构，在这些实践中，它们的过去和未来
都持续地处于关键位置。

以这种方式消解了以往现代性概念的本质，使我的中医民族志
同时具备了三种能力。首先，通过关注现代性修辞建构的影响，它
促成了第一章中倡导的那种干预主义人类学。其次，这一研究传统
带来的理论模型提供了概念工具，解释了"现代"和"传统"在思
想上是如何以及为什么分开的，在实践中又毫无困难地一致。第
三，通过消除所有目的论中隐含的还原论压力，多元性可以从一
个不断需要解释的表面现象转变为一个本身值得认真对待的研究对
象。在下一部分，我将介绍安德鲁·皮克林的"实践的冲撞"，这
是一个网络构建模型，它明确地将自身与上述观点联系起来，特别
适合当代中医民族志。

单一实践与多元实践

皮克林的"实践的冲撞"是一个思考实时结合自然和文化的实
践结构的模型。[52] 为此，皮克林一方面区分了文化（或**多元实践**），

另一方面也区分了构建这种文化（或多元实践）的**单一实践**工作。这里的"文化"描述了"跨越多个异质领域的横向联系"，其中技能和社会关系、机器和工具以及信仰和知识等不同事物（entity）**在特定地点和时间的实践中相互结合。**[53] 在皮克林看来，无论一个人是否谈论文化或实践，或者是否使用其他相关名称，如"生命形式"、"知识型"、"规训制度"、"行动者网络"或"赛博"，也不管特定作者可能喜欢哪种描述和分析风格，文化研究（人类学是一个主要的例子）隐含地倾向于关注这种同步结构（synchronous structure）的绘制和探索。

　　因此，皮克林区分了与文化研究垂直排列的第二个分析维度。在这个维度中，我们考察了文化是如何**在实践中**并通过实践变化的。这是皮克林的"实践的冲撞"（简称"冲撞"）所在的维度。这种冲撞的具体操作模式是"被规训的人类能动性"和"被捕捉的物质能动性"在互动下的稳定。互动下的稳定是指，属于特定文化或实践的任何元素都不是按预先给定的或者事先准备好的来进行组合。相反，它们恰恰是通过实践自身建构的过程而出现的。换言之，冲撞在宏观层面上产生文化，同时在微观层面上建构文化的所有构成元素。这意味着，没有文化或实践能被还原到更深的层面——无论是意义、能动性、惯习，还是环境背景——那将使得我们能够优先进入其（再）生产模式。相反，文化始终是在实践中自我生成的，从个人自我和社会组织的形成到技术设备和机器的建造，再到它们与新兴的自然-文化的融合，当然也包括我们的关于此类自然-文化本身的模型。

　　人的能动性——塑造它的信仰和知识、驱动它的愿望、表达它的技能——在与其他的人类和非人类的能动性的具体实际互动过程中产生并转化。这种能动性是被规训的，因为它不是自发出现的；它始终是参与元素之间持续互动所支持的实践的一部分。然而，在实践过程中，人的能动性可以与新元素及其他元素相结合，在这一点上，它会对适应性转变持开放态度。非人类的、"被捕捉的"、物质的能动性也是如此。皮克林使用术语"被捕捉的"来表示某个机器、夸克、变形虫或自然现象在特定的地点和时间点确切地将做什么，或能够做什么，这些不会被人类能动性所得知，除非通过将这种物质能动性插入人类的知识和行为实践中。

在这一观点中，人的能动性和文化既不是通过人类主体赋予的意义而强加给世界的，也不是限制人类自主性的客观存在的社会或自然环境的反映。事实上，制约因素只有在它们对人类能动性造成阻力的时候才存在，它们只是在人类试图改变其所在世界的过程中出现的。因此，冲撞——也就是文化、主体性和历史的建构和转化过程——被皮克林比作人类与非人类之间的"能动性之舞"。从参与的人类角度来看，这种舞蹈可以被描述为**抵抗**和**适应**的辩证法，其中"抵抗意味着未能实现预期的对实践中能动性的捕捉，而适应是人类应对抵抗的积极策略"[54]。我们不知道，从非人类的角度看，舞蹈是什么样子的。我们所能做的就是在与该能动性的实践应对过程中制定其模型。

皮克林的冲撞模型是在他的科学和技术研究背景下提出的。然而，其作者明确表示，他打算让其用作"一切的理论"。他声称，冲撞为我们提供了一个思考一切实践的模型，它同样适用于科学如何运作的微观分析，适用于文化和历史变迁的宏观研究，甚至适用于人类和"非标准能动性"（皮克林的术语，指的是被规训的人类之外的能动性或者是被捕捉的物质能动性比如灵魂、萨满和巫术）之间的互动关系的理解。因此，皮克林向我们展示了一个世界的模型，展示了在这个模型中世界是怎样的，以及我们如何认识这个相互建构和相互支持的世界。[55]

对我心目中的民族志来说，冲撞是一个特别有吸引力的模式，原因有三个。首先，它提供了一个对实践的非还原性的解释，可以很容易地与中医的多元性相容。其次，作为一个实践的一般理论（不仅仅是文化实践），它突破了中医的现代主义分析的"科学/传统"的区分。第三，其对不断涌现的能动性和世界观的后人文主义解释*，与中医传统本身的重要思想原则通过选择亲和性（elective affinity）的方式产生了共鸣。因此，皮克林的模型不必通过完全陌生的理解范畴来处理中医药，也不需要与之保持足够的批判性距离，与试图将中医药实践建立在历史、知识、文化或实践的稳定结构中的尝试相比，皮克林的模型能够（虽然绝不能保证）对中医药实践有更深刻的理解。

对能动性的再思考

47　　在进一步推进之前，对人类能动性和非人类能动性的融合做一个简单的讨论是有必要的，这是皮克林的模型和相关的后人文主义

---

* 人文主义是一种集中于人的利益或价值的学说、看法或生活方式，强调个人的尊严、价值和通过理性而实现自我的哲学。后人文主义打破了对人类、动物和技术之间关系认知的界限，并提醒我们应该意识到世界上各类实体的存在并敬畏它们的力量。

科学研究的基础。同时赋予人类和非人类能动性是一个基本策略，为了回避社会解释中一直存在的问题及其与第一章讨论的多元性问题的关系。如果社会和自然环境是共享的，是什么使得个人能动性成为可能？这样的能动性定位在何处？它是被决定的、共有的，因此每一个行动都代表着一个更深层次的秩序和惯习，还是自发的、个体性的？如果两者都是，那么这两个层次的活动如何相互关联？

批评这种融合的人认为，人的能动性虽然受到外部约束以及规训制度和权力表达的重要影响，但与非人能动性明显不同，它具有独有的特征，如意图性（intentionality）。这些特征应该反映在对人类实践的有意义的描述中。这些批评者们认为，与其认为非人类也有能动性，从而将社会科学拖到原始拜物教的水平上，不如探索人类通过委托代理过程将能动性以各种方式赋予人和物的机制。例如，一个交通信号灯，显然只当它被插入特定的人类实践中时才具有能动性。[56]

后人文主义者拒绝这些论点，认为它们试图回到一种人类主体性的语言，这种语言与客观存在的束缚以及这种思维所涉及的结构和能动性之间的有问题的辩证法相结合。例如，劳斯（Rouse）深刻地展示了关于意图性的讨论如何将一种残留的意义重新引入实践分析中，这种意义是人类赋予情境的独特东西。他的解决方案是主张"积极主体在形构实践中的作用不是赋予或强加意义，而是对其状况的请求做出反应"。因此，主体只有在用他们的行为、智力和实践技能对给定的行动情境做出反应时，才会成为行动者。虽然这些技能包括与某一情境中存在的物理对象和社会意义的互动，但它们不需要将这种互动视为与其他形式的互动有着绝对不同的意义。[57]

中医及其哲学中关于能动性的论述与皮克林、拉图尔、劳斯及
48 其他人的观点产生了共鸣。中医当然允许多种能动性以及事物的多
样性，包括人类的和非人类的，对世界的变革做出贡献。这些概念
从不同于科学和技术研究的角度挑战了人文主义/反人文主义对能
动性的解释，即使（或者可能特别是因为）今天中医药中关于能动
性的论述是以政治正确的唯物主义术语进行的。[58]何裕民写道，"中
医学认为，世界就其本源来说，是物质〔构成〕的，是由充塞于整
个宇宙的、运动不息的精微物质——气的相互作用所化生的。世界
的一切事物都是气的这种物质运动变化的结果"[59]。

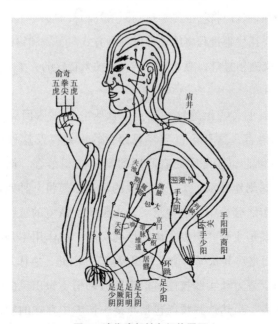

图6 清代腹部针灸经络图示

因此，中医所有能动性的基础是"气"。在中国早期关于气的本质的著作中，"气"同时指的是"在本源中使万物产生的东西"和"万物产生的本源"。根据波尔克特（Porkert）的说法，气既是"充满能量的形构"（energetic configuration），也是"对能量的形构"（configuration of energy）。文树德将该术语翻译成"（最精微的物质）影响"，"散发"或"蒸发"。[61] 气可以分为不同类型的气如血、精、津液、脏腑之气、元气、宗气、大气，每一种气都有空间上的存在和时间上的功能。卫气温暖身体并对外界进行防御；营 49 气给皮肤、肌肉、骨骼和脏腑提供营养。不同类型的气相互生成、相互转化。中医的脏腑系统直接表达了这种气转换的生理机制："肝藏血"、"肺降气"、"脾统血"，等等。[62]

中国人对于气化的论述给我们提供了一个隐性地接受非人类能动性的世界模型。同样重要的是，这些论述也动摇了西方关于人类主体的统一能动性的观念。《素问》第八章中有一段著名的话，将脏腑系统与宫廷官员进行类比，这句话在今天的中国中医学院里仍然被学生们记诵。因此，1996 年在伦敦的一次研讨会上，一位中国教授以一句话开始他的关于肝脏的讲座："肝者，将军之官，谋虑出焉。"[63] 在其他文献中，脏腑功能系统是以动词"主"来描述的。"主"通常被翻译成"rules"，"dominates"或者"governs"，然而其语义范围要复杂得多。根据海（Hay）的说法，它是指脏腑系统 50 之间的关系，并不仅仅是因果关系。[64] 冯珠娣建议将"主"翻译成"展开"（to unfold），以表达脏腑系统的图景，就像人一样，是构成"围绕其自身安排散布和转换场的中心点"，然而在《内经》的上下文中，它被更准确地翻译为"主"（is responsible for）。[65]

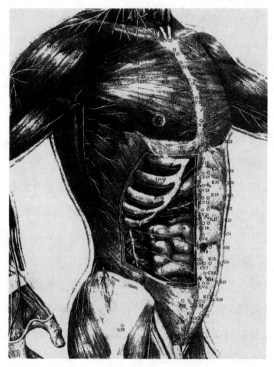

图7   腹部针灸经络的现代图示

　　脏腑系统在多个领域中具有能动性。因此，我们学到"肝主筋"、"肝主惊"、"肝主谋虑"、"肝主升发"、"肝主疏泄"、"肝主血海"、"肝主运动"。脏腑系统的能动性，像它们所构成的人一样，是互动的，而不是被动的。脏腑系统启动、维持和支持身体/心灵的活动，但也受制于从内部和外部影响身体/心灵的能动性的力量。例如，肝"为泪"、"恶风"、"生于左"。在病理上"肝乘脾"，生理上"肝肾同源"。"怒伤肝"，但是"肝气虚则恐"。[66] 肝功能的紊乱反映在大范围的问题上，这些问题不仅影响身心，而且影响道德和社会空间的秩序。《灵枢》第8篇对这些过程做了有特色的描述:"肝,悲哀动中则伤魂,魂伤则狂忘不精,不精则不正,当人阴缩而挛筋,两胁骨不举,毛悴色夭,死于秋。"[67]

中医关于肝主谋虑的理念不仅挑战了人文主义者对于能动性的阐释,也挑战了与能动性紧密相关的"自我"、"人"或"主体"的阐释。然而,这并不意味着中国古代和当代的医生过去或现在都无法区分人类能动性和非人类能动性。相反,所有事物都是由诸如"气"这样的物质力量构成和连接的。因此,它们可以在变化和组织的过程中有机地相互渗透和影响。在中医中,思想和情感也构成了一个不同于食物通过肠道的运动的存在维度。但由于二者都是气的转化,它们并没有质的不同。思想和情感会影响肠道运动,但是肠道运动和天气也会影响思想和情感。因此,虽然许多医生建议最好通过调节情绪来治疗情绪障碍,但他们认为没有理由不使用药物或针刺。虽然他们认为意念对药物如何发挥效用有着至关重要的影响,但他们也认为针刺和药物本身就是有效的。[68]

不同的医生、学校和流派通过他们自己特定的理解方式来解释这些互动。虽然这不是详细探讨这些问题的地方,但我们可以注意到,中国思想所允许的人类能动性和非人类能动性的相互渗透,导致一些重要思想家提出了与当代后人文主义产生鲜明共鸣的思想。新儒家哲学家朱熹(1130—1200),冯(Fung)称之为"中国思想中最伟大的集大成者",就是一个吸引人的例子。朱熹把宇宙中的一切现象按照层级组织起来,这个层级的最高点是人性。[69]这些现象之间的互动是有序和可理解的。然而,单一的能动性(人的、自然的或超人的)是无法决定宇宙是如何形成的。相反,宇宙和其中的所有现象之所以存在，是因为在每一个给定的时刻，它们以能够相互适应的方式结合在一起。朱熹最得意的弟子陈淳解释道："理是自然的和必然的事物规律……'自然的和必然的'意思是人事和天事都恰适其位。'规律'的意思是，恰适其位没有一点过和不及。"[70]李约瑟认为，对于朱熹传统的新儒家来说，这种"恰适其位"是一种最大限度的生命的和动态的恰适其位，被称为"理"，或"模式"（pattern）——是一切存在的终极基础。因此，对于朱熹——就像八个世纪后的皮克林一样——万物都是普遍规律中的"舞者"。[71]

实践的过去和未来的方向

　　李约瑟说："理渗透到事物中的是它们自然的必然性。'义'是52 如何把握这个'理'。"[72] 国家支持的新儒学通过接受和适应自然和社会的既定秩序而最终理解了与世界的关系。另一方面，对于当代人类学家和科学社会学家来说，总是处于危险之中的恰恰是既定存在的构造性质。然而，我不会轻易放弃这两个传统之间的亲和力。因为在我看来，理的概念可以帮助我们解决皮克林的冲撞模型的某些问题，例如隐含在单一实践与多元实践的区分中的根深蒂固的结构/能动性二重性。皮克林暗示，我们必须选择是研究单一实践（定义为文化在时间上的延伸）还是研究多元实践（定义为文化中异质元素的结构性排列）。朱熹"理"的概念，李约瑟翻译成"模式"和"组织"（organization），有效地削弱了这种二重性，因为"理"指明了事物的状况以及它们为什么"正是如此"（just so）的原因。

现在之所以"正是如此",是因为一种实践或文化的每一件事、每一个元素，以及这种实践或文化整体，都在其过去和未来的交汇处不断涌现。从结构上说，我们所从事的总是在手边的（at hand），通过我们在生活和工作的环境或与我们使用的工具相关的历史定位*。它在时间上是给定的，因为特定的能动性是对"从过去实践中产生的有意义的行动可能性的具体构造"的回应。[73] 然而，所有实践同时也是面向未来的，即使它想维持现状或者重构现状。通过观察一种实践的元素——以及整个实践本身——这些都是其他实践的构成元素，可以从结构上把握这种效果。例如，针灸实践不仅需要患者、医生、关于身体的思想、针头和特定机构背景下的其他工具齐聚一堂；它同时与知识传播、专业组织、制造业和商业、医疗保险、货币流通等实践联系在一起。因此，任何一种实践的持续发展都会从根本上受到其他实践的影响。由于只有一种方式可以将不同的实践整合进一种总体模式，因此它是"正是如此"，我们可以说未来的状态决定了当下。[74]

这样的关系机制——即过去侵入现在的方式，但同时现在通过其自身的未来方向重写过去的方式——构成了在时空扩展维度上的单一实践与多元实践。此外，这些事物的出现不仅仅是一种形成，同时也是一种消失。因此，请注意这一事实：皮克林的冲撞在概念上和方法论上都只关注那些对特定实践的出现做出积极贡献的能动性。然而，生活和自然界中存在着许多过程，这些过

---

* 这里的意思是，我们从事的工作是从现在的环境中得到资源（工具），或者是从历史上得到资源（工具），如医学经典，这些都有其历史定位。

程不会产生明确的最终产品，这些最终产品可以作为事后解释实践的手段。除了胜利者的故事外，还有受害者、被排斥者和失败者的故事，以及那些在目前的实践中没有立足之地的能动性的故事。然而，从皮克林的视角来看，这些故事及其踪迹是很难听到的。然而，出于政治原因和认识论原因，将它们纳入更大的模式对人类学家来说很重要。[76]

在实践中不再与其他元素整合在一起的元素不会简单地消失，而是可能会持续存在很长一段时间，或多或少是可见的，不断威胁要中断当前的整合并提供不同的未来。当然，当代中医比其他一些传统（如生物医学，或者某种类型民族志的永恒传统）更直接地呈现多元性的一个原因是，中医的传统有太多当下的存在——不仅是碎片、废墟和记忆的过去，而且是整个藏书、依然活跃的古医书注疏传统和身体力行的世传中医。[77]

基础设施的综合

在第一章中，我把康德的综合概念作为一元论偏见的起点，这种一元论是文化人类学理论的特征。多元性是社会生活的基本方面而不是衍生方面，人类学接受这一观点，因而必然将基于普遍主体的综合能力的康德综合观转变为将综合（比如一个状态）看成一个出现的综合属性（比如一个过程）的观念，反之亦然。[78]

在过去的十年中，多位点民族志的出现——在考察一个研究对象时，不同视角的并存——表明这样的转变已经在进行中。多位点民族志不仅表明方法论从传统的单一位置转变为一组不断变化的背景和位置，而且表明对文化和世界构成方式的理解也发生了变化。然而传统人类学关注地方的状况和人，与将地方性生活世界和全球（世界）系统分开的二分法密切相关，这种二分法非常契合经由孟德斯鸠从康德那里继承的分类。而多位点民族志可以假定没有 54 给定的实体可供考察，也没有先验的背景可以还原。相反，马库斯（Marcus）说，比较是通过向一个外形、位置和关系事先未知的新兴研究对象提问而产生的。[79]

我相信，安德鲁·皮克林的实践的冲撞构成了一个可行的模式，通过这个模式，可以发展出一种研究中医的方法。冲撞及其附属概念，如能动性、适应、抵抗，提供了可以轻松转化为人类学分析的工具。然而，出于上述原因，我认为有必要从三个方面扩展皮克林的模型。首先，我们需要尽可能抵制其潜在的结构 / 能动性二分法。相反，一种综合民族志应该始终强调**单一实践**和**多元实践**之间的相互联系和相互决定。[80] 其次，综合不应仅仅被看成一种新出现的事物，而应该被看作同时出现和消失的事物。第三，一种综合人类学不仅要关注在实践中被整合的东西，而且要关注在实践中被排斥和压制的东西。

因此，我建议将皮克林的冲撞的实施定位在时空延展的实践领域（即相互关联的实践模式）中。通过不断出现和消失的连接模式，能动性在实践中的纳入和排斥构建了实践领域。哪些能动性可以纳入特定实践，哪些其他能动性必须排除在外，以确保不同实践模式的凝聚力，这是特定领域的职能。这将实践的"领域"的概念与自然主义的"世界"概念区分开来，在这些自然主义的"世界"概念中，一些事物是客观给定的，另一些则仅仅是思想的虚构，但也来自于和特定社会群体相关的文化实践的认知。细菌、风邪或中医师只有在与某一特定实践领域内的至少一些其他行动者相关联（无论是通过积极的包含还是通过消极的排除）时才存在。通过从其他领域招募，能动性可以不断地被添加到某个实践领域。它们可以在一个领域内被边缘化，但也可以通过物理灭绝或重新定义领域边界而被征服。

我的定义意味着，一个特定领域内的个人能动性并不必然都相互关联，也不是每个单独的地方性互动都与整个领域相关联。在实践领域，能动性相互竞争以纳入特定实践，因此可以将其视为在动态中心上的平衡，而不需要与具体或真实的中心相对应。这使我们能够对该领域进行全球性描述或分析——不需要将地方性事件还原为全球性决定因素的影响，反之亦然。纵观我的整个民族志，可以看到这种局部联系和分散能动性的证据。[81] 目前，理解这样的理论观点是非常重要的，多元性是全球场域多重决定论的一个内在效果，而这些场域是由中心能动性的地方性展开构成的。换言之，尽管一个实践领域有着独特的形态和历史——我们可以描述这种形态和历史——但没有必要假设一个单一的能动性或实践来决定它或将其还原到什么程度。

为了清晰起见，从现在开始，我将使用"基础设施"（infrastructures）一词——借用于哲学家和文学批判家鲁道夫·加什（Rodolphe Gasché）——来共同指代可以随时整合进给定**综合**中的各种元素。加什将与基础设施相关的综合定义为包括"一种共谋和复杂性，这些共谋和复杂性共同维持不确定数量的可能性，而不必像传统综合概念的情况那样处于相互不相容的关系中"[82]。因此，

"基础设施"一词保留了这样一种观点，即社会生活是建构的，这种建构是可理解的，但不主张这种可理解性必须建立在一元论偏见的基础上。

中医现在可以被视为基础设施综合出现和消失的一个领域（甚至更好的是说许多领域），要注意到所有基础设施以及更大的出现和消失的领域也被视为综合。综合意味着过程和产品、事件和结果。从外部看，综合似乎是稳定的，但是从内部看，综合一直有潜在的分崩离析的倾向，受到基础设施整合的内在不安全性的威胁。综合可以通过将各种基础设施相互关联而扩展到分析领域（既适应异质性又适应多样性）：身体（有机的、无机的、技术的、社会的、制度的、政治的）、自我（社会的、心理的）和能指（概念、文本、符号）。当中国医生自信地宣称"21世纪将是中医药的世纪"时，他们可以同时回到黄帝身边，并将自己推向未来。[83] 综合可以将20世纪30年代在北京受培训的医生、美国的诊断测试、明朝以来从阿拉伯进口的草药以及跨国制药公司新出现的利益联系起来，而无须假设有界系统或历史时期。最后，综合是一个可伸缩的过程，适用于并连接微观和宏观事件。作为基础设施，综合可以在更高的规模上参与新出现的综合，新综合与以前的实践存在着连贯性，这一点使得它们对自身基础设施的整合施加了限制。[84]

56

这种在更广泛的实践领域内相互确定和构建基础设施的图景适应了先前定义的三个构成多元性的方面——多元性、异质性、同时出现和消失。此外，这也符合许多中国医生对他们工作的看法——在工作中综合传统和现代，通过内部矛盾的展开而发展动态模式，其结果构成了反复出现的参照点。[85] 因此，多样性既是不同组织层

次的基础设施在形成综合时相互作用、决定和构成的多种方式的
反映，也是其结果。由于这种互动的共同决定产生了总是"正是如
此"的模式，"多元性"作为基础设施综合的反映，既不意味着相
对主义或反现实主义立场，也不意味着将多元性或过程置于综合或
结构之上。[86]

在将该模型转化为民族志研究方法之前，我将展示其有助于对
地方性实践进行深入描述的能力，同时将这种描述整合到对多元性
的非还原性理解中。为此，我将再次回到对何博士的案例研究。

何博士掌握了一种新的针灸手法（Ⅱ）。我的案例研究以
一种直接易懂的方式证明，医疗实践不仅仅是信念或知识的反
映。它们不是由社会结构决定的，也不反映不同类型的社会能
动性。而且它们从不仅仅限于临床或狭隘的疗效定义。关于针
法、体内气的运动和治疗结果之间的关系的假设只构成了何博
士实践风格的一个输入项。何博士采用新的针灸手法是因为他
认为它在临床上是有用的（毕竟，夏教授比他以前的老师更有
名），但同时也是因为它是构建社会关系的工具。同样，虽然
何博士本人相信气的理论，但他的许多同事并不相信，尽管在
大多数观察者看来，两组人似乎都以相同的方式练习针灸。何
博士对他必须选择的两种针法的疗效的假设，还取决于他目前
相对于老师的地位、他们在中医教学机构中的等级以及他自己
在系统内未来的晋升期望。

这些不同的因素（在我的术语中，是基础设施）——所有
这些因素本身都是综合的——不会以一种可以用简单算法表示

的相加方式对何博士的针法技术的综合做出贡献。相反，我们观察到的各种基础设施在实时过程的展开中相互影响和调整，可以将其视为一种模式。在某种程度上，采用某种针法是何博士构建和维持社会关系的工具。这也是他的人身和自我形成的过程：身体上，通过身体行为的调适；临床上，通过一种变化模式与病人们及他们的气互动；社会上，因为他放弃了与一位老师的关系，转而与另一位老师建立关系。何博士通过服从他所说的"传统"亲缘关系模式，肯定了既定的道德准则，但他同时破坏了这些准则，因为他这样处理是为了自己的利益，这是他非常清楚的矛盾。在某些情况下，何博士可能会对他与夏教授的关系中体现的父权制价值观持极端批评的态度。他将其与中国大学理科院系的教师和学生之间的"西方式"关系进行了比较，认为后者更不专制。然而，何博士也非常自豪地成为夏教授的学生，他钦佩夏教授的权威，并希望有朝一日能效仿夏教授。

在他和我的关系中，何博士把针刺技术作为礼物。这种送礼对于中国人的自我定义、社会地位和礼节至关重要。[87] 通过向我这个西方人赠送一份来自中国医学宝库的礼物，何博士同时从两个方面让我变得更加中国化：他把我变成了一个更有成就的中医师，他把我带入了一个独特的社会关系网络。然而，在这样做的过程中，他也（在很大程度上是不经意地）打开了自己的改变之门。在与我建立关系的过程中，他遇到了一些想法和行动，这些想法和行动有时会给他带来灵感，但有时会让他感到不舒服甚至痛苦。

　　因此，像拿住、插入和扭转针这样的基本动作被揭示为由多种异构基础结构构成的综合。一旦到位，针刺技术本身就变成了一种复调乐器，可以整合到不同的动作中，以不同的效果水平进行操作。这样的整合需要多种技能：旋转针、提针、刺针的技能；塑造身体实践的技能；以及处理社会角色和道德的技能。何博士在这些综合的出现中有着明显的能动性，但他同样明显地受到这些综合的影响，因此他自己也在不断地成长。这些不同层次的疗效也不能完全地彼此分开。针灸的针是一种可以用不同方式操作的器械，但其物性不允许所有类型的操作：它会弯曲或断裂，如果操作不当，将无法得气。

　　最终，许多中国人相信，人——包括医生和他们的病人——是通过某种缘分联系在一起的。我们不必接受这一信念背后的形而上学，因为它提醒我们，通过针刺技术，何博士的患者与他、夏教授、他的医学祖先之间，以及与中医过去和现在的整个基础设施之间都联系起来了，这种联系既是临床的，也是社会的。

　　根据前面概述的综合模型，我们在本案例研究中发现了许多多样性和异质性的例子。针刺操作和相互关联的多种可能性存在于并联系在多种整合中，这些整合是穿越不同实践领域的。综合将这些描述为基础设施能动性之间同时出现和消失的联系，从而形成独特的模式。对何博士来说，采用一种针刺技术意味着拒绝另一种。然而，另一种针法并没有因此从中医实践领域消失。它在其他社会关系的背景下维持着，但也作为身体记忆存在于何博士体内，何博士可能会在其他情况下重新应用它。作为一名成熟的从业者，他可能想尝试不同的针法，不过他的身体记忆的程度受到除了现在正在做的和已经做的之外的其他事情的影响，也受到其他正在被整合和已经被整合的基础设施的影响。

选择或遵循一种社会关系就否定了其他社会关系。何博士必须主观上适应中医界师生之间的普遍规则。因此，他和他的老师以一种独特的模式结盟，在他们的实践领域内构建社会关系。然而，何博士也试图通过将其权力限制在特定的教学环境中来修正这种关系。在他的老师、他自己和双方所依据的行为准则之间的三角关系中，没有什么是预先确定的。杨教授可能会发现，如果他采取西医学院同事们不那么家长式的态度，他的学生会更尊重他。何博士可能会调整适应更古老的、受儒家影响的学生教育模式，正如其他学生告诉我的那样，他会成为一个"更好"的人，因为在这个过程中，他不再那么自私，因为儒家不仅重视父权，也重视仁爱。或者，他可以灵活地调整他的能动性，使之在一种环境下适应于一种关系，在另一种环境下适应于另一种关系。

关于这些综合发生的基础设施领域的定义，我们可以注意到，它由工具（如针灸针和电子针灸仪器）、人（患者、医生）和思想（关于气、针灸、礼仪）组成。我们可以看到新工具或思想（如电针）的引入是如何改变领域和领域内基础设施之间的关系的（将针连接到机器上比起用手操作针要求更低的个人技能，也就意味着对人际关系的规则更有抵抗力）。另一方面，我们也能看到，领域本身是如何被它所构成的那些综合

59

构成的。电针机器是否在领域内持续存在不仅仅取决于它们的临床效果，还取决于它们融入或排斥于社会关系的程度，针灸实践正是在这些社会关系（再）生产的。

转变：从人类学模型到民族志实践

基于民族志的和历史的证据，我认为社会生活必须被作为不可还原的多元被接受，但是这个多元性既不否认一致性或模式，也不否认有意义的分析。在这个观点中，多元性具有三个相互关联的特征：异质性、多样性和综合。异质性和多样性主要是描述性概念，强调实践领域的多元构成。综合是一个分析性概念，用于把握这些领域的构成作为同时出现和消失的过程。因此，综合可以通过四个属性来界定。

60　　1. 地方性：根据定义，综合是地方性的，发生在特定的时间和地点。然而，它们可以跨越传统时空边界（如地理区域、政治国家或历史时期）将基础设施连接起来。

　　2. 连接性：综合相互连接成更大和更小的模式。以这种方式，全球的给地方性的制定框架，而地方的又同时构成了全球的，而二者都不能相互还原为另一个。因此，全球的和地方的是按照不同的秩序尺度定义的，而不是根据存在的不同性质。

　　3. 能动性：综合同时被视为相互关联的人类和非人类基础设施之间的互动稳定过程，以及包容和排斥过程。在综合的过程中，基础设施之间的互动可以通过诸如适应、抵抗和斗争这样的概念来把握，而不意味着存在着不变的支配关系或地方性生命世界和全球

（世界）系统之间的二分法。[88]

4. 地形学和拓扑学：综合发生在实践领域，并相互创造实践领域。实践领域被设想为当前被包含在实际综合中或被排斥在实际综合外的基础设施的呈现。这样的包含／排斥通过可以观察和描述的动态连接模式形构了实践领域。[89]

考虑到当代中医药领域的广阔性和在其中产生的大量综合，在任何特定的民族志中包含或者排斥哪些，是一个主观性和政治性的选择。第一章讨论了这一点的含义，不需要在此重复。无须多说，一种自觉干预主义的民族志，例如这本书所呈现的，旨在以一种打开新视野、促进新行动可能性的方式来探讨其主题。乔治·马库斯已经证明，这种认识论立场源自（或者在本例中导致回归）一种方法论，该方法论避开了传统的人类学对单个田野工作点的关注，而是通过在多个研究点观察和参与进行更复杂的跟踪。[90]

我相信，在目前的情况下，这可以通过关注少数参与当代中医变革的关键基础设施的作用来很好地实现：国家、患者、医生和中医知识。第二部分中的每一章都围绕一个或多个基础设施展开，探索它们对当代中医实践的输入，以及它们在随后的互动过程中的嬗变。在方法上，我选择了案例研究作为实现这一目标最合适的工具。案例研究需要细致的描述，但是并不必须使用还原论。它们允许测试和解释一般模型，但不验证它们，从而似乎制造了真理。案例研究只有在与特定理论模型相关的情况下才有意义，因此将相应地突出我的民族志的表述成果。

最后一个问题：将我的案例研究转化为综合模型，会给人类学中传统的深度描述增添新的内容吗？如果我们将追踪实践过程中相互关联的基础设施之间的微妙关系定义为民族志的目的，也许不是。然而，人类学也寻求将民族志与社会生活的一般模式联系起来，而这些模式总是影响我们关注的东西。在这方面，我确实相信，我的模式引导我们不仅对中医，而且对社会中的医学有一个更少还原主义和更流畅的理解，甚至不止这些。通过阅读这些案例研究，读者将对当代中国的中医有一种感觉，认为中医是一种非单一形态、不是一种而是多种历史的模式，但这种模式是真实的、可理解的。消失伴随着出现，这种模式告诉我们，在一个快速转型的中国，健康、疾病、文化、医学和社会是如何相互构成的。如果我们密切关注，它也会告诉我们一些关于自己的事情。

第二部分

当代中医：六种视角

第三章　霸权的多元性

——中医在一个社会主义国家

在第二章的结论部分，我决定采用多位点民族志的策略，作为
分析当代中医多元性最合适的方法。我认为，这一策略允许系统地
考察出现和消失的过程以及这些过程产生的模式，而无需相应的主
叙事（如现代化）或深层结构（文化、实践或系统）将这些模式和
过程联系在一起。在本章中，我通过研究中国政府在中医药转型中
的参与来着手这一项目。我首先简要回顾了 1949 年以来中医药发
展的历史。[1]选择这一起始日期看起来很随意，但是也很合理。中
华人民共和国成立后，特别是从 1954 年起，中国共产党积极支持
中医药发展，中医药发展与新中国的成立密不可分。以前在私人诊
所和医院行医并通过学徒或私立学校传授的中医药，被转变为现在
国家控制的机构中教授的"传统中医"（TCM）。

因此，许多作者在 1949 年前的中医和 1949 年后的中医之间
划了清晰的界限，也在中医和"传统中医"（TCM）之间划了清
晰的界限。仔细观察之后，很快就能清楚这一点：在 1949 年以
后的中国，中医药的发展受到多种不同的、有时相互矛盾的政治
命令的指导。民族主义、毛泽东思想、科学技术的价值化、市场
经济、向外界展示中国作为一个拥有深厚而完整文化遗产的国

家形象的愿望——以及相反，模仿西方理性模式的深重压力——
66 以及许多其他因素塑造了这一发展。因此，很难挑出哪种影响是
主导这个时期的。同样，尽管存在许多表面上的差异，但在许多
方面，1949 年以后的中国中医药变革只是延续了民国时期发起的
多种且绝非同质的转型过程，而这反过来又受到了帝制时代晚期
早前变革的推动。例如，很多医生参与到 20 年代和 30 年代的国
医运动中，这一运动在 1954 年后成为塑造中医的关键因素。现
代中医的很多思想基石——如辩证唯物主义与中医传统的自然哲
学之间的共鸣，或中医药的科学化和系统化——其历史远早于
1949 年。[2]

因此，我们决定关注连续性或断裂，关注什么保持不变或发生
什么变化，受我们立场的影响、我们想要解释什么的影响，也受
实际发生了什么的影响。把介绍的范围缩减至 1949 年之后的中医
史，并不意味着我把这一年看作分水岭。1949 年后，一些事情发
生了变化，因为国家在其更大的社会变革计划中重新定义了（事实
上是几次）中医药的功能。一些事情变化了，是因为它们早已在变
化中。还有很多事情，我们不会忘记，是保持原样的。然而，对
1949 年后中医药的发展作一个简短而并非全面的概述，将允许我
保持我叙事的简洁，并表明一个根本性观点：国家在塑造当代中医
药上的作用是一个强大但并非全能的行动者。虽然国家很明显给正
在变革中的中医药制定了框架，但绝非控制中医药。因此，国家也
在其与中医药的关系中重塑了自身。

为了方便起见，我将讨论的时期分为三段：（1）1949 年至
1965 年，这相当于中医药的正式制度化时期；（2）1966 年至 1976

年的"文化大革命"时期；（3）1977年至今。这种三分法是当代中国作者和政治家惯用的。[3] 在口述中，我的信息提供者们也倾向于这种划分法。因此，在本章和后续章节中我将采用这种划分法，即使它不适应于历史上更详细分析的复杂性。[4]

1949—1965年：中医药的大变革

20世纪上半叶，中西医支持者之间的争论逐渐演变为公开对抗。在随后的论战中，中医药受到各种政治派别的现代化人士越来越多的攻击，包括一些著名的中共学者如郭沫若，甚至毛泽东本人，认为中医药陈旧、不科学。[5] 为了抵抗这些威胁，中医师们将他们的医学和民族精华联系起来，在战术上创建了一种二者的结盟来应对。同时，他们也开始通过引进西方的教学、组织和实践模式来实现传统的现代化。事实证明，这些策略成功地击败了1929年由西医及其在国民党政府内的盟友提出的一项法律，该法律彻底禁止中医药。然而，他们并没有成功地显著改变中西医在国家领域内的权力失衡，也没有改变中医药是和旧中国相关联的认知，这种认知是大部分精英普遍持有的。在民国时期的最后几年，大多数中医学校和学院都关闭了。尽管中医药在民众中广受欢迎，但是明显缺乏政治权力。如果说它有未来的话，那就是借助西方科学技术进行根本性的变革。[6]

1949年新中国成立之后，国家对于中医药的支持在一系列领域里逐渐出现。正如泰勒（Taylor）所表明的，这种出现是一个"不确定的零碎的过程"，更多地归功于"中医药价值作为文化遗产的谨慎操作"，而不是"对其实际治疗价值的任何考虑"。[7]

　　在解放战争时期（1945—1949），中国共产党的中医药政策一直以鼓励"中西医合作"为指导方针。这一策略反映了革命活动中对医疗资源的实用主义利用，革命活动主要以农村为基础，但这一策略也受苏维埃（即大都市）意识形态和现代化模式的影响。[8] 执政后，中共决策者对医疗卫生部门的可用资源进行了严格评估。在这一评估的基础上，医疗保健政策的"四大方针"在 1950 年和 1951 年的第一次和第二次全国卫生会议之后被制定和实施。这些原则可以被概括如下：（1）医疗必须为劳动人民服务；（2）预防医学优先于治疗医学；（3）中西医结合；（4）卫生工作必须与群众运动相结合。[9]

　　卫生领域政策的执行是卫生部和共产党的共同责任，这两个科层机构是平行的。从广义上说，卫生部是由生物医学的医生们主导的，偏向于按照西方专业医疗模式进行现代化，而毛泽东领导的中共出于政治和意识形态原因，支持预防性医疗、群众运动和专业知识服从革命目标。

　　关于中西医的关系，上述医疗卫生政策的"四大方针"在两个方面具有重要意义。首先，医学知识和实践的发展最初在原则上，而且在实践中也越来越多地脱离医生的控制，屈从于政治愿望。第二，中西医合作被创建单一"新医"的目标所取代，这将体现中国革命的独特精神。在"中西医团结"的口号下，这一愿景一直左右着政策大概到 1956 年，尽管是从两个截然不同的方向。这些问题产生于中共和卫生部各政治派别之间的复杂权力斗争，但也来自毛泽东和其他政治家的"从经验中学习"的过程。[10]

　　最初，卫生部内与西医结盟的现代化人士成功地将他们的观点强加给了预期的中西医结合。因此，20 世纪 50 年代初，当时的中医药政策赋予了中医药较低的地位，但是没有显著改变尽早全面废除中医药的政治意愿。用克罗齐耶（Crozier）的话来说，早期卫生部的政策仅仅意味着"中医药的毁灭之路"，而不是任何别的东西。[11] 在我看来，这一时期是过渡，其特点是延续了国民党政府的政策，该政府系统地将中医药排除在国家医疗卫生之外。一个相关的例子是余云岫（1879—1954），他因 1929 年提出禁止中医执业的法律而臭名昭著，1950 年被邀请参加在北京举行的第一次全国卫生大会，显然他在当时对卫生部的主要官员保持着相当大的影响力。[12]

像很多其他的现代化者和改革者一样，余云岫在日本学习过西 69 医。他受到日本现代化模式和当时在中国和日本流行的达尔文主义社会进化思想的影响，这些思想认为医疗卫生在国家自强中具有重要地位。余云岫反对中医药，认为中医药是中国落后于西方的象征也是原因之一，因此其在起源和动机上都是民族主义的。余云岫关于医学革命的思想，以及他关于中医药只是"精神上之慰藉"的认识，与卫生部对中医药的定位是相应的。在 20 世纪 50 年代早期，中医药被认为是"封建社会封建医"，正如旧社会的其他方面一样，需要通过严格控制其医疗实践和对从业者的再教育来改造。人们认为，"尚来不及培养大批有科学水平与经验的新医生去置换"。[13]

因此，1952 年，通过国家控制的考试，实行了中医从业者执照制度。这需要广泛的西医知识，许多缺乏西医知识的中医师失去了执业资格。同时，从 1951 年开始，中医进修学校在全国建立起来，甚至老中医和有名气的中医也被要求参加。到 1955 年，已经建立了 20 所这样的机构，教授了 143 个进修班。[14] 这些学校旨在提高中医师的理论和实践知识水平（特别是西医知识水平），并在意识形态上教育正确的思想。

　　此外，还通过竞争性考试，挑选了一些年轻但已颇有地位的医生学习西医五年。[15] 重要的是要注意到，当时中西医结合的意图已经具有政治上和临床上的双重功能，西医被认为是一种工具，通过这种工具，可以纠正中医在思想体系上的缺点，特别是其多元性。例如，毛泽东在 1953 年的一次中共中央会议上指出，在统一中西医的过程中，西医一定要打破宗派主义。由于中医进修学校在建立新的正统中医上发挥了关键作用，这一看法可以被视为是一种正确判断（见第七章）。[16]

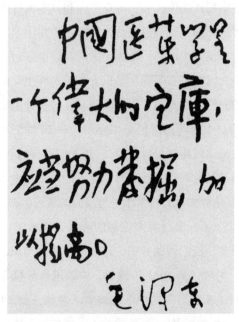

图 8　毛泽东的书法题词：中国医药学是一个伟大的宝库，应当努力挖掘，加以提高。（1958）

通过"中医学习西医"从而带来一个全新的医学，这一初始阶段的方向在 1953 年末突然发生了逆转。在接下来的一年中，中国政府就中医药的价值发表了一系列官方声明，使得这种逆转达到了顶点。在官方对卫生部的中医药政策提出严厉批评后，两名卫生部长被迫辞职。这一变化的原因并不完全清楚，但肯定包括以下几点（不一定按重要性排序）：在一个什么都供应不足的国家，试图更多地利用所有可能的医疗资源；努力避免过度依赖进口技术和药物；加大力度控制和纠正"经过西医训练的医生的不良意识形态倾向"，通过一个更容易被掌控的职业来抵消这种倾向，正是因为其对传统的依赖性使得它在一个现代化主导的社会中变得脆弱；政府对于社会安定的关注；最后，日益增长的民族自豪感希望创造 71 性地继承旧文化的某些方面，并认为中国有能力为世界做出独特贡献。[17]

事实上，到 1954 年 9 月，刘少奇甚至宣称"看不起中医是奴颜婢膝奴才式的资产阶级思想"。[18]因此，中医自身越来越多地被赋予价值。它被纳入国家保险体系，1954 年 10 月，中共中央文化部提出了关于发展和加强中医药的建议，其中包括建立中医研究院，将中医药纳入大医院，以及中医药范围的普遍扩大。

然而，总的来说，这种对中医药的重新评价仍然以创造新社会和新医学这一更大目标为指导。毛泽东指出，前几年的经验表明，当前政策的基本假设是错误的，它只是改变了方向，颠倒了学生和教师的角色。从现在起，西医将学习中医。这些医生，通过学习和投入，"就可以把中西医界限取消"，成为新医的先锋。[19]正如泰勒所说，毛泽东现阶段的目标显然不是确保中医作为独立传统的独立生存。相反，他试图让西医从属于中医，试图打破某些机构中现有的行为模式。其目的是促进两种传统的医生共同努力，最终创造出一种能够成为世界医学的中国医学[20]。

1955 年，在毛泽东的特别指示下，来自全国各地的年轻西医被召集到北京，在"第一届西医学习中医研究班"中接受再教育。这些年轻的医生中，有许多人与其他知识分子一样，认为中医是古老落后的，他们对这一邀请并不太乐意。[21] 然而，这个研究班具有相当高的地位，使得许多毕业生在中医界晋升到有影响力的职位。很多知名的中医从业者，包括来自上海的秦伯未和章次公、来自四川的蒲辅周和杜自明、来自陕西的黄竹斋、来自河北的岳美中，也被召集到北京担任卫生部的教师和顾问。把这些资深从业者们集中到北京，不仅促进了 1955 年中国中医研究院的成立，而且还使这些医生更接近中国的政治权力中心，其中许多人在随后的中医药改革中发挥了重要作用。[22]

很快，在全国各地建立了西医医生学习中医的课程，这些课程有不同的时长和质量。中医课程被纳入西医大学、学院和学校。到 1960 年，37 个全日制课程已经培训了超过 2300 名医生，另有36000 名执业西医接受了中医培训。[23] 现有的西医医院和诊所也接纳了中医医师，中医院也建立起来了。中医药在卫生保健部门的作用得到加强，这反映在西医和中医新的结盟上。就像当时的口号声称的那样："中医要科学化，西医要中国化"。[24]

"中西医结合"是毛泽东在 1956 年首次提出的一个概念，以描述在中国创造一个全新医学的第二次尝试，这一新口号指引了20 世纪 50 年代以后的政策。两种医学的统一依然是最终目标，但是这一点被人们接受所需要的时间比以前估计的要长。这项新政策允许中医师逐步对其传统恢复一定的自主权。泰勒认为，这一发展是由1955年和1956年期间发生的几个相互关联的事件巧合促成的。[25]

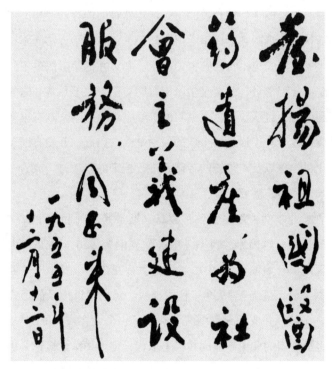

图9　周恩来庆祝中国中医研究院成立的书法题词：
发扬祖国医药遗产，为社会主义建设服务。（1955）

1956年，随着中医学院在成都、北京、广州和上海的成立，[73]这种新的自治主张得到了极大的加强。到1966年，在主要的城市和省份又建立了17所中医学院。[26]这些学院开始培训年轻人成为中医师，而不是像旧的进修学校那样对执业医师进行再教育。最初，教学遵循了上海的丁甘仁（1865—1926）和北京的施今墨（1881—1969）等医生在国民党时期建立的模式，这些医生的学生和徒弟成为新中医学院的教师和管理者。[27]

中医学院的学生被教授的第一课仍然是阅读背诵经典文献，以及跟随他们的老师在诊所里学习。然而，这种教学方法既不符合现代学生的需要，也不符合官方的指示。和以往的学者医生不同，中医学院的年轻学员，甚至是学习中医的西医，并不具备必需的知识技能和耐心，以适应以古文书写的医学书籍。这些文献有很多明显的矛盾，也不利于促进一个新的医学范式。因此，开发有助于中医现代化科学化以及对传统的各派系进行梳理的新教材，成为一项迫切的政治和实践需要。

74   中医进修学校编写了各种教材，通常是老师和学生合作编写的。但是第一本国家教科书《中医学概论》1956年才在卫生部的直接管理下开始编写。《中医学概论》旨在成为学习中医的西医师的一本手册，最终于1958年秋季出版。该书仅以摘录的形式介绍了经典文献，并成功地将中医学纳入了一个或多或少的统一体系。尽管很快被新的和更专业的教科书取代，但《中医学概论》仍然是后来教科书的范本，因此对中医自身也具有重要意义。[28]

从1956年到1960年，各中医学院的教职工开设了专题高级课程：北京的"内经"，成都的"伤寒论"，南京的"温病学"和"针灸学"。这些课程开始以系统化的方式明确了中医课程体系中最重要的科目，并培养一批核心的大学教师。[29]如我将在第七章所述，由此产生的中医变革反映了来自上层（即意识形态和国家强制现代化）和下层（中医师的临床和知识焦虑）的双重压力。

我的许多信息提供者在 20 世纪 50 年代末和 60 年代初参与了中医药的变革。他们的回忆讲述了一个令人兴奋的充满新开始的时期，伴随着中医界前所未有的合作，但也伴随着混乱和不确定性、个人斗争、对旧式的人际关系和地方网络的不变忠诚。例如，1956 年的夏天，将于 9 月 1 日开始教授本科生的北京中医学院只有一座临时建筑，没有像样的管理，只有两名教师。当学院开学时，学生们大声抱怨学校的条件。事实上，正是由于周恩来总理的亲自干预，整个计划才没有被放弃，学校搬到了南京。然而，教师是在吕炳奎的帮助下从南京招聘的，吕炳奎在 50 年代早期帮助建立了江苏省中医师资进修学校。结果是，来到北京的年轻医生们构成了 75 20 世纪最后 25 年北京最著名的中医学者和临床医生的主体。[30]

在 1954 年至 1966 年期间，尽管中医药获得了越来越多的政治支持，但它仍然面临西医建制及其盟友的反对。学习中医的西医人数逐渐减少，最后一名全日制学生于 1960 年在上海入学。中医药被施以压力，以加快其科学化和现代化进程。倾向于西医的政府官员再次在卫生部中占据主导地位，曾学习过中医的西医医生在中医界处于领导地位。到 1965 年，卫生部长钱信忠宣布，20 世纪 50 年代的政治误解已经得到纠正。他承认，中医药是医疗体系的一个重要组成部分，但他毫不怀疑它最终与西医融合的必要性。

因此，尽管中医药的地位在 20 世纪 50 年代有显著提高，但是部分中医精英非常清楚将教育、科研、医疗实践的控制权交给国家所隐含的危险。以新中医学院第一届学生的毕业为契机，以期影响中医的未来发展，北京最杰出的五位学者医生——秦伯未、任应秋、李重人、陈慎吾、于道济—— 1962 年 7 月 16 日向卫生部提交了一封抗议信。他们在信中指出，大学教学的现代化威胁到中医药作为一种有生命力的传统的连续性。他们建议提升教育标准，更加重视对经典文献的学习，并重新引入经典学习方法。[31]这导致了 1962 年 9 月，卫生部在北京主办了一次会议之后对中医教育进行了修订。课程体系中的中医药内容有所增加，但总体政策没有改变。新编写的教科书而不是经典文献日益成为所有课堂教学的基础。[32]

76　1965 年，毛泽东批评卫生部偏袒城市地区的医疗卫生，使得中医药领域内不同派系之间的斗争戏剧般地停止了。他要求在群众运动的基础上进行彻底改革。卫生领域的文化革命已经开始。

1966—1976：失去的十年

"文化大革命"的年代在今天的中医界被称为"倒退的十年"。[33]不论是官方的还是私人的话语，对这些年的回忆都强调了一种普遍的失去感。事实上，在整个这一时期，中医药在机构和个人方面遭受的损失远远超过了西医部门。然而，正如我们将看到的，一些人和中医也总体上从当时的动荡中受益。

在"文化大革命"期间，中西医全面融合为一种"新医学"——

这是十多年来第二次成为发展医学的政治正确之路。他们做出了巨大努力，将本土药物和治疗方法（如针灸）与基础西医相结合，并让新"赤脚医生"和"半农半医"学习这些，以用作治疗技术。然而，中医药的其他方面受到公开批判。这包括，一方面，它在过去十年中采用了西方的专业现代化理念，另一方面，它对于"封建迷信"理论的依附。在"学习互助""互助合作""为人民服务"的风气中"从经验中学习"，这些口号指导了建立一种旨在满足人民真正需要的医学。研究仍有待进行，但要基于反复实践，而不是科学实验计划。[34]

　　因此，中医学院的正规教育停止了，中国中医研究院关闭了。医学期刊的出版被暂停，设备被废弃。医疗基础设施普遍恶化，中医药部门失去了超过 30% 的人力。鉴于同期西医行业的大幅增长，这些损失必须被认为是特别严重的。1978 年由卫生部委托的一项调查表明，1959 年至 1977 年期间，中医部门的就业人数下降了三分之一，从 361000 人降至 240000 人，而西医部门的就业人数几乎翻了四番，从 1959 年的 234000 人增至 1977 年的 738000人（见表 1）。[35]

表 1　全国卫生机构专业卫生人员数（万人）

年份	1949	1957	1965	1975	1980	1989	1990	1996
卫生人员总计	54.12	125.44	187.23	259.35	353.47	478.70	490.62	541.90
中医医生	27.60	33.70	32.14	22.86	26.22	36.95	36.85	34.78
西医医生	8.74	20.93	44.14	64.91	89.11	134.32	138.97	158.27
西医师	3.80	7.36	18.87	29.30	44.73	102.23	105.85	120.73
西医士	4.94	13.57	25.27	35.61	44.38	32.07	33.12	37.54

来源：陈敏章（1997：294-295）

　　由于中医药本身被认为不再具有任何价值，卫生部中医药管理局被并入新的中西医结合办公室。中国农村尤其成为在更广泛的合作医疗背景下实施新中西医结合的场所。年轻医生和中年医生从城镇和城市医院被派往农村。许多德高望重的老中医被解雇。其他人被作为经验知识的来源纳入革命医疗卫生系统，即使这种经典知识的源头现在已经被鄙视。新一批的赤脚医生主要是从"良好"政治背景的男青年中招募的，并且受过为期6—8周的强化培训实践课的教育。

　　在革命热情和互助精神的推动下，寻求新的治疗方法，从长远来看导致了迄今为止的中医药边界的全面开放。民间疗法被纳入药物学，新的穴位和治疗技术被发现。其中的一些成就，例如1977年《中药大辞典》的出版，对中医药实践产生了持久的影响。[36] 然而，正如许多被广为宣传的医学突破一样，很快被丢弃；革命热情都常常"鱼目混珠"。因此，一方面，中医药的广泛重新普及，尽管形式简化，可能最终有助于使其免于成为珍贵但实践上多余的学术博物馆作品。另一方面，医疗实践与经典学习的分离进一步加速了旧式治疗实践的解体，这一解体在过去十年的改革中已经启动。

　　作为被批斗的"四旧"（旧思想、旧文化、旧风俗、旧习惯）的一部分，老中医和老干部被贴上了"牛鬼蛇神"的标签，遭受公众批斗甚至身体上的虐待——有时是被他们的学生甚至子女。一些名医因此死去，其他人被流放到偏远省份。私人诊所和药店被摧毁。红卫兵上门搜查，如果发现有中医经典书籍，则被认为是反动罪行，这些经典书籍会被当众烧毁。在北京，红卫兵疯狂行动的受害者包括吕炳奎和"五老上书"的五个人——这些医生在给卫生部的书信中强调了传统在中医教育中的重要性。在很多迫害事件中，很难确定确切的原因。意识形态上的狂热、积怨、职业上的嫉妒以及企图通过预防性批斗来阻止对一个想爱护和尊重的人的更严重批斗，都是部分原因。

来自江苏武进县的数据提供了对这一时期中医界知名人士生活的破坏性影响的概述。1978 年考察了这段时期 156 名下乡或受害医生的记录，20 多名因病死亡，5 名死于确切的人身伤害。其余的人中，41 人因无法履行以前的工作职责而不得不退休，90 名医生在返回医院后被分配到新的岗位上。1978 年底，全县共聘用了 266 名中医，而 1966 年初为 453 名，减少了 40% 以上。[37]

我的信息提供者们对这一时期的评价，在总的态度上都是一致谴责，在具体个人经历和观点上有所不同。农村的医疗服务因涉及体力劳动和与"肮脏""落后"农民的密切接触而受到许多人的鄙视。直到今天，人们依然对他们的职业和人生机会被破坏而感到怨恨。正如我们在后面能更详尽地看到，这些年的一个损害是新兴中医界的信任感和共同体意识的破坏。我们能期望那些对上一代学生的迫害记忆犹新的教师们将他们努力学习的个人知识传授给学生吗？为什么同事们要再次相互信任和分享信息，即使科学行为规则要求这样做？[38]

有些人适应得比其他人更好。对于北京一家大医院的余医生来说，"文化大革命"至少有一个好的方面。作为一名有着错误阶级背景的年轻毕业生，他志愿到农村服务。在那里，他发现村民们对他有很大的需求，村民们很快抓住了机会，找到了一位"受过教育"的中医。余医生讲述了他数月来每天从早上 5 点到晚上

11 点的看病经历，治疗了许多他在其他地方从未见过的疑难杂症。在产生效果的压力下（在这里他做了一个割喉的手势），他觉得这段时间对提高他的临床技能是非常宝贵的。据余医生（以及我交谈过的许多其他老中医）说，现在年轻医生看的病人太少，他们有稳定的工作，不管病人是否好转。他说，难怪大多数人都是平庸的从业者。

龙教授也有着错误的家庭背景，被送到一个偏远省份，在那里他有很多时间阅读、了解当地人的医疗传统。在"文化大革命"25年后，我在北京遇到的所有医生中，他不仅是最博学的医生之一，也是对其他医学传统最开放的医生之一。然而，他也深深地受到伤害，因为他以前的受尊敬的老师们经受的迫害，以及在某些情况下，他的同学参与到迫害中。

夏教授，北京中医学院的第一届毕业生，对那个时代没有一句好话。她厌恶在乡下工作的每一天，因为那里简陋的生活条件。她对浪费的时间感到悔恨，这些时间如果花在研究生学习上会更有效。她憎恶暴力和医生间的相互迫害。她对由此造成的行业内信任的丧失感到惋惜。

董医生在 1966 年以前曾是一名教师，他利用"文化大革命"的动荡，实现了在计划经济中不可能实现的职业转变。他从年轻时就对古典文化和中医药感兴趣，接受了赤脚医生的培训，很快就在农村经营了一家成功的诊所。当大学重新恢复之后，他去读了研究生，现在在西部担任中医师。在北京精英之外，今天有许多像董医生这样的医生，"失去的十年"为他们开启了一种全新和不同生活的可能性。然而，在国家系统内，这些医生往往处于不利地位。尽管他们通常是优秀的医生，但由于缺乏官方教育资质，他们无法获得权力职位。

有一位李医生，他是一个中医世家的传人，在他父亲那里作为学徒接受教育。然而，家庭药店和诊所在"文革"期间被破坏。后来，李医生设法在国家医疗体系内获得了一个职位，现在在北京一个小医院的中医科工作。尽管他作为一名从业者很有名气并且受到尊重，但是他未能取得副主任医师以上的职称，而且必须在一个工作年限更少同时专业知识不如他的人手下工作。

从1977年到现在：多元医疗卫生的建立

随着"四人帮"的垮台和邓小平重新成为领导核心，医疗卫生政策又经历了一次变革。周恩来总理率先提出的农业、工业、科学技术和国防的"四个现代化"现在成为官方话语的核心。创建"有中国特色的社会主义"意味着中国传统文化可以再一次被重视——尽管这次变革是以西方市场经济为模板。[39]1979年后卫生部门改革的框架反映了这些意识形态的重新评估和紧张局势。它可以被概括为四项基本政策：（1）将重点放在以医院为基础的服务上，而不是基础或社区卫生，从而扭转了以往政策的优先次序；（2）开始了医学再专业化的行动，这意味着专家知识的价值高于政治干部；（3）发展应以技术为基础，包括在工具和人员方面从发达国家的技术引进；（4）建立多元化的医疗卫生体系。[40]

20世纪70年代末和80年代初，卫生部的一系列会议开始逐渐接受了医疗卫生的基本多元化。吕炳奎在1977年恢复了工作，82

在这些政策的制定中再次发挥了关键作用。在一系列文章和演讲中，吕炳奎被他的朋友们授予"新中国中医事业的奠基者"这样的荣誉称号，主张重建在"文革"期间被毁坏的中医基础设施。在这样做的过程中，他将中医和西医以及中西医结合区分开来，而后二者在"文革"期间是处于优先地位的。

1980 年，卫生部发表了一篇论文，确认了中医药的独立性，同时鼓励通过科学技术的应用实现中医药的现代化。1982 年 4 月，由于吕炳奎的介入，卫生部在湖南衡阳召开了一次会议，确定中医机构应保护和促进中医药的独立性。中医学院开设的西医课程不应超过 500 小时。1982 年 4 月，在河北石家庄的一次会议上，决定中医、西医和中西医结合应具有同等地位，中西医结合的工作应从中医内部开始。最后，1983 年 11 月在西安召开的第三次会议确定，中医的各个方面——临床实践、教学、科研——都应该根据其本身的原则和规律进行发展。

在 1979 年全国十一届卫生事业大会之后，指导了这些会议的政策恰当地被总结在吕炳奎提出的"三道路"口号中，但卫生部在 1980 年才首次使用了这一口号。[41] 中医、西医、中西医结合三支力量都要发展，长期并存。[42] 在 1991 年的《国民经济和社会发展十年规划和第八个五年计划纲要》中，"中西医并重"再次被确定为医疗卫生政策的"大方针"之一。[43] 因此，经过近一个世纪的斗争，中医师们似乎终于成功地在中国官方医疗卫生体系里划出了一个安全和独立的位置。西医及其支持者无法彻底禁止中医，通过"统一"或"结合"中西医，也避免了中医的隐形死亡。

然而，"中医"和"中西医结合"的确切含义以及两者之间的区别尚不清楚。在毛泽东最初的构想中，后者指的是将中医和西医结合为一体的目标。同样的意识形态也推动了"文化大革命"期间进行的许多二者结合的尝试。在这一过程中，中医是否被视为与西医具有同等地位仍然是一个有争议的问题。吕炳奎及其支持者当然不这么认为，因此他们要求建立一个独立的中医部门。另一方面，美国人类学家西德尼·怀特（Sidney White）将"文化大革命"后出现的结合医疗实践解释为一种复杂的混合体，在这里中医话语绝不是处于更低的地位。例如，云南省丽江盆地的本地医生将西医纳入了各种中医治疗话语中：这些既源于官方认可的中医药转型，也源于非官方的妖魔化医学*遗产。[44]

　　如今，"中西医结合"一词似乎至少有四种不同的含义。在最广泛的意义上，它指的是中医从业者对西方医学概念和技术的吸收利用。从这个意义上说，现在几乎所有的中医都是"中西医结合"。第二种意义是指这样一种有意而为的目标：通过引进西医来发展中医，旨在创建一种"新"医学。第三种意义是指，中医师使用西医的药物和治疗方法，以及西医师使用中医药。这也非常普遍。第四种意义，"中西医结合"指的是医疗卫生体系中一个制度上独立的部门，有自己的学位课程、医院、期刊、协会等。但在实践中，"中西医结合"的学位课程是在中医药大学教授的，"中西医结合医院"由中医师组成，中西医结合医学期刊是由中医机构出版的，中西医结合医学协会的成员通常也是中医协会的成员。因此，我认为，将中西医结合视为中医药行业的一个分行业更有益。这一 84

---

　　* 这里是指有巫术性质的医学，但是被科学观妖魔化了。

观点几乎得到了我所交谈过的所有医生和学生的认同。

20 世纪 80 年代初的国家政策似乎受到第二种意义的影响，但后来又转向第四种意义。当本书正在写作之时，正在采取行动，通过集中的国家考试将所有的医生分为"西医"、"中医"或"中西医结合"。这些分类将来会决定医生可以开什么药、用什么样的治疗。然而，无论是国家还是中医机构都没有对中西医结合做出最终的明确定义。由于很难清楚地将中医与中西医结合分开，因此在后面的讨论和本书的其余部分，我将后者归入前者。[45]

对当代中医机构组织的分析似乎证实了这些解释。当代中国的中医药（包括中西医结合）是由卫生部下面的国家中医药管理局管理的。[46]这一机构的前身是成立于 1986 年的国家中医管理局，当时的领导是胡熙明，后来是卫生部副部长，职责是监督和管理中医药的实践和发展。[47]在 1988 年增加了中药的管理。1992 年 12 月 15 日，名中医给江泽民的一封信中指出，中医界高度重视国家中医药管理局的管理，认为国家中医药管理局是其自治的象征和保证，他们担心中医药会再次被卫生部办公厅同化管理的可能性。[48]

省、自治区、直辖市的公共卫生部门的组织与卫生部的组织相同。因此，中医药在下级层面上也被其自身的管理机构管理。在北京，这一机构是北京市卫生局中医处。中医师都隶属于 1979 年 5 月成立的中华全国中医学会。该学会履行和西医领域的中华医学会同等的职能。这两个组织最终都对卫生部负责。[49]

85　　　今天的中医教育独立于西医教育，尽管两者在整个医疗卫生和教育系统中也相互关联。中医师通常是由中医药大学或学院培养的。中等中医学校培养中级医疗卫生人员。在"文革"中断之后，在 20 世纪 70 年代末和 80 年代初的第二阶段扩张中，到 1989 年中医药教育机构总数上升到 32 所大学和 51 所中等学校。1994 年，北京有一所大学、两所学院和两所中等中医学校。还有夜校和函授课程，为成年学生提供学习中医专业的机会。设立这些机构的部分原因是为了增加中医从业人员的数量，尽管有国家的支持，但实际人数持续下降。[50]

中医学院对其课程的发展有一定的影响，这使他们能够建立起特定的地方声誉。例如，北京中医药大学，大多数学生和医生都认为它相当传统和保守，有一个特别强的伤寒论教研室。另一方面，上海中医药大学被视为强调现代化和中西医结合。中医本科教育的入学资格是在高中毕业后通过每年的大学入学考试获得的。一般来说，进入西医学校比进入类似的中医学校更困难。我采访过的大多数人，包括大多数中医师和学生，都认为学习西医更有声望，我询问过的大多数本科生都表示他们更愿意学习西医。

北京中医药大学的很多学生都不是北京人，他们来到北京，希望毕业后能在首都找到一份工作。1994 年，北京中医药大学与其他主要大学一样，开始向学生收取学费（1994 年大约每年 1000 元人民币，到 1999 年已增长了两倍多）。这使得经济困难的学生更难申请一个位置，并潜在地对他们找工作造成威胁。[51]

毕业后，中医师享有与西医同行同等的法律地位。经过适当的研究生培训，他们有权以他们认为对患者健康必要的任何方式行医。这包括外科手术和西药处方。中医毕业生可以攻读西医研究生学位，反之亦然。中医师可以受雇于中医医院、西医医院的中医部门和西医部门，也可以开设私人诊所。因此，一些本科生将中医学 86

学位作为研究生教育和可能的西医职业生涯的第一步。[52]

卫生部 1996 年进行的统计数据显示，中国有 2526 家中医专科医院（其中 24 家在北京），而 1952 年只有 19 家，1975 年"文化大革命"末期时只有 160 家（见表 2）。这些医院占中国医院总数的 3.8%，提供 237488 张床位，雇用 347846 名医务人员。中医院由国家和地方各级行政机构的不同实体经营。北京四大中医院中，东直门中医医院是北京中医药大学附属医院。北京市中医医院由北京市东城区卫生局和北京联合大学中医学院共同管理。广安门中医医院和西苑中医医院由中国中医研究院管理。[54]

表 2　中医机构、床位和人员数，1952—1996 年

年份	1952	1963	1975	1980	1990	1993	1996
中医人数	306000	339291	228635	262185	368462	365090	347846
中医院数	19	124	160	678	2115	2418	2526
县及县以上中医院数	19	124	160	647	2037	2305	2398
中医药研究院所	0	33	29	47	55	67	66
中医院床位数	224	9254	13675	49977	175655	213465	237488
县及县以上床位数	224	9254	13675	49151	160899	193848	216794

来源：陈敏章（1997：294-295）

中医医院提供住院和门诊服务以及社区诊疗服务。它们是依据 87 医学专科在行政和临床上组织的，更多的是一小部分医院被指定为中西医结合医院。在北京，这些医院中最大的是中日友好医院，西医与中医的医生和工作人员比例约为 2 : 1。医院的中医科室和西医科室被作为准独立单位组织起来，分别提供专科住院和门诊服务。除中医专科医院外，95% 的普通（即西医）医院还设有中医科提供

门诊服务。1994 年，中医医院治疗了 2 亿多门诊患者和 250 万住院患者。在农村地区，中医部门治疗三分之一的门诊患者和四分之一的住院患者。[55]

在研究的基础设施方面，中医药也享有相对独立性。中国中医研究院在 1978 年重新启动，其职能与西医领域的中国医学科学院类似。到 1989 年，中国中医科学院管理了六个专科研究所。另有 108 个附属研究机构隶属于全国各中医学院、医院以及地方或省级公共卫生部门（见表 2）。[56]

20 世纪 80 年代和 90 年代的经济改革导致中国许多地方出现了私营诊所，这些私营诊所以私人商业的方式经营，并导致了中药生产的扩大。根据卫生部的数据，1994 年中医药企业的总产值为 179 亿元人民币（21 亿美元）。[57] 尽管如此，国家支持的北京中医药行业仍然发展良好。作为国家首都，北京集中了大量的政治、经济和教育资源。获得国家资金的支持，不仅仅是因为北京作为国家样本的角色，还因为其地理位置接近权力中心。

因此，北京和其他大城市的中医药私营企业数量相对较少。例如，上海是民国时期最重要的中医药中心，在 1948 年底共有 3308 名中医师，其中 98% 在私营机构工作。从 1951 年起，这些医生被纳入国营诊所和医院，而上述的新的执照制度同时减少了其总人数。因此，到 1965 年，该市中医总数约为 1000 人，减少了 60% 以上。到 1990 年，这一数字再次增加到 6708 人，其中只有 266 人（3.98%）在私人诊所执业。其中大多数是老年退休医生。我的信息提供者表示，北京和上海等城市的大量医院和门诊与医保体系挂钩，并雇佣知名医生，这使得年轻医生几乎不可能在私人诊所立足。在许多领域，雇佣条款也禁止医生退休后在私人诊所从业，以免夺走以前雇主的患者和收入。[58]

协调安排的多元主义

尽管政府对中医药的投入毋庸置疑，但其政策仍明显偏向于生物医学医疗的发展。官方卫生机构雇用的中医人数从 1949 年的 276000 人增加到 1996 年的 340780 人，而同期西医人数从 87400 人增加到 1582700 人（表 3）。在对医院进行比较时也发现了同样的差异。1996 年，全国县级以上中医医院 2398 家，西医医院 10681 家。以病床数量为衡量标准，中医医院和科室的病床总数百分比实际上从 1978 年占所有医院病床的 4.2% 下降到 1996 年的 3.4%（见表 2）。[59]

这些纯粹的统计数据掩盖了中医药在医疗卫生系统中的作用的真实情况，因为它们描绘了一幅分离和不平等的系统画面。这与真实情况相距甚远。今天，中医药深深地嵌入于中国医疗卫生体系的全球构成中。从国家的角度来看，"三大力量"——中医、西医和中西医结合——与其他自然资源不同，如果要充分发挥其生产力，就必须对其进行恰当管理。对于中医而言，这意味着国家有义务"认真总结、研究和发扬祖国的医学遗产，努力丰富医学内容，为人民提供更好的医疗保健"[60]。除此之外，还增加一项国家主导的义务，即通过医疗服务组织的结构改革和中医部门的积极经济扩张，实现收入最大化。[61]

20 世纪 90 年代指导中医药行业发展的各种口号标志着中医药

行业已被更广泛的社会和经济改革力量渗透，并向其开放。1994 89
年提出的口号"一条主线，三个加强"旨在表明，所有与中医药有
关的政策都应以"解放思想、实事求是、深化改革"为主线，同时
注重三个具体的发展领域：加强农村中医药工作、加强中医药机构
内涵建设、加强医德医风精神文明建设。"弘扬工程"，概括了截
至 2010 年的中医药发展计划，将发展范围从中国本身扩大到积极
的全球化策略，或"跨世界"策略。[62]

表 3　1996 年卫生机构专业卫生人员数及构成

	人员数	占总人员（%）	占卫生技术人员（%）
中医师	257285	4.7	6
西医师	1207349	22.3	28
中西医结合医师	10598	0.2	0.2

来源：陈敏章（1997：294-295）

　　因此，我认为世纪之交的中医药不能作为卫生系统的一个半
自主部分来理解。正如对其他医疗系统的分析者所指出的那样，
多元化通常意味着医疗子系统之间存在等级关系，这些子系统往
往映射着更大社会的政治、经济和社会关系。这是对这些论点的
一个明确假设，即在现代或现代化社会中，生物医学相对于非正
统和民族医学实践具有主导地位。生物医学的主导地位不仅体现
在它从国家得到的支持，以及它被卷入工业化国家和欠发达国家
之间的剥削关系，还体现在它在意识形态和实践上对其他医疗卫
生实践的渗透。[63]

　　显然，这种概括需要针对中国的情况进行修改。虽然我的概括
无疑表明生物医学思想和机构对中医药的发展产生了重大影响，但

90　它也表明，西方医学也一再被迫适应革命性的医疗变革。因此，我将采用洛克（Lock）的"协调安排的医疗多元主义"（orchestrated medical pluralism）的概念，这一概念强调通过全球构成的医疗卫生体系来构建当地医疗实践，而不强调生物医学的主导作用，作为一个更合适的分析中医在当代中国地位的工具。

根据洛克的观点，"协调安排的医疗多元主义"意味着，一旦医疗实践得到"官方认可并被纳入提供医疗卫生的主导性制度化组织"，它就必然会发生变革。[64] 以上的历史概述明确了：接受现代性（如科学化和系统化，这被中国政治家们认为是基石）这一基本前提，是中医们为保证他们传统的延续而必须付出的代价。1978年以来制定的改革开放政策加快了这种现代化进程，尽管这种转变是通过从农村合作医疗到城市医院；从强调互助到创收；从为民众利益的赤脚医生医疗，到面向有支付能力的人的高科技医疗；从强调自力更生和以自我反思实践为指导的实验，到通过科学研究将中医药融入全球经济、技术和知识网络。[65]

尽管有许多外部变化，但中医与国家的关系有两个特征保持不变。第一个是中医行业对中国共产党政策指令的服从，至少在官方上是这样。因此，当代中国一些最杰出的中医师给江泽民写信，在信中他们主张其传统的独立性，也明确强调对国家的忠诚。[66] 第二个特征是，他们代表国家不断努力来管理中医药的多元性——通过西医的注入、赤脚医生的简化*或20世纪90年代的官方规制和商品

---

　　*　这里的简化是指赤脚医生在诊断和治疗上存在着多样化的做法，国家对其做法进行统一和规范。

化。这种对多元性的管理——早期被毛泽东认为是宗派主义——是有必要的，不仅仅出于意识形态上的原因。只有通过这样的国家简化，才能实现总体一致性，这种总体一致性对于从上到下控制医疗体系和在更大的计划进度中整合资源是必要的。应该指出，这些力量是中共强加给自己的，因为其努力创建的体系有这样的需要，而不是简单地从其政治权威中产生的。[67]

中医药的各个方面，从制度结构到知识库的内容，都是被多种 91
社会控制手段操控的，即使持续的政治运动已被科层机制和市场力量的控制所取代。正如我们所看到的，1949 年中华人民共和国成立后，国家监管包括从医生和诊所的执照到微观层面（比如，允许中医师开什么药）和宏观层面（比如，制定有关中医药现代化的政策）的实践规则。[68] 在目前的调查框架内，对这种监管的历史及其日常实践的实施做一个彻底的调查既不可能也不必要。因此，我将仅概述支持我论点的当代中医的几个国家控制机制。

中国的医学教育是由医学教育局管理的，医学教育局是由教育部和卫生部联合管理的。教育部负责总的教育政策和资金，而卫生部负责有关教学和学校事务的具体事项。[69] 虽然卫生部相关部门的工作人员都具有中医背景，但教育部的科层机构一般缺乏这种能力。其结果是，中国的医学教育受到文职官员的影响，文职官员不一定能支持或理解中医所关注的东西。课程内容由专门指定的委员会制定，其成员来自中医学院，并"在卫生部的指导和支持下"执行任务。1982 年卫生部发布的中医课程教学计划指出，其目标是"培养具有社会主义精神的中医"。要求学生"拥护党的领导，热爱社会主义祖国，……学习马列主义和毛泽东思想，具备共产党员的素质和道德，遵纪守法，……全心全意为人民服务，为社会主义事业服务……并拥有和保持良好的体质"[71]。

几乎整个中医基础设施，从专业组织到学术期刊的出版，都由卫生部或其地方分支机构直接或间接管理。1989 年，在组成官方中医医疗卫生体系的 2531 个工作单位中，有 51 个单位是卫生部或国家中医药管理局直接管理的。[72] 这 51 个工作单位包括四所最古老、最具影响力的中医药大学和学院中的两所（位于北京和广州）；11 种中医药期刊；中国最负盛名的中医图书出版社：人民卫生出版社；中国一些最大和最重要的中医医院和研究机构；以及中国中医研究院及其附属单位。卫生部的影响在北京尤为明显，体现在：1989 年，60 个中医工作单位中有 35 个受卫生部管理，只有 25 个受北京市管理。[73]

根据周恩来总理在中国中医研究院成立时的题词（至今仍被引用），其宗旨是"发扬祖国医药遗产，为社会主义建设服务"。[74]鉴于该计划的民族主义内涵，中医药在 20 世纪 50 年代就被作为一种工具，通过这种工具，中国在这方面的能力可以在国内得到肯定，在国外得到宣扬。从 20 世纪 70 年代开始的全世界范围内的"中医热"只不过在这方面给国家提供了更多的机会。在 1986年出版的一本由当代中国最权威的临床医生之一董建华主编的，中国最著名的中医师的三卷医学案例集的前言中，当时的卫生部部长崔月犁写道：

　　早在唐代，中国已经成为亚洲医药学的中心，对亚洲和世界医学的发展曾经产生过深远的影响。……近年来，中医药学在国际上的影响力越来越大，不少国家出现了"中医热"。世界上一些知名的科学家认为，中医中药可能给生命科学带来新的突破。欧美和东南亚的许多国家，都加强了对中医中药的研究，某些课题已经取得一定的成果。对于中医中药发源地的中国来说，振兴中医中药事业，造福全人类，更是一项义不容辞的历史使命。[75]

因此，中医药领域的国际交流与合作被支持和鼓励。在政治上，目标是提高中医药在世界各地的影响力，巩固中国在该领域无可争议的领导地位。在经济上，竭尽全力扩大中药产品的国际市场，[93]"九五"规划设定的目标是到 2000 年实现 8 亿美元的出口额。[76]

卫生部的权力以多种方式影响着所有中医学生和医生的日常生活和工作。所有医生都有义务参加一系列无休止的会议，在这些会议上交流和决定各种政策，并通过这些会议动员医疗卫生部门实施国家命令的目标。[77]卫生部这类政策在微观层面上对中医实践产生直接影响的两个重要例子是关于保存病历的规定和对中医实践的全面规范化。病历书写规范明确规定记录什么信息以及如何记录。事实上，本科培养第五年的大部分实习似乎都花在了学习如何写出准确无误的病历上。中国的病历必须有生物医学诊断。几位医生告诉我，虽然医院当局对中医诊断不严格，但所有记录都必须进行西医诊断（不仅是病例记录，而且包括门诊治疗记录、化验检查请求等）。[78]

自 20 世纪 50 年代初以来，中医药的规范化已成为一项政治任务，并在 20 世纪 90 年代加速推进。为了消除医生们对疾病、证候和症状的传统称谓的独特怪异的使用，并有利于行政管理，卫生部积极推动疾病分类规范化体系的发展。1997年，国家技术监督局国家标准司发布了国家标准《中医临床诊疗术语》，并于同年秋季正式实施。[79] 临床实践中复方的规范化是下一个目标。实现这一目标的检验规范化方法的试点项目被列为"九五"计划（1995—2000）的46个重点科学项目之一。[80]

　　在五年计划的总体框架中，中医药的研究目标及资金支持被明确并管理。例如，第八个五年计划（1991—1995）特别强调了从事的所有研究在社会和经济方面的重要性。它详述了病理学以及应该集中力量研究的技术（恶性肿瘤、心血管疾病、肝炎和针灸麻醉），并强调开发新技术以促进中药的生产和应用。[81] 虽然口头上说着要重视中医药的特性，但研究目标和研究方法大体上取自生物医学，通常是不加批判的。例如，我在田野调查期间协助翻译了一份针灸研究报告草稿，提交给世界卫生组织西太平洋地区委员会，该报告将随机双盲试验作为改进针灸实践的黄金标准。[82]

　　随着政府看重科学研究并寻求在国际上推广中医药，此类研究对于在国有部门工作的医生和研究生的职业发展越来越重要。在北京尤其如此，正如我们所看到的，在那里私人诊所的机会仍然有限。主治医师，在职业阶梯上排名最低的人，被期望每年要写一篇或多篇研究论文。我在中日友好医院学习时，年轻的医生向我抱怨这种情况产生的持续压力。与我一起学习的所有高级医生都从事研究项目，医院各科室以及教授们都在相互竞争研究资金。

　　卫生部门在1979年后的改革表明，通过宏观经济管理机制，摆脱依靠官僚科层制、一体化机制或两者兼而有之而进行的社会控制，发展逐渐朝着"分散竞争"的方向。[83] 例如，医院面临着越来越大的压力，它们要相互竞争，并通过增加费用、药品销售和诊断检查来创造很大比例的收入。[84] 医院通过奖金制度传递这种压力，医生们和整个科室所收到的现金流是根据他们创造的收入来的。因此，中医医院的医生经常使用生物医学诊断设备，从血液检测到核磁共振扫描，而这些机构以外的医生似乎大部分时间都不使用这些设备。医生们也会收到药厂的回扣，从宴请到支付现金。很明显，虽然我不能证实这一点，医院在尽一切努力以根除这些情况：患者们以"红包"的方式希望能够购买到更好的医疗服务或者仅仅是表示感谢。只要医生主要依赖于为每个患者个性化地使用生药作为汤剂，制药行业的影响就是有限的。但是，制药企业加强了中成药的促销活动，同时将这一点与国家规范复方的意图结合起来，也与患者对方便服用（更好吃）的偏好结合起来，这可能会在未来的岁月 95 里深刻改变中医药的实践。

　　一个患者看哪位医生也受国家和医院政策的影响（见第四章）。当我在中日友好医院学习时，该医院的管理部门将许多癌症患者从西医病房转到中医病房，因为中医病房很少住满。这让中医师们很恼火，他们觉得自己只得到了无望的病例，但医院的会计人员对此感到满意。我所参观的许多中医病房的治疗名义上是中西医结合的，但实际上往往完全是生物医学。在这些病房实习的学生抱怨说，他们在学中医，但实际上学到的是西医。

　　许多医生对此表达了挫败感：他们被用作二流的西医，或者因为作为中医却严重依赖生物医学的治疗方法而受到质疑。当然，他们充分意识到，将手术患者安置在中医病房比用中药汤剂治疗患者能产生更多的收入。他们也承认，什么是合乎道德的中医实践的界限在不断演变。20世纪80年代初，中医师仍在公开讨论用中药治疗威胁生命的急性病的益处和风险，但我在20世纪90年代遇到的医生中很少有人认为这是一种选择。[85] 他们说，这可能有效，甚至可能比西医更好。然而，如果有人在你的护理下死亡，而你仅仅用中医，那么没有任何权威机构会为你辩护，因为你几乎肯定会遭到死者家属指控你疏漏。如果你只用西医，没有人敢责备你。[86]

对于经验相对较少的年轻医生来说，使用西医的压力似乎特别严重。一位在北京市中医医院工作的年轻医生告诉我，"对我们这些年轻医生来说，这是非常困难的。大多数来看中医的患者更喜欢看一位有经验的老医生。当他们来找我们时，他们不信任我们。他们通常更喜欢我用西医治疗他们。在这样一家医院里，你没有多少机会提高自己的技能，因为那里有那么多著名的老医生"。

这对于花了五年时间学习中医并在找工作中克服了越来越多的障碍的年轻医生来说是非常令人沮丧的。[87] 在医院病房工作的医生们依赖西医，因为他们不相信自己的中医技能，同时在门诊96 部工作的人发现自己受到患者的压力开西药。另一方面，正如我在许多对话中所了解到的那样，中医在临床实践中有时令人震惊的疗效——在每周两次的查房中观察到的或在自己刚起步的实践中取得的疗效——使这些年轻的医生相信了他们职业生涯的最终价值。

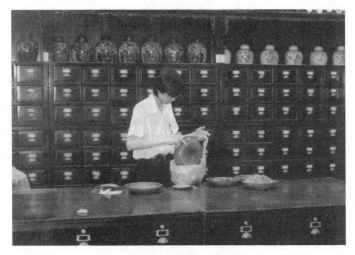

图 10　药店，上海

改造中医药：国家作为规训者和被规训者

　　本章中的历史概述确立了自 1949 年以来国家在塑造中医药方面的主导作用——从把中医药界定为科学到确定中医药作为民族宝库的地位，从 20 世纪 60 年代创造赤脚医生作为群众运动的载体，到 20 世纪 90 年代将中医纳入以高科技医院为基础的医疗体系。因此，当代中医不是一个自治的医疗传统，而是完全融入了更大的国家协调安排的（state-orchestrated）医疗卫生体系。影响这一制度变革的各种和不断变化的政治、经济、官僚和文化要务深深渗透到中医药的构成中。它们要求中医药既要传统，以便体现中国文化的独创性，又要现代，要足够灵活以便按照当前社会主义现代化的要求重塑自己。

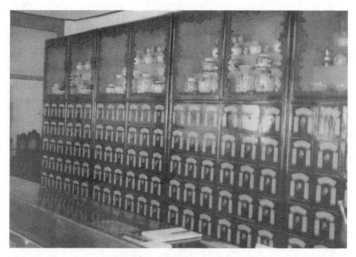

图 11　老药房，山东

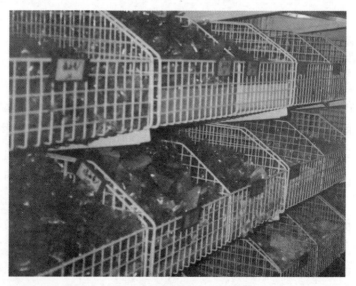

图 12　现代医院的药房，苏州

因此，中医必须将其理论、实践和社会网络适应于现代化和传统所主张的不断演变的阐释。它在这方面的灵活性使中医药能够成功地迫使国家反过来做出调适。例如，通过将中医定义为一种先验科学，这是将其合法化地纳入现代医疗卫生体系所必需的，并宣布（至少在中医方面）"实践是检验真理的唯一标准"，政府就不得不官方采纳与西方主流定义截然不同的科学和真理定义。[88] 考虑到世界各地其他医疗实践的命运，这不仅是中医药的一项杰出成就，而且中医药在中国的安全地位也为其提供了一个平台，通过这个平台，它正忙于实现适合 20 世纪 90 年代的全球扩张。

本章最后一部分的目标是将这些观察结果和第二章中发展出来的综合事物的一般模型联系起来。为此，我侧重于一个小的实践领域，即临床信息的记录。由于行政管理的原因（包括流行病学数据的整理；医院、医院科室和医生个人的评估和分级；经济指标；患者保护等），国家对获取和控制此类信息有着积极的兴趣。因此，关于临床信息记录的明确规则被制定出来并在不断完善。这些包括中医诊断类别、治疗方法、治疗结果的评估，以及关于在临床实践中记录此类信息的规定。[89] 我的论点是，这些规则的制定、实施和病例的撰写都可以理解为一种综合过程，在这个过程中，国家是一个强大的，但绝不是一个万能的行动者。

国家在临床信息记录上的影响力在那些受国家行政控制最为明显的机构中是最强的，比如医院住院部。在这些地方，法律规定了要保存详细的医疗记录。但是在医院门诊部，记录保存就不是太完善，病历经常是由患者自己保存的，而私人诊所几乎不保存病历。

例如，我观察到一位在家坐诊的针灸师，他根本没有保存病

99　历，完全靠自己的记忆。另一位我在药房跟之学习的中医师，在印制的条子上开处方，并告知他的病人们保留这些条子作为记录。这是一种常见的做法，许多处方笺都包含一个指定区域，医生可以在其中书写关于症状、诊断或治疗原则的意见。一些医生会保留这些带注释的处方的复印件，供自己使用，并可能在以后公开。带注释的处方也是学生和年轻医生在会诊时作为资深医生的记录员为自己做信息记录的主要手段（见第六章）。

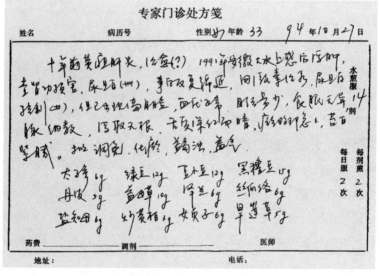

图 13　现代门诊病例记录和处方

　　然而，大多数门诊病人都有小病历手册（官方称为病历本，但通常简称为本儿），尺寸约为 15×10 厘米，在医院门诊部登记时可以购买。封面上印有患者的姓名和工作单位，用于记录一个人的病史。然而，病历小册子经常会丢失，患者在更换医生或医院时可能会决定购买一本新的小册子。一些门诊病例记录也记录在特殊的医院表格中，并保存在医院里。这些记录属于那些医疗保险使得他们必须去定点医院的门诊病人。此类病历的第一页类似于住院病历，需要填写预打印的空格。后面的页只需要粘贴已有的病历和检 100
查结果。尽管用于此目的的页面通常也有预打印的空格，其中包含症状、诊断、治疗等标题，但我观察到的大多数医生只是粘贴覆盖。

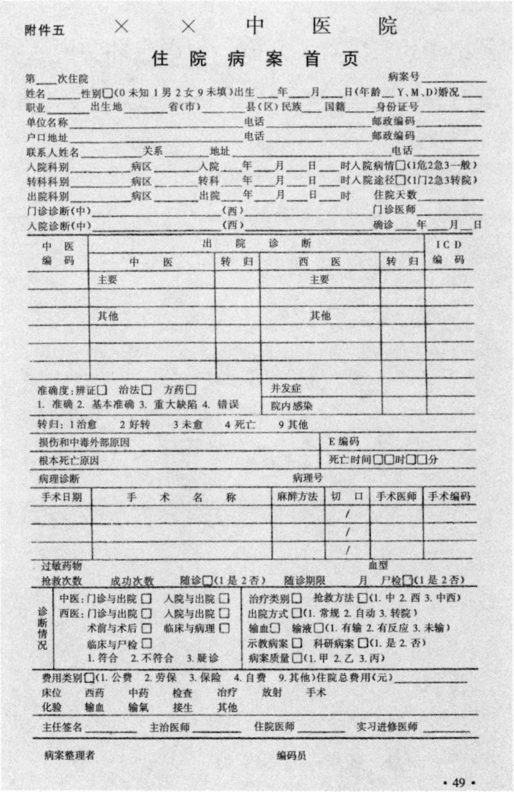

附件五　××中医院

住院病案首页

第___次住院　病案号___

姓名___性别□（0 未知 1 男 2 女 9 未填）出生___年___月___日（年龄___Y、M、D）婚况___

职业___出生地___省（市）___县（区）民族___国籍___身份证号___

单位名称___电话___邮政编码___

户口地址___电话___邮政编码___

联系人姓名___关系___地址___电话___

入院科别___病区___入院___年___月___日___时入院病情□（1危2急3一般）

转科科别___病区___转科___年___月___日___时入院途径□（1门2急3转院）

出院科别___病区___出院___年___月___日___时　住院天数___

门诊诊断（中）___（西）___门诊医师___

入院诊断（中）___（西）___确诊___年___月___日

中医编码	出院诊断 中医	转归	西医	转归	ICD编码
	主要		主要		
	其他		其他		
准确度：辨证□　治法□　方药□ 1. 准确 2. 基本准确 3. 重大缺陷 4. 错误			并发症		
			院内感染		

转归：1 治愈　2 好转　3 未愈　4 死亡　9 其他

损伤和中毒外部原因　E 编码

根本死亡原因　死亡时间□□时□□分

病理诊断　病理号

手术日期	手术名称	麻醉方法	切口	手术医师	手术编码
			/		
			/		
			/		

过敏药物　血型

抢救次数　成功次数　随诊□（1 是 2 否）　随诊期限　月　尸检□（1 是 2 否）

诊断情况：
中医：门诊与出院□　入院与出院□
西医：门诊与出院□　入院与出院□
术前与术后□　临床与病理□
临床与尸检□
1. 符合　2. 不符合　3. 疑诊

治疗类别□　抢救方法□（1. 中 2. 西 3. 中西）
出院方式□（1. 常规 2. 自动 3. 转院）
输血□　输液□（1. 有输 2. 有反应 3. 未输）
示教病案□　科研病案□（1. 是 2. 否）
病案质量□（1. 甲 2. 乙 3. 丙）

费用类别□（1. 公费　2. 劳保　3. 保险　4. 自费　9. 其他）住院总费用（元）___

床位　西药　中药　检查　治疗　放射　手术

化验　输血　输氧　接生　其他

主任签名___　主治医师___　住院医师___　实习进修医师___

病案整理者　编码员

· 49 ·

图 14　现代病历表格（封面页）

住院病历的管理法规也规定了如何将记录保存在处方表和病历小册子中。除姓名、年龄、性别和咨询日期外，记录的数据还应包括症状和体征、病史、检查、数据分析、诊断（中医的和生物医学的）、治疗方法和处方等信息。[90]然而，在实践中每个医生对这些被认为必要的信息的数量和记录方式都有不同的理解。我看到的记录有相当大的差异，从只有一句话到满满一整页还有尿检血检单子粘贴在另一页上。

101　　住院病例记录（官方称为病案，但医生和学生通常称为病历）是写在符合政府和医院规定的特定表格上的。每个患者都有一个唯

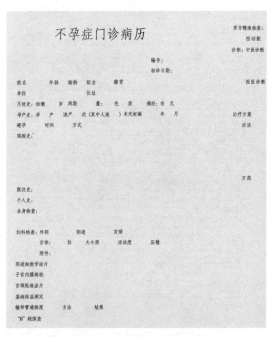

图15　不孕症治疗的现代病例记录表格

一的识别号，保存在医院，需要的信息从年龄、地址和职业到症状的详细记录、体征和检查；生物医学诊断和中医诊断；治疗；以及治疗结果。这样的病例记录由几个部分组成。第一部分放在顶部，是双病史，由两部分组成：西医部分和中医部分。这部分实际上并不是由主治医师在入院看病时撰写的，而是由学生和实习生在患者入院后三天内撰写的。其主要功能除了作为法律文档之外，是教育上的。除了大病历之外，住院记录还包括病情发展记录（这是中西医结合的，包含实际使用的中药处方），化验报告单和医嘱（包括开具的西药和中成药信息）。[91]

当代医疗实践中各种形式的记录保存都是从经典临床解释中产生的。人们可以区分两大体裁：医话和脉案。医话起源于宋元时期，是公开的临床经历。它们的特点是平淡的叙事方式，通常记录一个特定的治疗原则或治疗过程，而不是一个单一的治疗事件。脉案代表了后来起源于清朝的一种书写风格。一般来说，这些都很短，由处方和一些附加的临床信息组成。脉案并不像医话那样详细描述症状，只提供了阐明病机和治疗原则所需的信息。医案是印制的某些医生的脉案集，有时候是由他们的徒弟或后来的编者进行注释。虽然这些体裁在风格上不同，受众也不同，但三者都把处方作为中医临床技能和专业知识的重要体现。即使在今天，有经验的医生仍然被期望能够从这些处方中读出主治医生所阐述的病情，以及他或她的特定治疗风格及其与各种医学传统的关系。[92]

当代临床记录用处方笺（"条子"）和"病历本"保存，无论是在形式上，还是在以处方为核心作为唯一不变要素上，都类似于脉案。现代记录和传统记录不同的地方在于，它们经常包含生物医学诊断和检查结果。然而，每张处方笺仍然是医生所理解的临床经历的记录，因此反映了医生的主观性。我们可以区分这

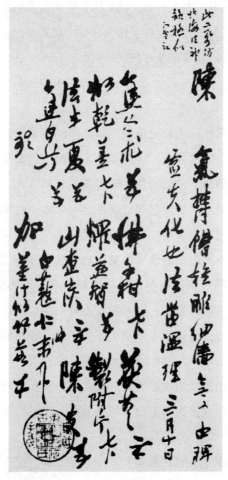

图16　清代脉案

种主观性的两个层次。在强调处方而不是疾病表现或诊断的记录时，每个处方笺都反映了对中医的理解，就像冯珠娣分析的"认识实践"（knowing practice）——一种并非植根于理论或系统，而是植根于个人洞察力和集体拥有的诊断和治疗方法之间的自觉辩证法的医学。在第二个层次上，每一份临床记录也构成了一个手法（maneuver），医生通过这个手法试图向患者、学生和其他医生展现自己的特定形象。这些受众非常善于从处方笺的各个方面（除了作为核心的处方），从症状记录到书写和语言风格，来跟踪解读医生的技能、能力和魅力。医生意识到这一点并采取相应行动。一些人选择用一种深奥的语言来表达自己，这种语言大量借用医学经典，而另一些人则详细记录血检和尿检的结果。

当代的住院记录也有意识地与旧的临床解释体裁保持一致，尽管其风格是官方规定的，体现了政治性和制度性，而不是能动性的实践和主观映射。医学人类学家邵京对这些住院记录在历史上的出现进行了深入分析，认为这是自 20 世纪 50 年代末以来中医进入医院的一个方面。最开始，医院中医部的住院记录是以西医的术语保存的。其功能纯粹是行政管理上的，为了促进中医融入以生物医学为基础的医院整体组织。为了实践目标，医生们继续依赖老的记录方式。直到 20 世纪 80 年代中国多元医疗卫生体系正式建立的历史时刻，国家才在规范记录保存方面发挥了越来越积极的作用。[93]

邵京认为，这些规定并不仅仅是由行政需要决定的。它们还反映了一种政治必要性，即在中医与西医在空间和实践上的脱节更难以确定的情况下，明确界定中医的制度边界。这就是为什么住院处方笺由分开的西医的和中医的组成，尽管在实际操作中，西医和中医以多种方式结合在一起。[94] 邵京指出，大病历的西医部分既满足了功能需要，也满足了实践需要（它可以通过医院的管理系统来应对患者，并记录所有生物医学检查、诊断和治疗），但是其中医部分很大程度上是受叙事作品的审美原则支配的。因此，出于教育目的，重点放在主要部分"辨证论治分析"的撰写上，重现经典临床解释的古老叙事，并尽量减少来自西医的"污染"。病历的书写不是由最终负责治疗的高级医师完成的，而是由临床实习生和年轻医生完成的，他们将大部分工作时间用于学习和练习撰写病历所需的技能，这一事实支持了这一分析。虽然从表面上看，每一个病历都标志着中医在制度上的独特性，但从内部来看，它是中医教育中的一种规训机制。

通过综合出现模型（model of synthetic emergence）来看这些不同类型的临床记录，有助于我们透视国家在当代中医药转型中的作用。我们观察到的记录保存的多种形式证明国家的影响力——足以创造一种全新的记录保存方式——并不普遍。每个实际的临床记录都是由多个地方性高效的、异质的基础设施相互作用产生的综合结果。除了国家，这些基础设施还包括撰写记录的医生；他们的受众，包括医生、学生、患者和医院管理人员；中西医词汇及其所代表的实践；历史和当代叙事风格。

因此，在政府法规不易渗透的领域中，也存在其他记录方式。虽然国家对中医的行医方式有明确的兴趣，但其兴趣仅体现在与其他机构积极合作的情况中。在医院住院部，特别是教学医院的住院部，学生和年轻医生接受培训，国家在行政和教育方面都有影响力，这是国家影响力最能够有效实施的地方。然而，这种实施总是遇到阻力。邵京描述了必须撰写这些叙述的住院实习医生和实习生如何开玩笑地称其为"假古文"，以及他们是如何很容易地又溜回到现代语言的，现代语言可以摆脱公式化写作的限制，能够保证更大的真实性。[95]

医院住院部病例记录的撰写需要国家对撰写者进行持续的规训。国家的能动性被转化为地方有效的行动，即由处于医院更高层级的医生对实习生和住院实习医生进行监督。对门诊或私人诊所施加类似的控制性影响需要费力的经济制度，国家发现要维持这一点很难。在这种背景下，医生个人的能动性就显得至关重要，他们使得每一个记录都映射出高度个性化的医学和自我的图景。但是这种自我映射也不是完全自主的。进入临床的医生们是以某种独特的方式被培训的，这种方式反映了他们的人生旅程以及他们和老师、同事、学生的关系。他们在机构里工作，机构施压让他们使用生物医学技术，或者另一方面，即使医生希望使用这些技术，这些技术也未必可用。语言表达的形式不是由一个虚无缥缈的医生创造出来的，而是被医学经典和当代话语的语言预先设定的。即使是医生的笔迹——她的身体记忆和习惯——也可能会抑制她创造自己独特形象的愿望。

同样，政府法规必须对已经存在的情况做出反应。通过决定维持中医独特的制度性特征，同时要求其科学化和现代化，当代住院病例记录的形成至少在某种程度上是预先确定的。很多顶尖医生认为，对于病机的领悟是中医诊断的主要目标。通过病例记录这一媒介来维护中医的特征，可以确定这一原则的中心地位。它进一步要求国家留出一块空间，将经典临床记录重新纳入现代医院系统。在医院的日常工作中，必须留出合适的时间和空间，以便在患者入院和检查后几天内书写这些记录。这里，同样，国家作为一个规训者和被规训者出现了。

　　未来的中医民族志将不得不分析精确的模仿机制（mimetic mechanisms）*，在此模仿机制下，当代中医从自己的过去和未来中被塑造出来。本章充分详细地记录了国家在这一过程中的作用，即同时决定和被决定，普遍的和有限的，主动的和回应的。作为逻辑推论，我自己的民族志应该以类似的方式考察其他基础设施，这些基础设施和国家一起参与塑造了当代中医。这是以下章节的主题，从第四章患者的能动性开始。[96]

---

　　* 这里的模仿机制是指对于西医的模仿，西医化、医院化，等等。

第四章 困境和策略能动性
——患者与当代中医的变革

患者在他们与中医的接触中被塑造，反过来，他们也促进了 中医正在进行的变革。在本章中，我将阐明这些过程是如何构成当代中医的多元性的。在四个案例研究的帮助下，我阐明了患者在寻医问药时所运用的策略能动性（tactical agency）。我表明，患者及其家属不会将中医视为一种抽象的医疗体系，而是将其视为体现在医生个体、医院和治疗制度中的地方性医疗实践。因此，在治疗的替代可能性之间进行选择不能被重构为在不同医疗系统或治疗方式之间进行选择。相反，它包含了复杂的商议和艰难行动，只有作为综合在时间上的展开时才可以理解。接下来，我将基于参与观察、访谈和我在北京田野调查期间收集的其他资料，通过对"变化中的对不舒服的表述"（changing presentation of being unwell）更全面的调查来扩展这一分析。我的考察表明，虽然患者必须适应医疗实践才能使用它们，但在使用时，他们会同时改变医疗实践。

我将这些行为解释为适应和抵抗的过程。患者、他们的家人以及他们接触的医学理论、实践和机构在双向辩证法的背景下相互塑造和转化。一方面，中医实践中所隐含的客观给定的制度安排和要求，地方性地框定了患者的行为。但是同时，在地方性互动的背景下，如果地方性适应被纳入全球综合，患者对医生和机构的要求和需求也会对医疗实践的变革产生深远影响。

寻找中医：四个案例研究

108

只有少数的民族志研究中国社会的患者行为。他们通常基于这样的假设，即开始一个疗程需要在相互竞争的医疗系统之间进行选择，并且这种选择是由特定的健康理念引导的。例如，北京市中医医院进行的一项调查发现，虽然老百姓具有中医基本知识，但大多数现代中国患者更偏好于西医治疗，尤其是在严重和急性病的情况下。因此来在中医诊所治疗的患者往往患有慢性病或者存在西医治疗无效的问题。[1]

关于当代中国医疗卫生部门不同子系统的属性的普遍看法似乎证实了这些数据。我接触的北京人通常会说出几个疗效归因模板中的一个。这些归因总是将效果及其原因以中医和西医作为参照物分为二元对立。以下是这些归因中最常见的列表。

> 西医快，中医慢。
>
> 中医治本，西医治标。
>
> 西医常有副作用，中医没有副作用。
>
> 西医急性病好，中医慢性病好。

奥兹（Ots）1984 年在北京的研究、许小丽（Hsu）1989 年至
1990 年在云南的研究，报告了大致相同的反应。[2] 因此，它们似乎
反映了对中国医疗卫生系统内两种主要治疗模式的相对疗效（真实
的或想象的）的稳固看法。然而，尽管这种方法具有直观的吸引力
且这些调查具有良好的观察基础，但认为这些疗效归因反映了实际
行为是极不明智的。正如我们将很快看到的那样，患者及其家人就 109
医疗保健选择做出决定的实际过程比这些简单模型预测的要复杂得
多，更困惑同时也更明白。例如，贾（Jia）描述了山西省乡下襄
汾县的患者在购买医疗服务时，不仅考虑可见的疗效，还考虑了其
他标准，如费用、服务质量和服务态度。另一方面，怀特（White）
表示，在云南省丽江农村，西医元素已经被吸收进中医，这种中医
基本上是由当地精神疗法的遗产及其自身的近期政治历史所塑造
的。这两项研究揭示了所有医疗实践的地方性和历史性，这一点要
求我们，如果不放弃医疗系统之间的比较，那么至少要详述它们产
生的确切背景。[3]

　　理论上反对将患者关于医疗选择的陈述视为无价值的研究，
这与构成其认识论基础的理念/行动模型有关。这个模型认为，行
为是由人们头脑中的价值、观念和意义引起的（因此可以通过这
些价值、思想和意义来解释）。这些表述中隐含的唯心主义源自知
识与理解、理论与实践、身体与心灵之间的关系模型，以及关于
人的构成要素的模型，这些正日益受到最近学术研究的挑战。[4] 正
如我的第一个案例研究所表明的那样，在做出治疗决定时，人们
不仅会动用他们知道的不合逻辑或矛盾的知识，有时还会违背自
己明确的理念。

　　案例 4.1　振南不明原因的发烧　一年多来，严女士的五岁儿子振南反复出现高烧不退。每次都是突然发作，体温高达 40.2 摄氏度。振南也食欲不振，体重大幅度下降。他妈妈日夜为其担忧。严女士已带振南来北京多家著名医院，如同仁医院、北京大学医院、第三医院和北京儿童医院进行治疗。医生们对他进行了反复检查，并给他注射了各种针剂。然而到目前为止，他们既没有发现发烧的原因，也没有控制住发烧。

　　然而，每次振南发烧，他都会被送往西医的门诊部。如果那里的治疗没有帮助（根据严女士的说法，根本没有帮助），严女士最终会带儿子去看一位中医。这位医生每次都设法治好了发烧。他向严女士解释了反复发作和食欲减退（脾胃不调）的原因，严女士说她可以理解。尽管如此，她从未让儿子进行过更长时间的中医治疗，总是在退烧后停止服用中药。

　　严女士说，她相信中医，并已成功治疗了便秘和月经问题。她认为，如果让儿子定期服用处方，这位中医可能也会治好她的儿子。然而，严女士的丈夫强烈反对中医。他认为中医是不科学的，以迷信理论为基础。几年前，她的丈夫对于中医治疗有一个非常糟糕的个人经历：在家人和朋友的压力下，他向一位中医看胆结石，结果几乎因治疗而死亡。

　　严女士和她的丈夫都认为服用中药很麻烦。他们说煎药太费时间，汤药也很难喝。他们都认为西医在治疗急性疾病和症状问题方面更有优势，而中医更适合治疗慢性病和深层次原因的疾病。他们还认为，只有由经验丰富的医生进行执业，中医才值得信赖。

我们已经知道，很多中国人都认同振南父母对中西医的评价。在他们心中的西方、技术、速度与传统、手艺、缓慢的对立中，他们捕捉到了一种现代化的体验，这种体验可以想象为浓缩成了——随你挑的——文化模式、民间理论或语义网络。这些文化模式（民间理论或语义网络）在面对矛盾的经验（中医一直比西医更成功地治疗振南的高烧）时似乎是稳定的，从而证实了它们作为解释工具对我们社会科学家的有用性。然而，他们并没有解释振南父母的实际行为。严女士，在其不相信中医的丈夫的同意下，带振南去看了中医。毕竟，振南的生命比一种理念更宝贵。然而，严女士的丈夫对中药的反感以及父母两人都认为中药服用不便，阻止了严女士更长期地使用中医治疗振南的尝试。尽管有很多因素已经建议这样 111 做：严女士已经接受了中医师对她儿子病情的解释，她自己过去也从中医治疗中受益，治本是中医公认的强项，振南的父亲也相信这位中医，对他非常尊重。

严女士告诉我们，她终于考虑给她的儿子用中医长期治疗，尽管到目前为止所有的原因都使她没有这样做。在我看来，这种转变的原因并不是具体解释模式的改变，也不是严女士理念体系的突然调整，而是对什么更重要和什么更不重要的重新评估，以及她在所涉及的各种斗争间的平衡转换：与不相信中医的丈夫；与不喜欢喝中药的儿子；还有与她自己，因为她必须花时间来准备中药。正是对这些斗争的理解（在振南的案例中，这种斗争的过程性质非常明显），而不仅仅是语义结构的映射，使我们更接近于理解患者为什么会这样做。

我的下一个案例也谈到了斗争——此斗争描述了在临床遭遇中

患者和医生间的互动。用"斗争"这个词，我无意将这种临床遭遇描述为对抗性的。实际上，在我看来，中医师们和患者们大多数是合作的，并且在求医的过程中相互接受对方的独特贡献。然而，正如振南的案例已经告诉我们的那样，这种遭遇比寻求处方更危险。

　　案例 4.2 周先生不得不吃药　周先生是一位 60 多岁的高大魁梧的农民。患心肌梗塞后，他在中日友好医院的一个中医病房接受住院治疗。周先生在病房里住了三个多月。这样长时间的治疗并不罕见，尤其是对于那些远道而来寻求首都优质医疗设施的人来说。分配到这个病房不是周先生或他的家人的选择，而是医院管理部门的选择。入院时，西医病房根本没有床位，而这是周先生家人更希望的。在中医病房，他接受了中西医结合治疗。在他两周前出院之后，我在他第一次门诊就诊时遇到了他。他看诊了郭医生，一位五十几岁的副主任医师，他在周先生所在病房所属的科室。周先生仍然患有高血压、头痛、耳鸣和腿部水肿。郭医生做出了中医诊断：肾肝阴虚，肝阳上亢，痰瘀阻络。他向学生们解释了诊断结果，并开了一个草药处方，杞菊地黄丸加减。[5] 周先生礼貌地谢绝了。他表示，他更喜欢西药，因为西药服用更方便。随后就中药的利弊进行了简短的讨论。讨论结束后，郭医生这样一位非常温和不咄咄逼人的人，接受了周先生的要求，并开了一种 β 受体阻滞剂和利尿剂。周先生离开后，郭医生向我们解释说，与一个不太可能接受他不喜欢的治疗的人争论是没有用的。

　　几个星期后，我跟着另一位医生孙教授学习。孙教授 58

岁，是医院中医科另一个病房的主任医师。她比郭医生更有权威，郭医生尽管年龄很大，但是在医院的层级中处于着相对较低的位置。孙教授似乎也是一位更受欢迎、更成功的医生。在一上午的正常看诊时间里，她一直是治疗20多名患者，不得不拒绝其他许多患者，而郭医生从未治疗过超过五六名患者。周先生已转诊给孙教授，因为被郭医生看诊后，他的症状没有明显改善。因此，他决定支付稍高的费用看诊一位更资深的医生。他再次要求使用西药。然而，孙教授非常坚决地认为周先生除了服用他的那些药物外，还应该服用中药。她告诉他，否则他不会好起来。起初周先生反对，但最后孙教授赢得了争论。孙教授的中医诊断与郭医生相似，但在治疗方法上，她更强调治疗痰和血瘀。这反映在她使用了当归芍药散加减，一种理血方剂，作为她治疗的基础。[6] 周先生带着足够治疗两周的 ·113 中药回家。两周后他回来了。因为他感觉好多了，所以他要求开更多的汤剂。

　　周先生的案例提醒我们，治疗是一个开放的过程，涉及各个层面的行为选择。孙教授与周先生的会面中显示出的权威超过了郭医生，她与郭医生不同，她能够而且确实调动了资源（她的个人魅力、病人的恐惧、她在医院层级中的地位、她对临床技能的更大信心），这些资源鼓励周先生服从她的治疗。两位医生都从事中医诊疗，但他们的技术显然不一样。当然，周先生的症状在单用西药治疗后没有改善，这大大地促使孙教授来治疗他。

　　因此，临床遭遇只有作为时空中特定的一系列事件才是可理解的，这包括患者追求健康的时间发展、医生的职业生涯轨迹，以及治疗遭遇发生的制度空间的结合。周先生来看郭医生并不是因为他是一名中医师的身份，而是因为郭医生所在的科室以前成功地治疗了周先生。正是这个原因，他没有去西医部门，尽管他想要西医治疗。[7]由于医院的管理体制，在病房为他治疗的医生无法在门诊部进行看诊。这意味着周先生必须找一位新医生。如果周先生的症状在第一次就诊后有所改善，他很可能会回到郭医生那里。如果郭医生是一位更有影响力或更具魅力的医生，他或许能够像孙教授后来为周先生做的那样做。[8]

最后，周先生对西医治疗的偏好主要不是基于疗效的考虑，而是出于方便的考虑。与快乐或不适的估算相关的省力经济学（economies of effort）在选择何时何地看诊医生以及进行何种治疗的过程中起着重要作用。1992年，当我去成都一家中医院的针灸科访问时，我对患者人数之少而感到惊讶。"下雨了"，有人告诉我，"病人来实在太麻烦了。"是否、何时何地去看医生取决于付出的力气对于预期的结果是否值得。高先生是我访谈的一位58岁的研究者，他成功地通过针灸治疗了肩膀痛。然而，他决定停止治疗。"我本该再回去治疗十次，但天气变冷了，"他告诉我们，"我懒得去医院。我每天早上练太极拳。它也对我的肩膀有帮助。"

任何到过中国的人都知道，即使是最普通的日常生活，都需要费力安排。早起，去医院，不得不排很长的队去挂号，然后再排很长的队去取药，这大大增加了负担。周二早上，在繁忙的北京购物中心的一家药房接受郑医生诊疗的患者们，并不一定会把郑医生视为"他们的"医生或"中医师"。他们之所以来，是因为去药房，或许再加上购物，比在医院排队更方便。因此，尽管郑医生正式做的是中医诊疗（由药房开设以增加中药销量），但许多患者还是要求服用西药。郑医生在 1956 年被要求学习中医之前，曾学习过西医，对此没有任何观念上的问题。尽管如此，只要有可能，他还是会开中药。毕竟，他就是被雇佣来做这个的。[9]

像周先生这样的患者会根据一些情况来决定采取什么样的治疗，这些情况包括：过去什么疗法取得了效果、哪个疗法对邻居有帮助、什么疗法对日常生活干扰最小。他们可能会要求一个特定的处方或药丸而不是煎剂，因为他们不愿意忍受熬药带来的麻烦。他们的医生必须做出回应，有时让步，有时不让步，会根据个人情况进行调适，但正如我们将在适当的时候看到的那样，在这个过程中会逐渐改变中医的实践。

医生和患者不是在真空中相遇的。他们是在为他们创造而不是由他们创造的物理和制度空间内相遇的。因此，斗争不仅仅是与自我（案例 4.1）或他人（案例 4.2）的接触，也是与二者相遇的空间的接触。案例 4.3 特别清楚地说明了这一点。

案例 4.3 柯先生寻找"十一楼病房"　柯先生患有慢性肾炎。我在朱教授的门诊遇到了他，朱教授是一位用中西医结合治疗此病的专家。此前，柯先生在朱教授担任主任的病房（位于医院十一楼）接受住院治疗。在我们的谈话中，柯先生反复告诉我，"十一楼病房"救了他的命。据了解，在进入朱教授的病房之前，他在同一家医院六楼的西医病房接受了几个月的治疗。在此之前，他曾在北京另一家中医院住院数月。这些机构的治疗没有产生显著效果。直到住进朱教授的病房后，他的病情才开始好转（入院时最显著的症状是全身严重水肿和心理机能的丧失）。

柯先生最开始选择的医院是因为他的工作单位和这家医院签订了合同。后来，他转到朱教授所在医院的西医病房，因为这是众所周知的北京最现代化、技术最完善的医院之一。他在医院内从六楼西医病房转到十一楼中医病房是他妻子的决定，这个决定是基于医院内其他患者的口碑推荐。在他病程的每一刻，柯先生都在服用西药。在中医病房里，他也服用了中药汤剂。对于柯先生和他的妻子来说，他接受治疗的药物或药物组合似乎是次要的。他们寻找并最终找到的是"十一楼病房"，一个能够产生期望结果的地方。现在他们已经找到了，他们在其他病人面前对朱医生赞不绝口，表达了他们的感激和忠诚。

柯先生最初选择的机构是由通过医疗保险系统运作的结构性因素决定的。在现代中国建立的三大类医疗保险中，就我田野调查期间所见，企业职工的劳动保险在北京是最常见的。[10] 它是由组织、部门或企业（在中国被称为"工作单位"）出资，以基本工资附带的个人可变动福利的形式向员工提供。根据每个工作单位的财政资源以及个人的工作状况，保险公司报销员工医疗费用的固定比例，根据保单条款，该比例可以从 10% 到 100% 不等。为了减轻由流行病变化、对"高科技药物"的需求以及药品价格上涨给保险公司带来的日益增长的沉重负担，近年来，各工作单位制定了一系列限

制性措施：削减保险公司的缴款份额，由单位医生监督治疗，与特　116
定的医院和诊所签合同从而以折扣价购买医疗服务。因此，患者的
选择受到严重限制。例如，工作单位审查治疗程序变得越来越普
遍，这一措施导致我所访问的所有中医诊所的患者人数大幅下降。
此外，许多患者现在只能在签约机构进行治疗。[11]

　　柯先生就是这样，他之所以被收治到一家中医院，并不是因为
他更喜欢中医治疗，而是因为根据他的保险条款，这家中医院提供
了他所需的设施。直到他的病情恶化，柯先生和柯女士才开始调动
其他可替代的资源。这包括：在另一家医院住院治疗所需要的私人
资金，以及选择合适的机构。这一次，他们做出选择的原因是，第
二家医院拥有可用的高科技诊断资源而享有盛誉。柯先生和柯女士
认为，这些设施可能会检测出第一家医院没有注意到的情况。之所
以选择六楼病房，是因为它应对的就是柯先生所患的"疾病"。直
到柯先生在第二家医院住院一段时间后，由于持续的治疗失败，他
和他的妻子才开始认识到机构内部的差异，而这一点是他们以前不
知道的。这最终促使他们搬到了十一楼病房。

　　柯先生和柯女士在病程的每个阶段的选择取决于随着治疗的展
开而变化的事件：持续的治疗失败、资金来源、联系其他患者、了
解机构。人们会假定特定医疗实践的性质，这会导致疗效归因，疗
效归因指导了决策过程的某些阶段。然而，在他们病程的任何时
候，在这一过程中起作用的绝不仅仅是理念。最后一个案例研究，
我自己作为一名行动者参与其中，使这一点特别清楚。它表明，患
者的行为在任何时候都会表现为患者及其社交网络对各种可用资源
的策略利用。

案例 4.4 李先生想治好感冒　李先生，31 岁，来自重庆附近的农村，患有慢性膝盖疼痛。我见到他时，他在大学里做杂工。他的收入很低（1994 年每月约 200 元），不包括任何医疗保险。他的姐姐在我实习期间住的招待所做门卫，李先生和他的妻子住在同一栋楼的一间卧室里。因此，我们彼此非常了解。一天，李先生问我是否能治好他的膝盖疼痛。此前，他曾尝试过西医，也曾在招待所接受过另一名学生的针灸治疗，但都未能缓解他的疼痛。我同意了，幸运的是，我的针灸更加成功。在那之后（也因为我的服务是免费的），我被一小群家庭成员和朋友接受为临时医生。

　　在我给他治疗膝盖两个月后，李先生得了夏季感冒。一天晚上，他来到我的房间，问我是否可以给他开个处方。感冒两天前就开始了，由于症状比较严重，他感到很不舒服。这些症状包括膝盖疼痛复发、头痛、发烧、白天出汗、极度疲倦、口渴和口苦。在出现这些症状之后，李先生自己开了一些药，有西药（阿司匹林）和中药（银翘丸）。[12] 这两种药都是治疗感冒和流感的家庭常备药。然而，症状越来越严重，他在离我们楼大约 200 米的大学附属门诊部看诊了一位中医师（一个朋友的朋友）。

　　这个医生的处方也没有效果。这时，李向我求助。我给他做了针灸，还开了一张中药处方。为了让他在大学门诊部的药房而不是最近的药店（一公里多以外）购买这些药，李先生需要为我获取一张大学门诊部的正式处方笺。这花了大约半天的时间，需要李先生动用各种个人关系。经过我的治疗，他的严重症状好转了。第二天他又来了，我给他开了另一张处方，但这次他花了一天半的时间才买了中药。周末，大学门诊部的药房关门了，李先生躺在床上，他的妻子在上班，他没有找到其他人给他买中药。因此，李先生在家里自己开了一些药（阿司匹林、康泰克、银翘丸和藿香正气片）。[13] 三天后，他的发烧和疼痛消失了，但现在他有了咳嗽，仍在出汗。此时，他回到大学门诊部的医生那里，要求服用抗生素和中药。在同时服用医生开的方子和自己开的方子四天多后，他的症状已经完全消除，可以表明自己康复并停止治疗。 118

在他的整个短期病程中，李医生的选择和治疗与中国文化中对疾病行为的学术的和普遍的解释不符。这些解释认为，人们通常更偏好西医治疗胜于中医治疗，尤其是在治疗急性疾病和希望快速见效的情况下。然而，李先生甚至从未找过西医。这并不是因为他对中医有任何特殊的思想上或经验上的忠诚。他告诉我，虽然他的家乡有一位很好的中医，但他本人从未找他看诊过。他在好几次情况下服用抗生素。他熟悉中医理论的基本概念，但缺乏系统的知识。他对于阴阳、寒热以及季节影响的了解仅限于在饮食和生活方式上对基本理论的实践和应用。

我相信，李先生的治疗探索，只有在其被视为像他可能从事的任何其他工作时才有意义。它的目的是取得疗效，并意味着在同时或连续出现各种困境时的协商。考虑到金钱和精力上的花费，估算实际和潜在的疗效，然后做出选择。必须商量如何使用面子。社交网络不得不发挥作用，找以前积累的人情并产生新的人情。

　　李先生先自己治疗。他似乎得的是一种小病，自我治疗只需要使用最少的资源。只有当症状持续时，他才寻求专业帮助。对李先生来说，最简单的选择是去大学门诊部，在那里他认识一个医生。我不确定他为什么不先来找我，因为直到那时他已经带着小抱怨来找过我好几次了。获得我开的中药有点困难，这是一个可能的解释，当然也是他再去找第一位医生的主要原因。我没意识到的疗效归因可能是另一个。每次更换医生也受到这些因素的影响：他对医生如何管理自己的病例以及医生可能开什么药的估计。[14]

　　李先生的案例也凸显了患者对医学传统的神圣性缺乏尊重。李先生在组合手头的工具直到达到他想要的效果时，不拘一格。他的病没有柯先生的严重，但是更加急性，这要求他在快速更换医生时要更灵活。和周先生不同，他动用的关系是他生病前就有的，而不是在病中建立起来的。对于李先生、柯先生和柯女士以及周先生来说，临床结果是否归因于阿司匹林、银翘丸、针灸、时间、特定医生的技能，或者上述部分或全部的组合都不重要，重要的是能根本起作用。[15]药品制造商了解这一点，并在一个产品中提供受欢迎的中西药组合（例如阿司匹林、维生素 C 和银翘散）。当然，医生也理解这一点。中医和西医医生都经常将中药和西药结合使用。这是一种自 20 世纪之交以来在中医原则中牢固确立的做法，稍后我将详细论证。

　　此外，中国患者并不认为医疗传统是一样的。正如俗话说的，"西医看门，中医看人"。这表明，中国人在选择医生和医院时非常谨慎。关于医生个人的技能和背景以及在特定医院或诊所就诊的优缺点的知识在公众范围内广泛传播，并被作为资源用于医疗决策。因此，在北京南部的广安门医院以对痔疮的治疗而闻名，而北京市中医院有治疗肝病的著名专家。我观察到的一些医生在一上午治疗了 70 多名患者，并且拒绝了更多的患者，而同一科室的其他医生看的患者很少超过 6 名。

另一句可以追溯到春秋时期但仍在普遍使用的谚语："医不三世，不服其药。"[16] 现在，医生们一如既往地通过真实或虚构的家谱以及与著名教师的联系来强调他们的系谱。如果没有系谱，也可以强调特殊的治疗技术和秘方。西单附近一家小医院中医科的一位医生声称，他发明了三十种药方，这些药方非常成功，以至于他无法在医院使用，因为这会让他的同事嫉妒。医生个人和整个医院科室都在从事研究项目，寻找能够建立其名气和声誉的方子。在全北京的候诊室里，病人们就他们所看医生的信息相互交流，并在心里记下对医生的评价。

每个人都能被平等地治疗、获得同样的资源，这一社会主义新 120 医疗的美好愿景被另一种医疗所取代，那就是建立在（社会主义）市场经济的力量之上，差异性不仅仅被医生们看重，也被医疗消费者创造并受到追捧。新贵患者通过购买昂贵的补品（通常作为礼物赠送）和花高昂的费用看诊名医来炫富。[17] 深圳一位富商的妻子经常飞到北京接受我的一位老师的治疗，即使是轻微的感冒。来自新加坡、温哥华，中国的台湾、香港的患者以及北京最高级别的干部也加入了她的行列。我在上面提到，一些从业者开设了利润丰厚的私人诊所。医院之间通过允许名老中医保留诊疗费而竞争名老中医的服务，而机构则从药品销售和企业地位的提高中获利。[18] 当代中医界的某些部分似乎已经作为昂贵的消费品加入了人头马、梅赛德斯·奔驰和西方最新医疗技术的行列，中国的消费精英通过这些消费品来界定自己。

变化中的对不舒服的表述

到目前为止，我的分析侧重于个人行为，以反对在多元化的中国医疗卫生体系中不同选择之间的简单对立。此外，我将患者描述为积极参与寻求治疗的行动者，而不是被动接受治疗，或者充其量是理性选择者或创造性抵抗者。[19] 现在，我要简要考察个体的和当地产生的患者压力如何影响可能出现的变革——从一个不同的视角——如文化形式的变革，来确定和扩展这种认识的转变。变化中的对不舒服的表述以及对此的适应，已经也正在向中医从业者提出要求，这为此类调查提供了一个方便的重点。

虽然养生保健是中国大众文化的一个重要方面，但是其实践——除了国家管控的疾病预防计划，如大规模免疫接种和病虫害控制——是私人事务。与某些西方成见相反，中国患者只有在绝对必要时才去看医生。[20] 金钱和精力的花费、在忍受身体不适被视为美德的文化中不愿意承认自己的弱点以及"白大褂综合征"（在医生面前感到不舒服）都是相关因素。[21]

因此，患者来到中医诊所，是为了缓解症状和治疗疾病。我观察了四千多次个人看诊，从未见过一个人是仅仅为了预防疾病而来。经常是因为身体功能的紊乱、某个问题困扰了日常生活或是突发的医疗紧急情况，才使得人们有必要来到医院和诊所。这些病人描述他们不舒服的语言结合了明显不同根源的疾病话语。他们报告的很多症状都是用类似于中医症状证候的专业词汇表达的：烦躁、怕冷、怕风、胸闷、酸痛、耳鸣，等等。也有时候，中医师的开场标准问题是："今天什么不好？"或"有什么不舒服？"这个问题会引导病人说出以中医词汇命名的疾病的身体情况。因此，这样的回答可以被转化而意思不会失真。比如，"我的月经不规律"和"月经不调"，"我有胃疼"和"胃疼"，"咳嗽"，等等。[22]

　　因此，中医的描述和分析仍然与患者的身体体验保持密切联系。[23] 因此，正如冯珠娣已经表明的那样，当代中国的中医患者在界定其疾病参数方面有相当程度的权威，非专业词汇和专业词汇之间的密切契合可以解释为这种合作努力的缩影。[24] 但是，非专业词汇和专业词汇之间的密切契合正在迅速变化中。我在北京观察到的患者们已经开始加入他们自己对不舒服的经验类型的理解和表述，这种理解和表述既不是专门的"中国的"，也与传统医学的解释模

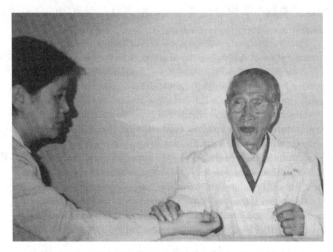

图17　名老中医沈忠礼在诊脉，岳阳医院，上海

式不一致。虽然身体语言中仍然充斥着传统的习语，生物医学症状和疾病类型——与身体的直接体验相距甚远——在首次就诊患者的诉说中占比越来越高。一个患者会表述他有头晕——根据奥兹，中国人认为，理解这一疾病类型要和平衡联系起来——但是他又很快提到他有高血压和蛋白尿。[25]

在患者要求的检查程序中也可以观察到同样的融合。那些看诊中医的人想被诊脉。"好好摸脉。"他们鼓励地催促医生。他们仍然希望医生能通过这项最典型的中医诊断技术做出深刻的诊断。[26]但他们也越来越多地将以前做的生物医学检查的结果带来，他们希望中医师知晓这些结果：X光、CT扫描、心电图、超声检查、血液和尿液检查。如果尚未进行此类检查，他们则要求进行检查，尤其是在拥有必要技术资源的大型教学医院里。[27]

中国患者能相对自由地获得他们的医疗记录，并且对他们自己问题的数量参数令人惊讶地熟悉（当然，只有与英国的普通患者相比，才令人惊讶）。当代中国患者对自己的身体非常感兴趣。他们能够向医生提供关于各种生理过程功能的信息，这些生理过程需要详细留心和心理记录。他们会自发地区分流汗过多是在白天（自汗）还是在晚上（盗汗）；胸部是感觉到闷、胀还是满。女性准确地知道自己最后一次月经何时开始、何时结束、持续多久——根据我的临床经验，这些细节需要美国、英国或德国的女性查看自己的日程表才能知道。

这种身体意识是否表明中国患者有将其疾病躯体化的倾向，是否是一种反映了数百年中医诊断实践的习惯，这种诊断实践是从患者的身体体验开始其探询的，或者是否反映了更普遍的认知能力，这不是我现阶段想探讨的问题。[28] 值得注意的是，在原则上，对生物医学疾病参数的兴趣和心理记录保存与追踪和交流主观定义的症

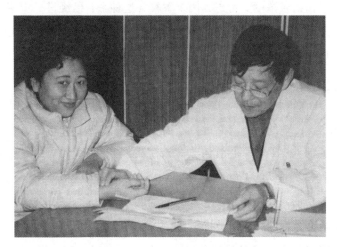

图 18　诊脉，龙华医院，上海

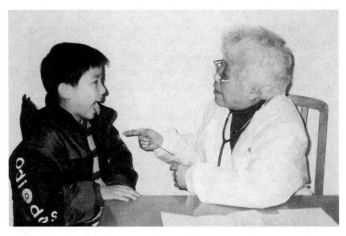

图 19　舌诊，龙华医院，上海

状并无不同。因此，中医师越来越必须说服患者，不仅要减少头晕
和腹泻，还要降低血压，将血糖水平保持在预期范围内，并降低免
疫球蛋白血浆浓度。考虑到因果解释，这种融合已经进一步朝着生
124 物医学模型的方向发展。生物医学疾病名称可以成为人们描述疾病
的首要结构类别，其他概念也可以纳入其中。

　　"两年前我得了肩炎，伤得很严重。"这是我在一次看诊中观察
到的一个医疗问题的描述。这里患者首先用来自生物医学的解释性
概念来标记他的问题，然后再描述经验方面。患者介绍他们的健康
问题的常见疾病有"心脏病"、"糖尿病"、"肝炎"。当然，许多患
者的叙述不是从疾病名称开始的，而是从经验叙述开始的。然而，
在我观察的所有看诊中，中医诊断的"证候"如"脾虚"、"淤血"
从未被作为就诊的原因被提出。

　　很多医生，尤其是那些经验不足、还在努力使自己立足的医
生，感叹患者们不再能理解中医的证候。他们感到很难用中医术语

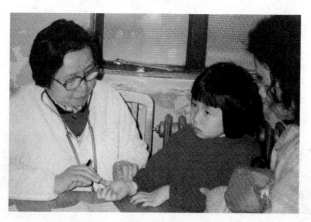

图20　手诊，龙华医院，上海

向患者们解释其疾病——至少为了解释——他们需要将中医的辨证论治纳入西医的模型。年长的医生很少有这样的抱怨。这可能是因为他们更受患者尊重，或者他们只是在提供令人满意的解释方面更有经验。然而，他们也向我证实，随着时间的推移，街上的男男女女对中医的了解越来越少。125

历史比较表明，这些变化是多么深刻。例如，民国末期的病史里仍有许多医生和家庭就特定诊断或药物选择进行辩论的例子。当时，一个家庭邀请好几个医生就患者的病情进行"投案"，即概述诊断和治疗建议，然后家属会在选择后续治疗方案之前仔细考虑这些建议，这种情况并不罕见。医生们自己经常在他们的著作中使用这些记录以证明他们自己知识的优越性。下面一个张锡纯的案例提供了一个生动的例子，张锡纯是当时最有影响力的医生之一。"检查时，（患者）脉搏细如线，右手更甚。我（立即）知道这是一个气陷的情况，并打算用合适的方子来治疗。患者的家属以不相信的态度问我：'以前的医生，没有人说是气陷，即使病因是气陷，它又如何能解释各种症状呢？'"[29]

不用说，张设法让家属信服了他的新理论，并治愈了病人。在将近18个月的田野调查中，我只遇到了4名具备必要知识的患者，他们可以和医生进行类似的讨论。[30]大多数患者具备的中医知识仅限于知晓一些基本概念如"气"、"肾"、"虚"。这些概念在关于健康、疾病和衰老的大众话语中仍然有重要内涵，它们来源于中医，但不等同于中医。如果一种商业补品，在其标签上写着"补气养血、增强肾气、祛风湿、祛寒阻气滞、化血瘀、强健脊背和膝盖、强健骨骼、恢复体质"，这并不意味着其消费者熟知中医理论。事126

实上，标识（而非行动）列表更可能被读成："脊背和膝盖疼痛，生命力下降。（对应于西医诊断，如脊柱增生性炎症、类风湿性关节炎、坐骨神经痛……）。"[31]

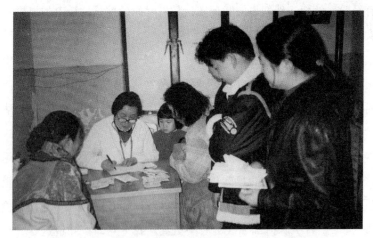

图 21　写处方，龙华医院，上海

　　在中国，人们对身体不舒服的表述随着时间的推移发生了变化，并且今天仍在继续，这是毫无疑问的。症状描述的个体行为和医疗实践的全球性变革之间的关系似乎更难证实。然而，在现代中国最有影响力的医生和中医师的著作中，可以找到确凿的证据证明这种影响。从 20 世纪 50 年代起，北京中医学院的顶尖教员，包括秦伯未和祝谌予（我们将在第七章了解更多），开始主张将生物医学诊断纳入中医实践，特别指出，越来越多的顾客用生物医学定义的问题来询诊，为了维护顾客对其信任，仅仅熟悉西医理论是不够的。相反，这种理论必须被积极融入中医临床。[32]

　　秦和祝很快就将这些主张付诸实践，尽管他们各自的观点并不完全一致。[33] 大约四十年后，在我进行田野调查时，将西医融入中医已成为常规做法。这不仅在临床实践中可见（详见第五章），而且在医生向患者宣传自己的方式中也可见。例如，在医院和诊所的入门大厅就可以很容易地观察到这一点，那里列出了所有看诊医师的姓名及其专长和应诊时间。这些专长的描述可以分为三大类：

1. 表示擅长治疗特定传统疾病类型的专业术语，如"痹证"或"痿证"，或中医特有的专业分类如"杂病"。

2. 表示擅长治疗以生物医学定义的疾病的专业术语，如"糖尿病"和"甲状腺疾病"或"呼吸系统疾病"。　128

3. 既涉及中医也涉及西医的多义术语，如"肾病"或"妇科"，或严格来说是中医术语，但使人想到西医病名。例如"风湿"，使人想到"类风湿性关节炎"。

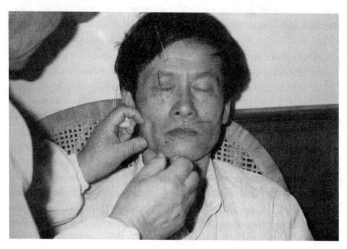

图22　针灸治疗，名医堂，上海

几乎所有的医生都使用第 2 类和第 3 类组的术语。在东直门医院，我发现只有一位医生完全用第 1 类的术语宣传自己，而在中日友好医院，我却没有发现一位。当然，此类宣传的唯一受众是患者。综上所述，这让我有理由确信，政治过程——这是以前评论者们所关注的——是塑造当代中医的一个重要但绝非唯一的因素。患者的地方性表述要求一个更现代化的中医，这成为一种草根压力，通过这样的机制来选择医生、形成对某种诊断或治疗的需求，或仅仅给临床遭遇带来某种问题，这些不容忽视。

策略、绩效和困境

在人类学理论中，尚未广泛接受这一观点：患者积极塑造他们所用的医疗系统。多元医疗体系中疾病行为的最初描述基于理性选择模型，该模型将患者视为根据其健康理念在客观存在的替代方案之间进行选择。当代中国复杂多样的实际医疗卫生系统和患者行为的复杂性严重破坏了此类模型的有效性，并证实了基于很多其他情况下的医疗实践的民族志观察而提出的类似批评。[35]

经典社会理论核心的结构 / 行动二重性困境被认为是导致所有医疗理念和求医行为的文化理论模型的内在矛盾的根源。作为回应，批判的医学人类学家试图通过民族志对同时叠加了地方和全球两个解释层面的医疗系统进行描述，这种民族志创造了一个连续体，从个人生活世界的现象学延伸至地方和全球政治力量，这种政治力量组织、动摇以及经常侵犯个人生活世界。因此，这些人类学家成功地展示了宏观社会力量是如何嵌入（往往是偷偷摸摸地）病痛和地方性治疗行为的个人世界的。身体／自我的本地体验通常被认为是批判和抵抗这种统治的潜在焦点，患者的能动性有时被描述为对抗这种统治的英勇斗争。不过，总的来说，更悲观的基调质疑这种抵抗的真正力量。最终，被边缘化和被支配的人们可以削弱但不是最终战胜塑造他们生活的全球力量。[36]

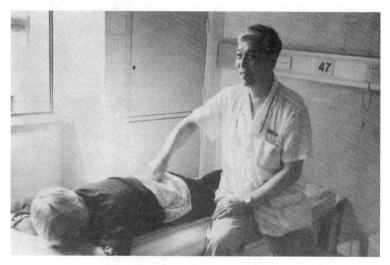

图23　推拿治疗，安徽中医药大学，合肥

因此，批判性医学人类学家的工作，就像其他后殖民和后结构作者的工作一样，采取了政治问题的立场。希望通过识别统治的权力制度以表现进步性，许多在这些传统中工作的作者似乎接受了草根权力的终极不可靠性。因此，批评很少会导致建立实际的模型，说明实际上可能如何实现变革。此外，通过将局外人／人类学家理解为能够超越当地行动者的局限性视角，批判性医学人类学家常常将先前社会理论的有问题的主位／客位话语永久化。最后，这些模型中所隐含的抵抗的特殊观点——没有根据其真实自主的权力将其浪漫化——表明它们最终未能成功克服所有世界体系叙事的一元论话语。[37]

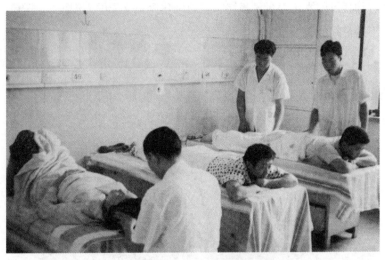

图 24　推拿室，安徽中医药大学，合肥

130　　我丝毫不否认生物医学–工业联合体等全球运营力量的政治和经济权力。然而，正如最近西方世界的草根激进主义所表明的那样，我认为人们不必对地方能动性对全球权力机制的影响感到如此悲观。[38] 这里，我的新兴综合模型（model of emergent synthesis）提供了一个可行的替代方案。我所提供的证据使我能够证明，官方医疗卫生部门的患者个体可用的和可选择的是由具体机构和医生个体的技能构成的资源。这些机构和医生代表着全球构成的力量，因为它们是在综合构成的国家甚至国际层面被纳入医疗卫生系统的。然而，当他们接触到患者个体时，每个医生和每个医院都构成了一个地方性基础设施。

在综合新兴事物的全球化层面，患者个体对于医疗系统或传统变革的输入通常是可以忽略的。[39] 在第三章中，我从政治和经济的角度讨论了中医的变革，但没有提到患者。然而，在具体临床遭遇的地方层面，患者对医疗服务的影响越来越大。这种影响在医疗卫生系统中得到了放大，在该系统中，患者可以利用真正的替代方案，他们可以很容易地从一个医生和一种治疗方式转移到另一个。通过要求医生和机构提供某种治疗和诊断并拒绝其他医生和机构，患者可以并且确实会影响当地医疗卫生实践的提供。这些本地变化可以反馈到在更高组织层次上运作的综合（最容易反馈到本地机构，也可以反馈到更多的全球综合），因为本地医生和医疗卫生提供者是参与其形成的基础设施。因此，随着时间的推移，患者也会影响医疗系统的变革。

我用西医疾病分类和诊断技术融入中医作为例子来说明这一过程。我提到的回应患者压力的医生秦伯未和祝谌予，是此观念的创造者，他们的影响力从个人教学和教科书的编写一直延伸到医疗政策的制定。因此，他们感受到患者的压力，不仅仅在自己的医疗实践中，也在通过学生、同事、政治家们传递的要求中。我在中国交谈过的所有医生都同意，患者对现代技术在诊断和治疗中的应用（如电针）或更现代类型的药物应用（药丸而不是难吃的和难准备的汤剂）的需求，对中医药的塑造产生了一定的影响。这种压力在中医史上也不是一种新现象，比如从费绳甫（1851—1914）的病案中就可以看出。

费绳甫，孟河医派最著名的医生之一，在帝制时代末期于江苏和上海行医。当时，整个江南地区的患者似乎都比较反对吃麻黄和桂枝这种烈性药，这两种药在中医伤寒学派中是常用的。南方人认为他们的身体构造比北方人更加纤弱敏感，感染的是和北方人不同的气候病原体，北方的伤寒疗法被普遍认为是应对风寒侵袭身体而产生的。这些理念产生的原因以及它们与中国帝制晚期地方认同形成的联系过于复杂，无法在此详细讨论。我们只需说，在医学领域，它们涉及前几代江南医生如叶天士（1667—1746），薛生白（1681—1770），吴鞠通（1758—1836）的投入。这些医生的治疗风格，被称为中医的温病学派，以偏爱轻柔药物为特征，并在江南地区的医疗实践中占据主导地位。[40]

费绳甫自己的医疗取向虽然是南方传统的一部分，但主张灵活使用伤寒和温病两种方法。在谈到伤寒方的临床应用时，费绳甫哀叹，在南方患者中使用烈性药物是多么困难。即使是知道临床上可能需要使用此类药物的医生，也常常因为担心失去患者而不开此类处方。因此，他自己的策略是"首先使用轻而温和的药物来达到一种小而可见的效果，然后再添加强效药物"。通过这种方式，他的病人心理能保持"平静"，他依靠"人们意志的帮助而使得病情好转"。[41]

费绳甫并不是唯一遇到阻力的人。据说医生马元仪设计了一种策略，将黄豆浸泡在麻黄水中，然后给毫无戒心的患者开黄豆处方。[42]丁甘仁（1865—1926）明确提到使用温和的药物和方子来减轻患者的怀疑，以作为医术的一部分。[43]

这个历史案例中的病人和医生——就像我在自己的民族志中描述的那样——受到制度安排、意识形态、权力和经济因素以及

132

治愈和被治愈的愿望的影响。因此，赋予患者过多的能动性，或者忽略他们是如何被自己求医中遇到的基础设施所塑造，都是不明智的。在帝制中国晚期，江南病人对温和药物的偏爱并非无缘无故。这在很大程度上源于上述苏州医生的信条和审美偏好。同样，正如我在第三章中指出的那样，当代中国城市医院中医科就诊的患者越来越多地通过生物医学技术和昂贵药物进行诊断，这并不是因为他们或他们的病情需要，而是因为这增加了医生和机构的收入。

尽管如此，患者能动性的暂时性却回避了所有单一原因解释的尝试。相反，它是在具体的当地环境中以策略和表演的方式出现的，对塑造它的力量做出反应，但也会改变这些力量。[44] 在求医的过程中，患者会使用和遇到一些基础设施，例如疗效归因、治疗空间的物理安排和地点、具有不同技能和魅力的医生、不同的医疗系统以及每个系统内的不同治疗方式。由于这些基础设施是客观给定的，患者及其家人将其视为他们必须适应的阻力。他们必须做出必要的财务安排，拉关系，配合，服从权威。但是，他们并非具有无限的灵活性和适应性。他们有自己的意愿、需求和尊严。这些反过来也被其他能动性视为必须适应的阻力——通过施压、使用计策和说服力、改变医生行医的方式或者通过宣称患者是不可治愈的或不属于自己的专业领域来拒绝患者。[45]

正如文化研究所表明的那样，文本、消费品和文化表演被读者个体、消费者和观众赋予了不同的含义。在非常重要的意义上，它们是在每个消费、使用和再生产的个体行为中形成的新综合物，因此是被重塑的。[46] 这同样适用于医疗。这种模型为我自己的研究带来的特别有利因素是，它提供了一种机制，可以了解中医药是如何随着政治进程和患者使用而变化的。因为在每一次个人就诊中，患者都会给医生带来压力，这些压力在全球实践变化中不断累积。这些变化以及对临床实践层面上的中医的重新解读构成了下一章的主题。

第五章　塑造中医药：
融合、创新和综合

医学人类学家冯珠娣以深刻清晰的洞察力考察了当代中国的中医实践。基于对临床经验的详细分析，冯珠娣确定了：当代医生的具体能动性，是在复杂的、多因素决定的甚至内在矛盾性的医疗实践背景中，通过策略来达到预期效果。她总结道："这些努力是为了追求个人卓越、历史贡献和真正的道德效果而进行的明确奋斗。"[1]

我在本章和接下来的章节中试图在两个互补的方向上扩展冯珠娣的描述。首先，我将更详细地研究她描述的能动性的实际多样性；然后，我将探讨医生的能动性与其他基础设施的能动性的关系。我所描述的能动性体现在物理上、社会上、政治上和文本上——因此将谢佩尔·休斯（Scheper-Hughes）和洛克的有影响力的医学身体（medical bodies）的三分法扩展到第四个，即医学经典的身体（the body of the medical canon）。[2] 为了更广泛地分析多元性，这种审查的必要性是显而易见的。因为除非能动性本身能够被证明是多元的、相关的，并且通过出现的影响被证明，否则我们会立即回到一种实践被文化束缚的人类学（我正试图从中解脱出来），而不是转向一种不断定义自己边界的活的实践（这是我的既定目标）。[3]

本章通过一连串的四个案例研究，从方法论上考察了一位医生朱教授的能动性，这些案例研究侧重于朱教授与物理的和文本的身体的关系。这并不是说中医师（与有时所声称的相反）不是作为一个社会的和情感的存在与其患者互动的。[4] 他们是作为一个社会的和情感的存在的，至少在我的叙事中有一些这样的互动显现出来。然而，每一个民族志都需要自我设限。在目前的案例中，排除了医生-患者互动的复杂性。这并不是因为对这种互动分析无助于我们理解手头的问题，而是因为它将使我们远远超出此次调查的可能的范围。

135   1994 年，在我田野调查的第一周，我被北京中医药大学的管理部门分配给朱教授，并在我在北京的第一年的剩余时间里跟着他学习。我每周去他的门诊一到两次，有时候跟着他查房，并且是他家的常客。从那以后，我一直与朱教授保持着良好的关系，包括邀请他到访我在英国的诊所，在那里我有机会与他一起工作了不受打扰的整整一个月。我认识了他的妻子和家人、他的学生以及他的医院科室的工作人员。因此，我不仅有足够的机会观察朱教授的临床实践，还能够通过与他在医学各个方面的对话、自传资料、第三人称报告来补充这些观察结果。如果熟知是观察稳定的个人能动性以及个人能动性的背景的前提，那么在我所熟悉的所有中医师中，朱教授是我最熟知的。

朱教授的背景和医学观

朱教授出生于 1942 年。这意味着他的一生几乎完全生活在解放后的中国，他属于在新成立的中医学院接受教育的第一代医生。

朱教授是他直系亲属中的第一位中医师，尽管他的一个叔叔显然是行医的。他出生于一个知识分子和学者家庭，1959年进入南京中医学院学习，1965年以全班最高分毕业。他和妻子在大学时代相遇，但他们结婚的头十年大多数时间处于分居状态。他们都不具备积极参与"文化大革命"所必需的意愿和阶级背景。朱教授的妻子因此被派往南方的一家医院，而他留在江苏省及其周边地区——用他自己的话说，"读书而不是革命"。他在南通的一家医院工作，在那里跟着一位名老中医学习，在与上海附近的一家西医院的医生合作时，他开始了解生物医学检查技术，自愿在农村进行医疗服务，并利用其画毛泽东肖像的艺术技能得以在对其政治背景的攻击中幸存下来。

20世纪70年代末大学重新恢复后，朱教授在北京中医学院攻读中西医结合硕士学位。他的导师是明教授，西学中（也即50年代为西医开设的中医学习班）的毕业生，这些医生当时正晋升到中医行业的高级职位。朱教授为了写硕士论文，开展了心血管疾病治疗的研究，这一学科后来成为他的专业。在日本一所医学院的心脏病学研究生专业学习两年后，他任职于北京最负盛名的医院之一。

朱教授所在的医院成立于1988年，是三级医院，中国最高级别的医院，也是中西医结合的重要机构。它是北京技术设备最好的医院之一，直属卫生部管理。东直门医院和北京市中医院等更老和更早建立的机构的医生们有时会将朱教授所在医院的医生们称为二等中医师，暗示着西医在医院的主导地位使得中医处于次要地位。朱教授从日本回来后，东直门医院也给他提供了职位，他解释说他之所以选择现在的职位是因为这里有更好的生物医学设备。如今，朱教授是一个心肾内科病房的首席专家和北京中医药大学中西医结合专业的教授。[5]

朱教授病房的直接监护工作是由普通会诊医师和初级医生负责的。朱教授的主要任务是管理病房和指导学生的研究。他自己的病人很少，但是他一周进行两次查房，指导其员工的临床工作。朱教授还每周在医院的门诊部应诊两次，在上午四小时的时间段，接诊10到15名患者。[6]许多患者在询诊前都看过许多不同的诊所和医院。很多人来自边远地区，甚至是远如陕西和山东这样的省份。

137　　朱教授将自己描述为一个中西医结合的从业者，他声称利用了最先进的科学知识和中医传统的广泛资源。他避免与任何一个中医学派或学说相联系，但认为结合最好是在中医学的坚实基础上进行：中医学习西医，而不是毛泽东的西医学习中医。[7]因此，他非常关注患者的生物医学诊断和病历。除了中医的四诊，他经常给病人进行心电图、血液和尿液检查、X光检查和CT扫描。只要认为有必要，就会进行生物医学检查。

在病房和门诊部，患者有时会被单独使用西医或中医进行治疗，但在大多数情况下使用结合治疗方法。在门诊部，重点被颠倒了，西医更常被用作中医的辅助。在下文中，我仅介绍在这些门诊部的观察。我这样做的原因包括空间（其有限性）、话题性（我关心的是中国而不是西方的医疗实践）和专业知识（我缺乏分析朱教授治疗心脏病的技能并将其与西方标准实践进行比较所需的能力）。

朱教授对这些门诊病人病情的解释是基于中医和生物医学的推断。中西医比较是一个反复出现的主题。作为中西医结合的倡导者，朱教授的言论同时针对两个对手：一是传统生物医学，在他看来，传统生物医学的知识限于孤立的领域，对于复杂的过程就知之甚少了。二是很多医生的保守中医学，在他看来，中医没有根据科学的不断进步发展出有价值的知识。

个体治疗策略取决于朱教授对如何能有效地处理患者疾病的评估。当朱教授认为生物医学的效果只能比中医好一点点或者不比中医好时（例如，失眠、月经不调、某些类型的头痛、某些心脏病、普通感冒），他就会只用中医。一些问题仅用生物医学药物治疗，要么出于方便的原因（例如，轻微的皮疹，类固醇药膏比苦味煎剂更有效、更方便），要么为了处理某个中药被认为疗效较差的问题（例如，在治疗严重高血压方面）。如果他认为单独使用哪种方法都不够，他会同时开中药和生物医学药物。朱教授在使用这种方法时总是遵循一个明确的方案。生物医学药物用于治疗通常由生物医学定义的特定症状（如高血压），而中药则用来治疗根据中医说确定的潜在病因（如肾阴虚，肝阳上亢）。有时，选择生物医学药物是为了在治疗的初始阶段取得快速疗效，随后使用中草药巩固疗效。这些治疗策略使人想起了前面提到的大众刻板印象：中医治本，西医治标。

当我问朱教授为什么他认为将西方医学知识融入中医很重要时，他给出了两个理由。第一个是关于疗效。由于医学的本质是帮助人们好转，只要患者得到治愈，如何治愈就无关紧要了。然而，中药有其独特的优势。当西药失效时，它常常会有帮助，如果使用得当，它没有副作用。[8] 因此，当这两种体系都为某一特定问题提供治疗时，中医总是更可取的。朱教授认为，中医不仅必须作为一种传统保持活力，而且应该发展起来，成功地治疗更多的问题。

　　融合的第二个原因是关于社会和技术变革的。他认为，生物医学为中医提供了大量不容忽视的新数据。中医必须在其实践模式中整合现代技术及其产生的数据，否则将面临落后于正在建设的中国社会的危险。与所有同事一样，朱教授每天都面临这样一个事实：虽然经典中医理论没有提到蛋白尿、血糖水平和动脉阻塞，但现代中国患者肯定会提到。正如我们在第四章中所看到的，进步的医生们长期以来一直认为有必要将这些数据纳入中医理论和实践的范围。他们声称，在某些情况下，西医的现实超越了中医。患者可能患有蛋白尿，但没有任何主观症状。仅仅依靠脉诊和舌诊不仅会暴露出无知，更重要的是，会让患者失望。

　　朱教授是这些进步医生的代表。在过去的二十年里，他致力于各种项目，从对草药作用的生物化学研究，如测量特定药物成分对血小板凝集和血液流变学的其他方面的影响，到重新定义经典文献中的理论概念，如对"污血"概念的新解释。他从事各种临床试验和临床应用历史的研究，如生脉散使用的探索。他已经成为他所在领域（治疗淤血）的国家级专家，并因其成就获得了多个国家奖项。

　　此外，朱教授是一个兴趣广泛的人，在艺术、哲学和医学方面都有兴趣。他强调，需要广泛的视角，以及将现代思想、古典思想和实践结合起来，这是他的职业和兴趣教给他的。他是一位有造诣的画家，总是让他的学生（包括我自己）深刻认识到医学和艺术之间的密切关系。他经常讲述自己的绘画能力是如何帮助他（真正地）度过一段不仅仅是医生的时光的。他声称，这也为他提供了灵活性和同时从不同角度看待事物的能力。[9] 在他的教学中，他强调现代和古典思想都很重要。因此，朱教授在阐述治疗策略时，强调医疗实践的矛盾辩证法，他在引用黑格尔和马克思时，会谈到平衡和中庸的至关重要、行动的无为原则以及用心学习的重要性。

四个案例研究

我赞同冯珠娣的观点，即"中医的绝大部分智力生活都是以处方的阅读和书写为中心的"。处方直接帮助了人们，因此构成了行善的医学。它们反映了从业者与教师、医学传统、美学甚至政治承诺的关系。[10] 因此，朱教授的开方为考察其临床能动性提供了一个方便的关注点。以下案例研究来源于1994年5月至12月对朱教授在医院内科门诊治疗的患者的观察，并补充了与朱教授交谈的信息。我旨在对朱教授使用的临床策略进行尽可能广泛的概述。由于 140 篇幅限制，我不得不选择那些能够将大部分信息浓缩在几个表面事件中的案例。这排除了（尽管这样的叙述有很多优点）后续的长期治疗经历或记录朱教授如何处理治疗失败。

写处方的规范操作包括从广泛的中医文献中选择一个基础方，然后再根据情况的需要做加减。[11] 在实践中，医生们还通过将两组或三组药结合起来开复方。虽然严格来说，他们没有遵循经典的加减法（因为他们创造了新方子，而不是改变已有的方子），但医生们经常声称他们正在这样做。[12] 以下是朱教授在门诊开处方时使用的主要资源列表：

1. 在中医药大学里教授的方剂学。

2.《伤寒杂病论》。这本汉代末年的文献是中医药物治疗应用的基础。许多年长的医生和一些年轻的医生都熟记全文。朱教授可以引用很多段落，即使不是全文。他仍然在使用他在大学学习时注释的原著副本。

3. 张锡纯在 1900 年至 1934 年期间编制的《医学衷中参西录》。张锡纯是最早在意识上和实践上将西医知识吸收进中医的医生之一，朱教授非常钦佩这种态度。朱教授认为，张的作品对当代医生特别有用，因为张在 20 世纪初就开始行医，当时的疾病和患者比汉代或元代更像今天的疾病和患者。

4. 20 世纪 50 年代和 60 年代在上海形成的一些方子，自从那时起已经成为了经典方子，这些方子直接受到西医思想的影响。上海中医学院（与该城市的政治前卫性保持一致）在中西医结合方面发挥了先锋作用，被认为比"保守的"北京更加"现代"（第三章）。朱教授早年在南通当医生。南通位于长江北岸，在上海以北约 50 公里。因此，在南通期间，朱教授在地点上和知识上都与上海更靠近。

5. 来自于其他经典文献的方子，较少使用，但是也并非罕见。例如，龚廷贤的《万病回春》（1587），李杲的《内外伤辨惑论》（1247）。

6. 他自己的几个方子。

7. 一些增效药物组合，被称为"对药"，当代医生经常使用的。[13]

我们现在可以观察实际操作中方子的形成。

案例 5.1 拉肚子 一位 66 岁的妇女因为拉肚子而去就诊。它开始于一周前的一场感冒发烧之后，患者试图通过改变饮食以及非处方药来自己治疗，但是症状并无好转。她说一天有四次腹泻，经常感到恶心、腹胀和恶寒。她不再发烧，但是回答说很容易出汗。朱教授判断她的脉为弦脉，舌苔为薄腻苔。[14] 在做了简单的腹部检查之后，他诊断为"（同时的）太阳阳明病"，用葛根黄芩黄连汤治疗。他解释道，邪气从表层穿透入里，所以同时表现为出汗（太阳病表现）和拉肚子（阳明病表现）。然后，他开出以下处方：

葛根　　15g

黄芩　　15g

黄连　　8g

木香　　10g

葛根黄芩黄连汤用来治疗被称为"协热痢"的疾病类型，最初是在《伤寒论》中被描述的："太阳病，桂枝证，医反下之，利遂不止，脉促者，表未解也。喘而汗出者，葛根黄芩黄连汤主之。"[15]

朱教授在大学学习《伤寒论》的时候记住了这个辨证。他通过患者在急性感染后出现的主要症状（同时出汗和腹泻）来辨证这种疾病，一种伤寒病的典型情况。因此，他作为一名医生的技能包括两个相互关联的活动：从次要症状（如舌和脉搏）中找出重要症状（反映潜在疾病过程的症状），并对原方

（含有甘草）进行小修改（木香代替甘草），以应对实际症状的轻微变化。甘草令人反胃，会增加患者的恶心和腹胀，而木香则行气，从而治疗这些症状。在治疗腹泻方面，它还与黄连很好地结合（作为对药）。

朱教授向他的学生和患者表示，这是一个简单并容易治疗的病例。他开了三服汤剂，告诉患者，如果三天内病情没有好转再来。然后，他用这个案例向他的学生和患者听众讲述了这样一个事实，即中医与流行的刻板印象相反（第四章），在治疗急性病方面非常擅长。

在私下交谈中，朱教授一再重申这一观点。他解释说，直到最近，中医还是主要治疗急性病。例如，北京四大名医（民国时代和后革命时代北京的四大名医依然被现在的北京人熟知）和现在的很多老中医以治疗传染病闻名。[16] 只是因为抗生素的出现，这种情况才有所改变。他坚持说，中医需要在不忘记自己可以做什么的情况下适应变化的现实。

这个病人没有再回来求诊。因此，我无法汇报朱教授治疗的效果。鉴于朱教授要求这位女士在症状没有消除的情况下再来，至少他认为他的处方有效。

案例 5.2 腹胀　患者是一名 45 岁的男性司机，很瘦，看起来比他说的年龄大。他说多年来一直患有腹胀。这非常不舒服，并且会由于工作和受寒而加重。他看过许多中西医，但是都没有成功治愈。接受问诊的时候，他说他没有腹痛，大便又少又干，恶寒，口苦口干，喜欢喝冷饮，梦多，容易疲劳。朱教授给他诊脉，认为他的脉沉、弱、不流利，舌苔为白腻苔。他的病历上显示：功能性胃炎的生物医学诊断，以及很多中医师将其当作胃虚寒证治疗。朱教授向他的学生和病人解释说，这是一种复杂的疾病，以前的治疗没有效果，因为没有医生了解它的复杂性。他指出了四种相互关联的病机：

1. 胃中痰饮的原因是胃虚寒。这可以由白腻苔看出。朱教授引用了《金匮要略》中一段关于治疗痰饮的著名的话，这段话也是他的学生熟稔于心的："病痰饮者，当以温药和之。"[17] 尽管（并且由于）这种病理性液体的积聚，津液不能升降，导致干燥（即口渴和便秘）。综合这些症状，可以看出是脾胃不和、脾运不健。

2. 升降失常。即使胃胀，病人也不会打嗝。朱教授解释说，这用生物医学的术语就是蠕动无力和下垂，用中医的术语就是脾胃虚弱。西医的蠕动等同于中医的向下运动（受胃支配）。缺乏蠕动会导致气体积聚，从而导致腹胀。这种蠕动无力是一种肌肉张力普遍缺乏的表现，也反映在胃下垂中，他通过触诊向学生展示了胃下垂的存在。西医的下垂就是中医的脾气下陷。因为胃的位置低而且很虚弱，它无法向 144 上举气。朱教授接着概述了应该如何治疗这种情况："要想上升，就必须有下降。很多医生说，下垂就用补中益气汤。[18] 但事实并非如此，成功没那么容易。你有时候必须先帮助下降，来促使上升。因此，治疗胃（根据中医学说，胃主降）和脾（主升）非常重要。"

3. 气滞血瘀和食滞，这是由脾胃不和导致的。

4. 血瘀导致的干燥，对应于西医中的血液循环问题。

因此，整个问题是虚中夹实、寒热夹杂、同时具有燥和湿，这些反映在疾病的慢性上以及很多矛盾的症状上（受寒会加剧症状但是又想喝冷饮；腹胀但是不打嗝不痛；白腻苔显示腹饱；脉沉、弱、不流利表明虚）。朱教授认为，治疗必须解决所有的复杂情况，需要一个个性化的量身定制的处方。正如患者的病史所证明的那样，仅从一个方面进行治疗是行不通的。朱教授自己的处方如下：

黄芪　　10g

柴胡　　10g

升麻　　10g

全瓜蒌 30g

半夏　　15g

枳实　　10g

鸡内金 10g

三棱　　10g

莪术　　10g

决明子 15g

丁香　　6g

肉桂　　2g

145 根据朱教授自己的解释，方子由四部分组成。前三味药（黄芪、柴胡、升麻），是李杲的补中益气汤的主要成分，功能是补脾举陷。[19] 接下来的三味药（全瓜蒌、半夏、枳实），是《伤寒论》中小陷胸汤的变体，用枳实取代黄连。原方是治疗因痰热积聚引起的胸部和上腹部的痛满。根据后来的一些评论者，它促通开结、调脾胃。[20]接下来的四味药（鸡内金、三棱、莪术、决明子），用来解决气、血和食物的停滞，遵循了"通可去滞"的原则。选择这些药（而不是可能达到类似效果的其他药）首先源于朱教授对张锡纯著作的学习。[21]其次，源于他对于除了主要功效之外还具有活血功能的药物的偏好。在目前的方子里，鸡内金用来解决食滞，黄芪用来补益气，全瓜蒌用来化痰宽胸。朱教授认为，这三味药也可以活血。最后两味药的组合称为"丁桂散"，是上海发展出的一种治疗胃寒的现代方子。[22]它在这里用于暖胃，因此有助于化痰，并帮助蠕动和胃酸的分泌（生物医学术语）。

当朱教授写完他的处方之后，他的一个学生表示，她不赞同他的想法。如果主证是胃虚寒，为什么不用理中丸这种方子？[23]朱教授向她指出，需要理解和调节整个病机，而不仅仅一个方子应对一个证。他再次解释了对于这个病机的理解，强调了协调对立症状的重要性。这个学生很明显对于理解其思路有困难，因为她反复问关于理中丸的情况。其他学生们对于他们老师实践的灵活性感到非常兴奋。朱教授解释说，能够同时从不同的角度看问题，这需要经验，但这也是中医的优势。将西医知识（如胃下垂、蠕动功能或低酸度）融入这样的理解中并不是一个阻碍，相反是增加了潜在的有用范围。

患者本人专心致志地关注讨论，尽管显然他并不完全理解。不论如何，他服用了这些草药，一周后回来报告说病情得到了改善，在随后的看诊中也继续改善了。

　　案例 5.3 关节痛　黄女士，41 岁，手指关节和脚关节疼痛，被诊断为类风湿性关节炎。疼痛始于六年前，从那时起，她就看诊了西医和中医。尽管服用了几疗程的类固醇，她的病情并没有明显好转。除了因感冒而加剧的关节肿胀、发红和疼痛外，黄女士还报告她有低烧、便秘、轻微眩晕和胸闷。体检显示低血压（90/70 毫米汞柱）；脉搏沉、弱、细；舌体苍白，舌苔白腻。朱教授让她做血液检查，并告诉她下周回到他的诊室。血液检查显示存在类风湿因子，血沉升高（25mm/h），血黏度升高，支持类风湿性关节炎的诊断，[24] 但是血液学报告正常（红细胞 5.2×10^{12}/l，白细胞 4.5×10^{9}/l，血小板 208×10^{9}/l）。

　　在下一次看诊中，朱教授诊断为气血两虚基础上的痹症。他的处方，如下所示，是独活寄生汤的变体，是当代中医治疗这种证的标准方子。[25]

独活　　10g

羌活　　10g

桑寄生 10g

桑枝　　30g

防己　　10g

海风藤 10g

蚕沙　　10g

薏苡仁 10g

牛膝　　10g

黄芪　　15g

生地黄 10g

当归　　20g

丹参　　30g

朱教授说，这个方子选了海风藤，除此之外没有什么特别之处，因为它具有类固醇作用，当归和丹参的再次结合使用证明了张锡纯的影响。[26] 更有趣的是，还加了一个处方：每天40毫克的雷公藤标准化提取物，一种剧毒药物。由于潜在的致命副作用（包括内出血和肾损伤），它直到最近才被纳入中国医生可主动使用的药典。如今，它被用来治疗类风湿性关节炎，其临床疗效在20世纪80年代的几项研究中得到证实。[27] 有趣的是，尽管中医从业者把它作为一种药纳入他们的药物学中（朱教授当然认为它是一种中药），但是在他的医院只能在西药房作为标准制剂获得。

朱教授经常使用雷公藤治疗类风湿性关节炎。他还使用其他有毒药物，如大风子、马钱子、硫磺，当他认为其使用对特定情况是必要和适当的。意识到潜在的副作用，他定期通过生物医学检查技术监测服用这些药物的患者，作为其治疗方案的一部分。在本案例中，他要求黄女士在两周后的下次看诊之前，再进行一次血液检查、肝功能检查、心电图检查。那次看诊时，黄女士的关节痛已经明显减轻，大便正常。她依然有低烧。各项检查均未发现异常，黄女士报告说她感觉良好。朱教授对病情好转感到高兴，但认为低烧是依然有炎症的迹象。因此，他将雷公藤的剂量增加一倍，达到每天80毫克，并对草药方子进行了微调。他将当归的剂量增加至30克，地黄的剂

148

量增加到 15 克，以增强凉血，加快加强方子的效果。他还加
了 10 克绿豆衣，一种养血平肝药，因为在朱教授看来，它可
以协同支持雷公藤的治疗效果，同时抵消其副作用。

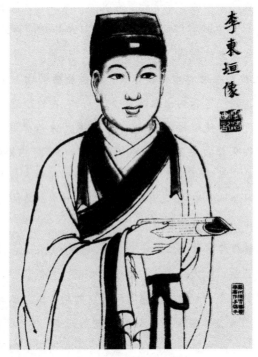

图 25　李杲（1180—1251）

　　一个月后，黄女士第三次就诊时，关节疼痛和炎症已完全
消失。血沉和血浆黏度正常，黄女士报告说，现在感觉比发病
以来的任何时候都好。朱教授显然很高兴，停了之前的处方。
他发现黄女士脉搏仍然很细、弱、涩，这表明元气仍虚，需
要支持。因此，他开了一种四君子汤的变体，主要是补气的方

子。[28] 不久之后，我回到了英国，但根据朱教授的信息，患者情况继续好转。

尽管朱教授声称中药应该是无副作用的，但在各种背景下，他对自己使用有毒药物给出了以下解释。首先，他学习了张锡纯等医生的经验，张锡纯称赞硫磺对严重阳虚患者的益处。[29] 第二，他觉得作为一名医生，他有责任尽一切可能帮助他的病人。第三，这些药物的使用是他更大的中西医结合目标的一部分。第四，称职的医生不应该害怕在必要的时候使用强毒性药物。他嘲笑那些一遇到严重问题就立即求助于西医的年轻医生，尽管他承认这是体制的问题，体制允许甚至要求他们这样做（第三章），医生个人也是这样。

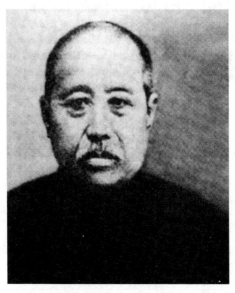

图 26 张锡纯（1860—1933）

150　　　回溯一点医学史将使我们更容易理解朱教授论点的言辞力量以及影响其行为的多种力量。根据著名唐代医生孙思邈（581—682）的一份陈述，他是第一位明确地将医德与自己相关联的中国医生，一位好医生具有四个特征：在行为上是道德高尚的（行方），具有广博的知识（智圆），很谨慎（心小），同时也有勇气（胆大）。[30]宋祁（998—1061）在《新唐书》中将此陈述归于孙思邈，经常被后来的医生们引用在文本中，以告诫什么是好的行医，当代学生阅读这段陈述，将之作为古典汉语和医德训练的一部分。[31]1637年的《医宗必读》对这段陈述的解释展开了讨论，"胆大"明确地被示例为有毒草药的使用，如附子，还有一些烈性攻下的方子，如承气汤。[32]因此，在这样一段陈述中，朱教授至少获得了四种效果：（1）他确立了自己是中医从业者的典范这一地位，反之亦然；（2）确立已久的伦理价值观的当代意义；（3）他拉开了自己与学生的距离（作为老师，这是他必须做的），与其他医生的距离（他和这些医生存在着声望上的竞争）；（4）他将生物医学制剂的使用融入中医实践，不仅基于疗效，也基于道德。[33]

　　案例 5.4　梅尼埃病　第四个案例不是追踪一个患者的治疗。而是，它讨论了朱教授对梅尼埃病的治疗。我之所以选择这个案例，是因为它作为一个典范反映了朱教授在中西医结合理论和实践上的创新。

　　梅尼埃病侵袭内耳，以眩晕、恶心和呕吐为特征。这些症状伴有耳鸣、部分听力丧失、耳朵充盈感，有时眼球持续快速摆动（眼球震颤）。生物医学描述了其病理学，即内淋巴液的逐步扩张，但是其确切原因依然被证明是难以确定的，迄今为止的治疗也是缓解性的。[34] 当代中医教科书——甚至那些根据生物医学疾病编排的教科书——都将梅尼埃病放入传统疾病类别"眩晕"。[35] 标准的治疗方法是根据眩晕的辨证论治对不同的患者使用不同的治疗。[36] 中西医结合教科书将此病分为几种 151 "型"，比如"肝阳上亢型"或"痰浊中阻型"，这些"型"都来自更传统的证候（有时候是完全相同）。[37]

朱教授批评了文献中提出的梅尼埃病"型"的多样性。他认为，发现此病的中医描述和西医描述之间的相似性是有可能的，这会导致一种新的治疗方法。以下对他的推理的分析来自对朱教授治疗的 6 例梅尼埃病的深入讨论和观察。

朱教授认为，在所有被诊断患有梅尼埃病的患者中，超过80%的患者表现出中医上持续的不和证。这些患者不仅有一系列稳定的症状（恶心、眩晕、耳鸣或耳聋），他们还表现出脉弦滑，舌苔腻。弦脉显示有风邪或痰邪，指向肝胆功能受损。朱教授认为，生物医学将问题定位于内耳以及耳鸣和听力受损的症状也表明肝胆有问题。耳朵与足少阳胆经相关，和足厥阴肝经互为表里关系。"肝开窍于目"解释了为什么会有眼球震颤。眩晕和失去平衡表明有内风，这是由肝阳上亢或肝火引起的，或者二者都有。根据中医理念，这二者是紧密相关的。[38] 此肝脏病变因为有痰而复杂了，表现为恶心、头晕和舌苔腻。

朱教授认为，梅尼埃病是升降失常的结果，涉及厥阴和阳明。[39] 升降涉及除了肝和胃以外的很多其他脏腑，对其详细说明作为当前问题的核心是朱教授诊断的关键。[40] "肝常有余，152

胃主降浊。"如果二者的关系紊乱了，就会导致气上冲，以及由头部特别是耳部的浊邪带来的危害。痰就是这种浊邪的实际表现。它的存在既可以解释为中焦（即胃或阳明）的功能紊乱，也可以解释为肝气上冲引起的气机紊乱。朱教授引用庞安时（1044—1099，以其笔名"安常"而为人所知）的话："善治痰者，不治痰而治气，气顺则一身之津液亦随气而顺矣。"[41]

朱教授在分析中特别引用了我们在上面案例5.2中遇到的由金代李杲和20世纪初张锡纯发展的升降失常理论。说到这里，分析只包括一个西医知识要素：疾病的解剖学定位是内耳的耳蜗和前庭感觉器官。在梅尼埃病中，内淋巴系统的过度压力和扩张会对这些器官造成损害。在中医传统文献中，痰的定义及其与水、饮、湿的关系是不明确的，但是现代教科书将之定义为一种病理性体液。并没有发挥过多的想象力，朱教授将痰（表现为眩晕、恶心、弦脉、舌苔腻）和内淋巴系统的液体功能紊乱联系起来，从而在生物医学的解剖身体和中医的功能身体之间建立了概念联系。

这种联系对朱教授来说很重要，因为他认为它解决了当代中医中有形痰和无形痰之间有问题的对立。前者可以在咳痰时看到，而后者的存在是根据症状推断的，如四肢麻木、身体不同部位的肿块、迷失方向感、躁狂、抑郁，在许多病例中，还有舌苔腻。[42]有形痰和无形痰之间的结构性对立似乎起源于最近。在经典文献中，痰在病理生理学上被定义为凝结的过程。新的解释也许反映了现代理论家们这样的愿望，即让中医更接近于一种能够客观表达而不是描述过程的现实。[43]例如，明代的冯兆张写道：

脏腑津液受病为痰，随气升降，理之常也。若在皮里膜外，及四肢关节曲折之地，而脏腑之痰何能流注其所？此即本处津液，遇冷遇热，即凝结成痰而为病，断非别部之津液受病成痰，舍其本位而移于他部者。况气本无形，故能无微不达，而液随气运，亦可藉气周流。若至津液受病成痰，则变为有形而凝滞，焉能随气流通于至微至密之所耶？[44]

朱教授曾好几次向我解释，在当代中国文献中，引起眩晕的痰被描述为无形痰，实际上，它也有形，在梅尼埃病的病例中，表现为内耳淋巴液增厚。现代科学技术使这一点变得显而易见。在我们的讨论中，朱教授用这个例子来证明生物医学技术并不一定与中医对立。相反，它可以证实和加强它。以前通过类比推理在功能上相关的东西现在可以在可见的物质意义上相关联。朱教授认为，在客观知识经常被等同于视觉上可见的社会背景下，以及在中医学面临加强其客观性的压力下，这种肯定是一个不小的成就。

朱教授基于其分析，开出了如下的草药方子来治疗梅尼埃病：

代赭石

夏枯草

黄芩

茯苓

半夏

天南星

全瓜蒌

车前子

　　这个方子的主要作用是通过调节厥阴和阳明来降气。它的次要作用是化痰。因此，它重建了气机升降的协调，重建了清

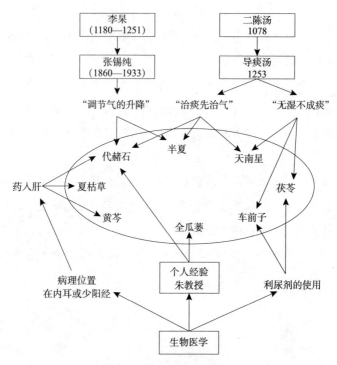

图 27　朱教授方剂的谱系图

浊之间的平衡。该方子选择药味的灵感有多个来源：（1）来源于张锡纯，用代赭石作为君药，以向下行气；[46]（2）来源于已有的经典方略，用茯苓、半夏、天南星治痰，用夏枯草、黄芩治肝病；[47]（3）来源于朱教授在中西医结合上的兴趣，车前子的使用。以及来源于他自己的临床经验，瓜蒌的使用。[48] 方子的谱系图如图 27 所示。

朱教授配方的确切成分无须进一步关注，除了**车前子**的使用作为中西医结合理性的另一个例子，朱教授和许多他的同事正在通过这种方式发展中医。古典和现代药典都认为车前子的主要作用是利水、祛湿清热。虽然有一些文献说它祛痰或化痰，它通常不被认为是用于此目的的主要药物。在文献表明其用于痰病的地方，它指的是痰多的咳嗽，尤其是肺热引起的咳嗽。[49] 如上所述，痰在中医学说中是一个有问题的实体。与湿气一样，痰是浊的过度积聚，在体液生理学和病理学的标题下讨论。"饮"经常被描述为一种没有痰黏稠的体液积聚，二者结合起来形成了一个术语"痰饮"。[51] 痰也被认为是来源于湿。因此，有时候会说"无湿不成痰"。[52]

如果正如生物医学所认为的那样，梅尼埃病是由于内淋巴压力增加所致，那么至少可以通过减少循环中的液体总量来暂时缓解。一些生物医学权威通过静脉注射利尿剂来达到这种效果。[53] 朱教授解释说，这是他使用车前子的原因之一。我之前观察到朱教授使用车前子、益母草、牛膝、泽兰，以及其他有利尿作用的药物作为治疗原发性高血压的辅助药物。20 世纪 80 年代末，我在与一位来自成都的医生一起学习时，我观察到这位医生也有类似的用药选择，他对我解释说，他的策略来源于生物医学上用利尿剂治疗高血压。朱教授也承认生物医学的影响。然而，两位医生都指出，药物被选择不仅仅因为它们有利尿作用。相反，它们被整合进了一个方子，因为它们结合了利尿作用和其他作用，这些其他作用从中医的角度看非常重要，比如活血、降气，或者因为它们进入一个特定的归经。

根据现代中国教科书，车前子属于利水渗湿药。当将其作用扩展到更广泛的液体代谢时，一味药"利水"的能力似乎包括生物医学利尿药的能力。因此，这些药物具有"增加尿量、促进和增强排尿"的生物医学功能，以及"排除体内滞留和积聚的湿气"的中医功能。[54] 因此，利尿不仅仅是表现在生物医学上，也是中医"利水渗湿"的一个方面。

长期以来，增加排尿一直是中医去除体内混浊的最重要方法之一。因此，在朱教授的方子中，车前子起作用的第二步甚至与其作为单纯利尿剂的作用相去甚远，此药被整合进了一个治疗方略，该方略是基于药物配伍的君臣佐使的假定。这里，车前子的"利水渗湿"作用是为了辅助更重要的半夏和天南星的化痰作用。要注意到，中医普遍认为湿气是痰的来源。因此，治疗痰的经典方子包括利湿药，以辅助其主要的化痰药。二陈汤和导痰汤都用了茯苓以达到此目的，这两个方子对朱教授自己方子的形成有重要影响。用当代教学手册的话来说："痰由湿生，湿自脾来，故又佐以茯苓，健脾利湿，俾湿去脾旺，痰无由生。"[55] 在朱教授的配方中，车前子被添加到茯苓中主要是为了达到这种效果，但也因为它可以被理解为生物医学意义上的利尿剂。此外，它归肝明目，从而在生理上和病症上都支持整个方子的动力机制。

总之，我们可以说，朱教授在治疗梅尼埃病时，他将诸多症状和体征辨证为"不和"，可以通过在中医传统档案中记录的治疗策略进行处理。当中西医两个参考框架之间可以建立联系时，他还通过策略性地利用生物医学知识来补充这一档案。生物医学作为一种工具肯定了中医知识，同时也为应对复杂多变的世界提供了可能的新方法。此外，朱教授应用于梅尼埃病的策略并不代表着单个医生的孤立努力。与不同机构的不同医生一起学习时，我遇到了许多类似的尝试以发展中医药。一些例子有，将尿蛋白解释为"精"的流失，治疗女性不孕症的方子是基于对雌激素和孕酮周期的理解，对男性不孕症的治疗是基于精子数量和精子活力的研究，以及将超声波作为中医诊断的一个重要方面。医生们经常在处方中使用某种药物，是因为它们是抗病毒的，解除痉挛的，或者抗高血压的。这也不是历史上的新现象。朱教授所受的培训将他与 20 世纪 50 年代在上海的医生联系起来，这些医生开发了现在的经典方剂，比如天麻钩藤饮，用于治疗生物医学定义的问题如高血压；[56] 甚至更进一步，在世纪之交，张锡纯不仅将生物医学知识融入了他的临床策略，而且还使用了生物医学药物，他将这些药物的作用转化为中医功能。[57]

朱教授有一些机巧的策略，可以从生物医学中挪用他认为可取的东西，因为这是有效的，而不会放弃他自己的传统价值观。虽然之前的研究侧重于西方知识对中医的侵蚀性影响，但 158

我自己的田野调查表明，它的引入同样可以促进当地实践的发展。[58] 因此，人类学家所记录的其他亚洲医学的东西也适用于当代中国。融合现象比比皆是，而不同医疗实践之间的关系既可以是互补的，也可以是竞争的，既振奋人心，也有害处。[59]

作为综合的融合：朱教授的能动性分析

正如前几章所述，我将在结论部分将朱教授作为一个医生的多元能动性的民族志和第二章提出的综合的理论讨论联系起来。在这种情况下，最重要的观察结果是即使在一个人身上也存在着多样性。我们看到的朱教授作为一个医生的能动性的任何东西，都不能被描述为一种单一的推理方式、一种单一形式的医疗实践、一种单一的美学、一种单一的医学凝视、一种单一的符号系统。

朱教授在病房里有时只做西医。他还经常在门诊部开西药处方。[60] 在案例 5.1 中，我们看到他将症状与一个 2000 年前的文献记载的方子相匹配。在案例 5.2 中，他的能动性要复杂得多。它不仅包括从错综复杂和相互矛盾的症状中揭示病机，而且还包括通过制定同样错综复杂的处方来应对它。这种处方形式是金元时期新儒学医生创造的医学的延续，其本身是对当时汉代医学的复杂反应和进一步发展。[61] 在案例 5.3 中，朱教授将案例 5.2 的处方实践与从中药中提取的标准化药物用于治疗生物医学定义的疾病相结合。在病例 5.4 中，他构建了一个全新的疾病分类学混合物和相应的治疗策略。

朱教授作为一名医生的多样的能动性，是在他与构成当代中医

的其他基础设施的复杂整体相遇过程中出现的。在四个案例研究 159
中，我们都看到朱教授与患者的物理身体互动，患者的存在（现在
的和过去的）塑造了他的所作所为。[62] 我们感受到他被这些东西激
励、指导和规训：其医学祖先和老师的经验、理论和治疗策略；什
么是好的和强大的医生的文化概念，以及他希望成为这样一个医生
的意愿；历史上关于中西医结合的特定概念；在他成长的岁月里，
被自身主观意愿以及"为人民服务"的精神风气所塑造的治疗和帮
助病人的愿望；他的创新愿望，这可能是他性格的一部分，但也与
当前中医和中国社会的目标产生共鸣；可用的特定诊断和医疗技
术，如医院病房、血压计、血液检查以及评估所需的实验室。

朱教授将上述所有基础设施都视为他在表达医学技艺的过程中
所操作的要素。然而，从更全球化的角度来看，同样的基础设施也
塑造着朱教授。他对经典方子的使用就是一个例子。朱教授通过使
用和修改医学文献中对他可用的方子与患者互动。在中医学中，这
些方子不仅仅是治疗工具，还形成了对病理的诊断和理解。因此，
在致力于使用这些方子的过程中，他也受到这些方子如何综合症
状、病程、治疗策略和药物的影响。

和朱教授一样，这些基础设施也有历史，其历史记录了综合，
它们的形成正是通过这些综合。例如，《伤寒论》中的方子的当代
应用并不是来源于对原文的直接阅读，而是来自后来的学者医生
的阐释，这些医生现在被集体铭记为"伤寒学派"。宋代对《伤寒
论》的兴趣，以及它在汉代的最初创立，是因为对外界侵入身体的
邪气的普遍关注。这类邪气不仅包括寒气，还包括鬼怪。[63] 20 世
纪 20 年代以来的整理中医的传统影响了对这些解释的现代接纳。

现在对于伤寒传统的修正，一个方面是与辩证唯物主义的调和，在
160 这种辩证唯物主义中，鬼怪是不存在的。另一个方面是与温病传统
（或温病学派）的结合，温病学派出现于清代，构成了对伤寒疗法
的明确挑战。[64]

因此，朱教授有时候会把伤寒传统的方子和温病传统的方子结
合在一起，而有时候他会只用其一，或者出于对某种新型中西医疗
法的偏爱而两者都不用。然而，在一个特定的经历了连续治疗的患
者进入他的诊室之前，他是不可能预测治疗会如何发展的。朱教授
是否成为经方学派（也即经常联系到伤寒学派的医生，将临床现实
与经典方子相匹配，案例5.1）的代表，时方学派（也即经常联系
到温病学派的医生，通过巧妙的草药组合来制定处方，以符合临
床现实：案例5.2）的代表，还是中西医结合学派（也即为了从临
床现实中发展出新医学而制定处方：案例5.3和5.4）的代表，都
不是由疾病、患者、朱教授、他工作的机构或者其他某个因素单独
决定的。决定这些的是，所有这些元素一起组成一个复杂的整体，
这个整体从定义上来说是一个时空上的单一事件。这种地方性汇
聚——既不受整体的支配，也不受其任何一个构成元素的支配——
我称之为综合。

我在本章中收集和分析的案例历史使我们能够考察这种综合的
核心出现和消失的过程。朱教授的中西医结合就是一个很好的例
子。就目前而言，这无疑呈现了一个多种构成的、未完成的计划。
在最简单的层面上，两种医学的结合是同时进行的，但没有任何明
显的相互渗透程度。由于这种实践必须被建构才能使用，因此它似
乎受"本""标"关系的中医概念的影响。无论何时发生更自觉的

相互渗透，朱教授在实践过程中整合生物医学资源，都展示了皮克林的适应和抵抗机制。

朱教授根据生物医学信息重新解释传统解剖学就是一个例子。他治疗的耳蜗和前庭感觉器官并不完全是《黄帝内经》或其他经典著作上的大脑或管道，也不是神经科医生或耳鼻喉科专家所能看到的东西——尽管它们可以是其中任何一个。它们是由一种演绎模式构成的，这种演绎模式将内淋巴液的生物医学观念与中医痰的观念结合起来，以及将内耳与少阳经结合起来。朱教授的病人的身体仍然是由内脏和血管组成的。它仍然是通过气、血和体液的代谢活动而获得生命的。然而，它也适应了更接近生物医学技术所揭示的身体。

相同的过程发生在治疗方子的层面上。朱教授写的新方子表现了中药药典对在临床实践中遇到的抵抗的适应，这些抵抗表现为反复出现的对老方子使用效果的不满意。这些老方子所依据的概念仍然有效，但是它们的结合适应了由新的医疗技术发现的病情现实，这种病情现实是汉代或元代的医生无法获得的。

一旦新方子和对身体的新看法被建立起来，它们就会与它们试图取代的老方子产生竞争。然而，尽管朱教授正逐步获得具有相当影响力和声望的职位，但没有恰当的机制可以将他的演绎强加给他的同事。自20世纪50年代以来，中医在教育和理论层面上的系统化，被同样强调个人技能和经验（尤其是在20世纪80年代末和90年代）的做法所抵消。医生根据一种策略而不是另一种策略治疗患者的压力仍然是由个人关系（老师对学生，上级对下级），而不是由明确的或隐性的专业行为规则和专业团体的监管来促成的。

因此，创新过程中的变化不是中医作为一个系统的实践和观点，而是医生个人的实践和观点。

　　这对我们理解当代中医有两个重要影响。首先，它提请我们注意人际关系在中医传播和实践中的重要性。其次，中医学在当地的特定综合而非推理或惯习的整体模式的定位支持了我的观点，即：将中医看成一个不断发展的实践领域，使得我们更充分地了解其实际实践。这一领域的一些基础设施可以比其他基础设施与更多的基础设施相关联。因此，有些人无论是活着的还是死去的，都更有影响力，有些概念更真实，有些方子比其他方子更有效。以这种方式思考综合的形成使得一种对医疗实践的看法成为可能，即允许输入生物的、社会的和文化的基础设施，而无所谓哪一个更具有优先权。

　　1980 年至 1991 年间，在中医期刊上发表的 31 种治疗眩晕的新方子中，25 种治疗痰湿，25 种治疗肝不和——这与朱教授的治疗方子的病机完全相同。这些治疗痰湿的方子是从三种经典方子中的一种或多种中获得灵感：14 种来自二陈汤或其衍生物，如温胆汤和半夏白术天麻汤；14 种来自泽泻汤，5 种来自苓桂术甘汤。[65] 治疗肝不和的策略仅稍有不同。生物医学的影响仅体现在使用少数几种药物，如葛根、丹参、地龙和车前草，以利用其扩张血管和利尿作用。[66]

　　所有梅尼埃病的患者都有一定程度的生物功能紊乱。此外，患者有相同的症状，这不可避免地导致医生依赖同样的检查工具进行大致相似的诊断。然而，梅尼埃病的生物功能紊乱也有一些附加症状，每个病例在不同的时候都有一个非常具体独有的特征和表现。

反过来，每一位医生都在个人特定的社会关系和制度环境中进行中医诊断和治疗，导致他们倾向于更多地使用某些工具和概念。医生有特殊的偏好和兴趣，机构的设施在某些方面有所不同。最后，中医治疗效果的记录并没有坚持将当地的实践背景同质化，而是允许在不使用对照组的情况下进行个案描述和临床研究。

这里也证实了第四章的观察结果：不受任何单一管理原则指导的地方性互动，仍然可以导致全球视角下的对文化形式变化的适应。在治疗梅尼埃病上的创新各不相同，但差别不大，因为患者对于医生使用的药物和方子的抵抗是相似而不相同的。为了适应这种抵抗，医生们对于方子的调整也是相似而不相同的，因为这种调整经过了受规训的认知和理解模式的过滤。最后，将中医系统化为一个实践领域的社会控制机制容忍了一定程度的多样性共存。

还有一个问题值得注意。也许有人会说，我所描述的适应策略证明了中医药越来越受到西医的控制，而不是独立生存。我同意这样一种观点，一般的科学，特别是生物医学，已经在当代中国形成了这样一种力量参照点，以至于中医确实不能忽视它们。然而这种对抗的结果并不是不可避免的。正如我所展示的那样，地方的不是简单地被全球的支配，而是有能力通过同化吸收使全球的成为地方的。朱教授特别指出，生物医学的临床凝视不是通过生物医学技术的仪器观察身体的自然结果；正如我们从库恩、福柯和其他人那里了解到的那样，这是独特的规训实践的结果。当代中国的中医从业者们已经学会了服从这些规训，但也知道如何摆脱它们。内耳充满内淋巴液，但也可能充满痰。车前草是一种利尿剂，但这并不意味着它不会进入肝脏，明目祛湿。

　　认为当代中国医生正在失去或可能已经失去了与"传统"医学的联系，这忽略了一个更重要的观点——即在明显不可通约的范式之间进行有效沟通是可能的，视界在本质上是开放的，多元性是可行的。尽管——或者更确切地说——它是在一种弱势地位下出现的，生物医学实践和概念融入当代中医领域，教会了我们如何在不放弃自我完整性的情况下与他人建立联系。

第六章 学生、徒弟和社会交往的艺术：成为一个中医师

本章通过考察医疗实践和社会关系之间的联系，继续我对当代中医学多元性的探索。鉴于文化空间的广阔和当代中国的复杂性，我再次选择了案例研究的方法。我将荣教授置于本研究的中心，他是一位顶尖的医生、作家和教育工作者。荣教授在40年的时间里多次经历了中医的实践、传播和变革，见证了理论和实践是如何通过多种社会互动不断重构的。我的案例研究描述了在北京北部一个诊室的小空间内，各种各样的社会关系如何从一个中心会聚并辐射出去。这个中心是荣教授。然而，从另一个角度来看，荣教授似乎只是一个便利的网络交会点，通过它，不同种类的事物（信息、情感、恩惠、各种资本）转送和交换着。

为了减少这项工作的复杂性，从而使其切实可行，我选择把关注点放在成为一名医生所涉及的社会关系上。我说"成为医生"而不是"知识传输"（knowledge transmission），是为了避免对后者隐含的认知主义偏见和神秘化内化概念的依赖*。关注一个人如何成

---

* "知识传输"隐含着一种意思，即老师将知识传授给学生，学生就掌握了这种知识，至于学生是如何掌握内化这种知识的，其过程是神秘化的，也是隐而不宣的。但是"成为医生"就是要将这个掌握知识的过程揭示出来。

为医生，而不是知识如何传输，这一点将注意力转移到对发展和学习的研究上。发展和学习是一个本质上开放的过程，在这个过程中，身份、认识实践（用冯珠娣的术语来说）和社会团体的成员资格永远相互牵涉在一起。[1]

这种对学习和理解的认知接受了多元的认知方式（就像我们在第五章中遇到的那样）不仅是可能的，而且是高度可行的。认知和理解被视为是在地方性综合中出现的，在这种综合中，人们与其他人和事物的能动性进行互动。人类能动性的一个独有特征是，它能够通过同时将自身与许多不同的基础设施联系起来，将自身同时插入许多综合中。这种对人类能动性的理解反映在人类学和相关学科的一种新兴的研究传统中，该研究传统认为，社会行为分析必须允许非一元性个体的可能性，这种非一元性个体是由"一组多样且矛盾的定位"组成或存在的。[2] 从概念上讲，这表现在一种明确的愿望，即从以"成功人格的金标准"的普世启蒙主体的行为解释转向对"主体性"或"主体位置性"的分析。[3]

以"主体性"或"主体位置性"为中介的能动性探索自然会导致对社会空间的探索。在第二章的末尾，我根据实践领域描述了这个空间，这些实践领域是由被纳入或排除在综合过程中的人类或非人类基础设施构成的。我认为实践领域决定了能动性和主体性，而能动性与主体性相互建构着它们所处的实践领域。这种相互建构可以通过一种分析模式进行有益的探索，这种分析模式不仅探索相互联系的基础设施之间的空间关系，还探索建立、维护和破坏基础设施的展演（performativities）。我使用地形和拓扑结构的概念来描述这些分析模式。《牛津英语词典》将"地形"定义为参照物体下面的部分绘制物体表面的地图，这使得它特别适合用于我研究的由基础设施构成的综合。然而，对一个物体或实践领域的绘制取决于观察者如何通过观察和分析构建一个地方，而不是取决于空间组织本身。我对这种效应的认识是通过参照拓扑的概念来引导的。[4]

本章开始时，我描述了当代中医实践领域与职业发展的关系，强调了三种不同的学习形式以及它们所体现和支持的社会关系：师带徒、院校教育、社会关系网络（或关系学）。我列出荣教授职业发展中的每一种关系，以及他的学生和徒弟的每一种关系。这种方法论策略使我将社会关系分割成相互独立的类型，将实践领域也分割成界限分明的地带。在本章的最后一部分，我使用了上述地形和拓扑的概念，以了解当代中国中医的多元性是如何被社会性地建构起来的。

那么，让我从介绍我的主要行动者开始。1994 年 9 月至 12 月，我有幸与 73 岁的荣教授一起学习，荣教授是北京的名老中医之一。以下是对荣教授、其学生和徒弟的一个典型工作日的描述。

案例 6.1 荣教授生活中的一天　　上午 7:30 左右，荣教授、其儿子兼徒弟小荣医生，被他的三个博士生从家中接走。学生们来陪同他们的老师去诊室，在那里，十多个病人、陆医生和我都在等待他的到来。陆医生是荣教授的第二个徒弟，五十岁出头，头发灰白，是北京中医药大学的教授。当荣教授一行人走近诊所大楼时，通常排在老师后面的学生们迅速走到了前面。当一个人为教授打开门，帮他脱下外套时，另两个人忙着安排诊室：为荣教授和他的病人摆放椅子，确保他有开水泡茶，整理病人档案，准备处方簿。荣教授一坐下就开始看诊。到午餐时间，他将看诊 60 至 70 名患者。

荣教授的小诊室里稀疏地布置着一张长方形的大木桌、几把椅子和一个衣架。这套家具是新的，是古典而厚重的中国风格。与大多数普通诊所的廉价设施形成对比的是，它显然是为了强调在这个房间里看病的荣教授及其同事的地位。桌子的东侧靠着一面镜子墙，镜子墙使房间看起来更大。荣教授坐在桌子的北侧，朝南对着唯一的窗户。在荣教授旁边的桌子角落里为患者提供了一把椅子。在桌子南侧，荣教授对面，坐着他的一名徒弟和一名学生；我和另外两个学生挤在病人旁边。房间的其余部分都是等待治疗的患者及其家属和朋友。

每次看诊都以相同的模式进行。荣教授检查了患者的脉搏和舌头，问了几个问题，然后在病历本中写下一两行诊断，并附上处方，作为治疗记录。然后将病历本递给坐在对面的学生，他将处方抄写在处方簿上。他为自己保留了一份处方，并将另一份交给患者，患者已经为下一位排队的人腾出了椅子。另外两名学生也抄了荣教授的处方和笔记。有时他们会向等待处方的患者补充提问。如果需要的话，他们会处理患者的疑问和问题，确保尽可能少打扰荣教授宝贵的看诊时间。

荣教授两个徒弟的作用和他的学生有所不同。每隔一天，他们中的一位就会在旁边一间朝着大楼后部的没有窗户的隔间里看荣教授的一小部分患者。荣教授会决定是哪些患者。通常情况下，他会选择那些在他的看诊时间里有过多需求的新患者。对这些患者的看诊也按照荣教授建立的同样的模式，尽管他的徒弟需要更长的时间才能开出处方。然后，病人把这个处方拿到主诊室，在那里，荣教授对脉搏和舌头进行了简短的检查，对他的徒弟的处方做了一些修改。他划掉了一些药物，以其他药物替代，这样做既有教育意义，也有社会意义。学生可能会犯错误，如果只是他的徒弟开方，来找荣教授看病的患者们就会不高兴。

与此同时，他的第二个徒弟也抄荣教授的笔记和处方。有时，陆医生或小荣医生会保留患者病历本，以便将其内容转换为详细的病历，供荣教授存档。如果荣教授出城参加会议或演讲，他的徒弟会在他不在的时候为他的患者治疗，这种情况经常发生。在这样的时候，他的学生并不参与。晚上和周日，他的儿子还在家里作为父亲看诊的助手，病人有高级干部和商界领袖。

在看诊期间，荣教授将注意力完全集中在他的病人身上，偶尔中断一下，点一支烟。在我和他一起学习的整个四个月里，只有三四次他口头上教过他的学生和徒弟。相反，他花了相当多的时间指导他的患者，在饮食和生活方式上以及中医的专门特点上，这种指导要么是单独一个患者，要么是一群患者一起。他不失尊严地做了患者心目中的模范医生所做的一切：168他不时地用自己生活中的小故事或讲述他治疗的许多名人的故事来使患者开心，或者逗一个孩子并抚慰孩子的母亲。

为了看荣教授，患者必须在前一天的晚上挂号。荣教授一上午的时间有 50 个号。到了上午快结束的时候，没挂到号的患者开始出现，这些患者因为前一天晚上太忙或住得太远而没挂到号。他们知道，作为一名仁慈的医生，荣教授也会尽力治疗他们。虽然是荣教授决定了他一天额外治疗多少患者，但他的学生的任务是确保没有人的感情受到伤害，并且在展现荣教授的仁慈和他需要及时回家吃午饭以及在下午日程安排前的休息之间取得适当的平衡。打扫干净后，他的学生和徒弟跟在他后面，一行人回到他的家。

下午，荣教授通常出席由他担任领导的众多委员会之一的会议。一些下午，他在北京的另一家诊所做手术，并由他的徒弟陪同。他的徒弟还负责保存他们老师的案例记录，并协助他撰写和准备手稿。学生们忙于自己的博士论文；每个题目都是对荣教授制定的方子的研究。这些研究包括追溯方子的历史沿袭，以及从生化分析和动物实验到病例记录、临床实验的研究。

师带徒：过去的坚韧持续

我的信息提供者们清楚地区分了一个老师的学生和徒弟。本节介绍荣教授和他徒弟的关系，但也借鉴了我在田野调查期间对接触到的其他徒弟的观察结果。

169　　也许直到 19 世纪末，成为中医师的最常见途径是学徒制。[5] 晚清和民国时期，中医界试图实现中医现代化，导致在许多省市开设了以大学和技术学院为模板的学校和学院，并试图效仿西医培训。然而，学徒制仍然是一种教学模式，现代学校教育和传统学习方式的界限并不总是泾渭分明的。[6] 1949 年新中国成立后，旧式师徒关系的特殊性以及由此而留存的教师对知识的私人垄断在意识形态上并未得到认可。然而，徒弟制被纳入国家控制的教育体系，甚至在20世纪50年代后半期扩大，以增加中医师的总人数。[7] 根据卫生部1958年制定的一项不同方案，104名年轻医生被分配给31位著名医生，作为正式徒弟跟随后者学习。其目的是从这些著名的医生那里汲取临床知识，使其更广泛地为后代所用。[8]

中医的师带徒制度（正如其他中国艺术和手艺）是建立在家庭模式的基础上的，早在公元前2世纪就有文献记载。[9] 席文发现，至少直到公元500年，在世系内（从父亲到儿子，从师父到徒弟）传承的"真正的，书面医学启示录"是精英医生的标志。[10] 宋代末期以后，医生的社会地位发生了变化，导致社会精英阶层的学者持续稳定地涌入。到了帝制时代晚期，其结果是形成了"世医"和"儒医"的区分。前者被认为拥有通过家族传承的经验性知识，而后者则将学习医学经典作为普通教育的一部分，再将其学说转化为医疗实践。然而，在实践中，这些群体之间的界限从未那么清晰。许多文人医生来自医学家庭或跟着执业医师学习，世系医生也学习医学经典。[11]

当时师徒间的社会关系和现在一样，是父子之间的孝顺关系模式，这是儒家思想的五伦之一。[12] 这些关系（有人会说中国社会的所有关系）体现了一种不平等的等级关系。[13] 父亲/师父，是关系中的处于更高位置的，被赋予权威以及对儿子/徒弟的广泛特权，这些权力受到"礼"的限制。旧中国的这些规则被认为是实现孝道170和和谐关系所必须的。[14] 父系血统的旧意识形态所强加的这种社会关系等级秩序，在功能和意识形态上都与祖先崇拜的做法密切相关，祖先崇拜使一条血统合法化并得到维护。[15] 它还关键性地形成了中国人对地位和面子的看重，因为社会成员都认可组织中的权力是根据身份不平等地分配的。[16]

在荣教授和其徒弟的关系中，师徒制的等级结构以及由此产生的相互义务是显而易见的，他们在陪同教授时走在教授后面；在荣教授需要的任何时候，他们要协助他的工作，或者完成那些对荣教授来说太卑微的工作；使他们的个人职业生涯服从于他们老师地位的积累，比如为一本以老师名字出版的书做贡献。与我交谈过的几位北京著名医生的徒弟强调，他们的老师非常严格，因此他们害怕老师。然而，这种严格也被认为是一种关心和关切的表达。但是，尽管旧时的权威确立／关怀表达可能包括殴打等体罚，但它们现在仅限于"不多说话，从不微笑"、"严厉"和"提出不允许质疑的要求"。[17]

尽管著名医生总是有徒弟，但一个人成为一位著名医生的徒弟却没有统一的方式。在 20 世纪 50 年代中医学院成立之前，师徒关系可能在很小的时候就开始了，要么是在自己的家里，要么是去老师家里。它包括一段正式的培训期，通常持续三到六年，从一个人的青少年晚期开始。这种学徒制的开始常常以一个正式的启蒙仪式为标志，在这个仪式上弟子会拜师，通过磕头来确立他老师的权威地位。这种学徒制包括背诵经典著作，如《伤寒论》（据荣教授的学生说，荣教授从五岁起就开始学习），在看诊时抄方，以及参与一些附带的事务，如配药和煎药。[18]

现在，师徒关系很少在大学毕业前开始。例如，荣教授的儿子171 毕业于一所省中医学院，陆医生在北京中医药大学学习并工作。国家不仅控制执业医师的执照，还控制中医行业中有地位和权力的职位的获得。如果没有相应的专业资格，即使是著名医生的徒弟，也无法获得这些职位。毕竟，荣教授本人不仅是一名执业医生，也是中国共产党党员，也是北京中医药大学的荣休教授。

老师收徒弟是基于各种因素，包括血缘关系、认为有资质以及政治压力。席文认为，学徒制从严格的父系传承扩展到允许同时传给女婿或非同族徒弟的体系，标志着社会从一个仅由出生决定生计的社会转变为一个基于灵活职业的社会。在早期的社会体系中，对有限人群获取医疗知识的准入和限制起到了将精英阶层医生与低阶层医生区分开来的作用。[19] 尽管对古代关系的此类解释有一定的合理性，但在当代中国，它们需要进行重要修正。

至关重要的是国家的意图，国家从未想过要消灭师徒制，但却要将其纳入国家教育体系。1990 年 6 月，卫生部和国家中医药管理局、人事部一起决定制定一项计划，让 500 位名老中医在国家许可和监管的学徒制下培训有资质的医生。经过简单的选拔过程，1990 年 10 月 20 日，在北京人民大会堂举行了一次仪式，将首批 725 名徒弟分配给 462 名医生。[20]

由于该计划在更大范围内的制度化，它模糊了学徒制作为一种基于个人关系的学习制度和国家控制的教育之间的界限。更重要的是，它可以被视为中国政府推动的中国医疗规范化的工具。徒弟们被期望公布他们老师的病例记录，或者将其作为更正式的临床学习的基础。正如我在第七章中所展示的那样，抄写病历不仅是一种尊重医学祖先的工具，还涉及将各种个人形式的认识和实践屈从转化为官方批准的"认识实践"。鉴于面子和地位在日常生活中的重要

性，招募（师徒双方）很容易。官方赋予的带徒弟的资格相当大地
172　提升了名老中医对于其他医生的地位。对于徒弟来说，成功完成学
徒培训的标志是一份官方证书，这份证书将老师的一些名气或是声
望授予了徒弟。

　　荣教授除了儿子和陆医生外，没有其他徒弟。徐教授，和荣教
授名气差不多的一位教授，在上述制度下，不时会招收短期徒弟。
赵医生完成了这样一个学徒培训，她的描述是我所能收集到的关于
当代学徒训练的最详细的描述。赵医生于 1991 年毕业于北京中医
药大学，随后以徒弟的身份跟随徐教授学习，相对于大学的研究生
学习，她更偏好这种学习方式。以下关于她的学徒生涯的描述是基
于对赵医生的几次访谈。

　　案例 6.2　赵医生的学徒生涯　对赵医生来说，当徒弟是一
个持续了几个月的过程。赵医生首先需要与徐教授建立初步关
系。她之所以能成功，是因为她是他的一个现有徒弟的好友，
这个人给她提供了和老师接近的第一步。她也很幸运，因为
她认识徐教授的一个女儿，通过其女儿介绍认识了家庭其他成
员。这些家庭成员提供的进一步介绍和参考资料说服了徐教授
招收赵医生，赵医生当时是北京中医学院的应届毕业生。

　　为此，赵医生被正式邀请到徐教授的家中。这样，虚拟关
系就转变为实际关系。赵医生在拜访的过程中，通过明智地使
用其他策略，加强了仍然极其脆弱的关系。她之前曾跟着另一
位著名医生学习，这提高了她在徐教授眼中作为一名认真学生
的可信度。她还暗示，她希望跟着徐教授学习，而不是在大学

接受研究生教育，这也增加了徐教授的面子。此外，她还参与了一个与徐教授的专业领域相关的研究项目。初级医师以导师或上级医师的名义，或至少与导师或上级医师联合发表论文并不罕见。赵医生向我解释说，这对双方都有利。学生通过与一位著名教授的交往而获益，而教授则增加了学生对成功的和潜在重要的研究的参与。赵医生认为，当双方首次会面时，这种共同利益的意涵对双方来说都是显而易见的，无须明确讨论未来的合作。最后，赵医生嫁给了一个西方人。目前，许多中国 173
人渴望在西方学习或工作，无论是为自己还是为子女。赵医生具有为徐教授的家庭成员促成此类移民的潜在能力，这一点并没有被忽视。[21]

在他们第一次会面后，徐教授开始要求赵博士"做这个做那个"（赵医生不想详细谈论这个）。赵医生服从了他的所有指令。经过了几个月，以及徐教授和家人、其他徒弟的进一步协商，赵医生终于被收为徒弟。在北京一家著名酒店举行的正式宴会上，赵医生和另一名徒弟被接收，同时必须承担费用，这一师徒关系被确认了。宴会包括一个简短的仪式，在仪式上，赵医生不得不以磕三个头的方式拜师。

此后，她在诊所里跟随徐教授。她给老师抄方，给他沏茶，照顾病人。几乎没有正式的教学，徐教授在看诊期间不会容忍他的学生提出任何问题。"你可以看看他的处方，然后你就会知道他用了什么方法。"徐教授偶尔会要求他的徒弟做诊断。如果他们的回答与他期望的相反，他会觉得他们没有努力学习，变得非常生气。他会告诉他们查阅具体的文献，以搞清楚哪里不足。

赵医生与徐教授的正式师徒关系持续了两年。现在，她与老师几乎没有直接联系，但他的影响力仍然很强。从道德上讲，她发现很难使用老师的方法以外的任何其他方法。就个人而言，她觉得她的学徒生涯从根本上改变了她的性格。她告诉我，她已经从一个有着"坏态度"的任性女人转变为一个更成熟的人，能够同情她的患者。从她的老师那里学习医德，包括首先对遵从的践行，对赵医生来说，与学习临床策略一样重要。

在我们遇到的三种师徒关系中，我们可以看出学徒制的渐变及其共同特征，以及它们与过去传统模式的联系。师徒关系的等级秩序反映在仪式化的行为（礼）中，这种"礼"会要求徒弟在拜师的时候磕头或者在看诊的时候为师父沏茶。"礼"要求老师外表上对学生严格，内心对学生关爱。它表达了人情，是对适当社交礼仪形式的遵守，也可以更深入地与感情联系起来。"人情"是一种特殊的情感特质，中国人将其与长期的关系联系在一起，并常常认为外国人缺乏这种特质。[22]

就形式和内容而言，师徒关系可以根据它们所涉及的关系的亲近程度来绘制。荣教授和他的儿子之间的关系是先前存在的父子关系的延伸，具有相互的义务和象征意义。小荣医生的家族历史悠久，显然可以往上追溯九代。他和他父亲住在同一个家庭，用一种陆医生和他父亲的学生们听不懂的南方方言交流。[23]小荣医生本人在大学里没有职位。然而，他确实在所有的看诊上都协助了父亲，包括在家里为富有和有影响力的患者看诊。荣教授的影响力很容易为他的儿子获得正式任命。我不知道他为什么没有这样做。一种可能性是，其家庭可能会认为荣医生在北京的人际关系培养比在大学教书更重要。或者，考虑到最近的经济变化，私营诊所的前景，甚至移居国外的可能，都可能被视为对儿子未来更具吸引力的选择。[24]

荣教授和他的第二个徒弟陆医生之间的关系是科层上下级关系的延伸。通过这种学徒制，荣教授成功地将自己的医学世系插入了国家教育体系的科层组织。陆医生和荣教授在同一个系，荣教授是那个系的荣休教授，陆教授现在是新传输链中的第二个环节。这一链条将国家教育吸收进了世系血统中，但是世系血统也不得不适应这种新环境。尽管按照父系血统的传统思想，荣教授的家族传统的九代人都是通过男性传承的，但社会主义教育的现实在这一血统中开辟了一个空间，允许女性占据重要而显眼的位置。[25]

荣教授的两个学徒（及其所体现的关系）之间的另一个显著差异体现在他们明显的分工上。陆医生只是在一些日子里和他的老师坐诊，因为她也有教学任务。她负责管理荣教授的病历档案，并协助他撰写书籍。荣教授-小荣医生的关系重点在临床产出上（经济和文化资本的积累交织在其中），荣教授-陆医生的关系延伸到了临床之外到学术产出上（主要是文化资本的积累）。

因此，荣教授是两条关系线分叉的节点，两条线再也没有像现在这样彼此靠近了。然而，两个徒弟与他们的师父之间的关系决定了他们是什么，可以成为什么。陆教授已经五十多岁了，她首先是以荣教授的弟子而闻名。小荣医生同样永远站在他著名父亲的影子下。无论他们自己做了什么（在诊所里，在学术界），都会与他们的老师联系起来，认为反映了老师。这对荣教授本人也是如此。在中医界，只要提到荣教授的名字，就必然会想到关于他更著名的父亲的故事。他的父亲已经去世近半个世纪，但是名声仍然盖过现在73岁的儿子。

相比较而言，徐教授和赵医生之间的关系从一开始就是短暂的，即使其影响持续了很久。从这个意义上说，它具有战略联盟的性质，而不是结构性纽带。赵医生可以合法地声称自己是徐教授的徒弟，但这并没有使她成为徐教授关系线条的一部分（狭义上）。反之亦然，徐教授可能会公开地（例如，如果她成为一名著名的医生，就为她的一本书写序言）或私下地（如果她能提供一些个人帮助）声称赵医生是他的徒弟。但是，他们中的任何一方都没有压力保持一种公开可见的持久义务关系。

上述例子表明，不同亲近程度、不同持久度和不同功能特征的师徒关系是如何建立在各种社会有效关系的基础上的：血缘关系、官僚层级和社会网络。这种亲近程度也表现了徒弟是以何种方式向老师学习，以及后来成为老师的。对于赵医生来说，学习的主要内容是徐教授的处方方法。患者接受治疗时，她在场，但必须依靠解释方法来弄清楚老师处方中隐含的诊断和治疗方法。在为数不多的情况下，她的老师开口教学生，这种教学是结构化的，为了检验学生是否成功地追随着老师的脚步。学生没有得到明确的指导，而是被引导去阅读一篇可能有助于她克服理解困难的文献。当她是徐教授的徒弟时，赵医生被期望"有老师的思路，只是老师的思路，而不能有其他的思路"。现在关系明显减弱了，但赵医生承认仍然受到她老师的影响。显然，这种影响相当于尊重，还有社会压力。"作为徐教授的弟子，"她告诉我，"我不可能学习不同的方法。如果我想这样做，我必须秘密地做。现在，我最好还是不要让别人知道。"[26]

相反，荣教授的两个徒弟，虽然也依赖于阐释性理解，但有足够的机会在实践中纠正他们的阐释，并与他们的老师进行明确的对话。反之亦然，他们所承受的压力和期望随着亲近程度的增加而增加。他们不仅需要像老师一样思考，而且即使他们都是中年人，老师仍然会检查他们的每一张处方。

因此，当代中国的学徒制似乎是为了将徒弟变成老师的复制品。这可以被视为体现了为了维持世系（老师传承祖先，徒弟传承老师）的传统关切，但也反映了传统道德对于批判性探究和创新的厌恶。尽管不质疑也有好处，但这种解释所隐含的东方主义需要通过对孝道其他方面更大的敏感度和学徒制内的学习来平衡。

鉴于中国文化对面子和社会地位问题的普遍关切，那些和自己关系最密切的人以及最不容易与自己分离的关系，也是最需要紧密控制的。如果荣教授和徐教授的博士生或短期学徒未能成为一名优秀的医生，没有人会责怪他们。然而，如果他们公认的继承人未能达到期望，他们自己的声誉和医学世系的声誉将受到极大的影响。因此，徒弟的教育不仅关系到知识的传播，而且关系到声誉和地位的保护。保护世世代代继承下来的东西（保护它，也就是说，保护它免于无效的改变）似乎是一种恰当的、高度道德的教育战略，在这种背景下，正是这种传承（就其临床疗效和区别于其他世系的独有特征而言）构成了目前声望和疗效的基础。不足为奇的是，许多家庭传统仍然是隐性的（仅在持续的指导性解释过程中才显露出来），甚至是秘密的。[27]这种安排确保了知识不对外界泄漏，同时巩固了父亲／老师作为传统的体现者和守护者的地位。

学徒制也体现了一种非常特殊的感知医生能动性的方式。当现在的中医师希望表达医疗实践是一门艺术，不是仅用语言就可以把握的，会经常援引汉代医生郭玉的一段故事。在被要求向汉和帝解释他如何能用一根针治愈病人时，郭玉回答："医之为言意也，腠理至微，随气用巧，针石之间，毫芒即乖，神存乎心手之际，可得解而不可碍言也。"[28]

郭玉的这段话中"意"的概念，在这种语境下被翻译为"注意"，也有着意图、观念、思想或目的的意思，是说领悟需要在实践中践行，而不仅限于表征知识。后来，中国医生用"意"的概念来指出那些医学中"可以意会，难于言传"的方面。在这个意义上，"意"可以指一个医生在临床实践中把握那些超出了书本上常规表现的千变万化的现象的能力。它还表明，就像波兰尼（Polyani）说的，这种知识是隐性的、和手艺相关，很难通过语言传播。[29]

从这个角度来看，无休止地跟着老师抄方、死记硬背古典文献和方剂，必须被理解为通过外围参与有目的地构建起来的具体学习。[30]这样的学习旨在将诸如方剂构成和诊脉这种实践的内涵、理解和意图吸收进一个人的身体，这些都是超出文字之外的。这种理解会在以后某个时候，由于心灵被唤起而突然领悟，可以穿过表面的意思而深入病理证候，就像一个学者可以掌握文本的微妙意涵，而文本的微妙意涵超出了字面意义。[31]

对 20 世纪 50 年代以来社会主义国家发展起来的教育体系中的能动性和社会关系的认识在许多方面与上文所讨论的学徒制不同。后者表达了旧式的社会组织、道德、特殊主义和隐性（甚至秘密）知识，而国家教育（以下简称为院校教育）则自觉地宣称自己是现代的、普遍的和科学的。[32] 然而，也有转变、连接、接近的点，证明了历史变革塑造了院校教育，在这个过程中，院校教育产生于学徒制，也反对了学徒制。我现在将通过研究荣教授和他的学生之间的关系来探索这些差异。

院校教育：现代社会主义国家的影响

荣教授和学生的关系有两种情况：直接方式，作为一个讲授者、教师和导师；间接方式，作为教科书的作者，以及决定北京和中国其他高校学生学习中医的内容和方式的委员会成员。当徒弟们通过人际关系网络接触导师时，学生们会通过国家控制的行政管理机制被分配给老师。

中国各地的学生都可以通过全国竞争性考试获得学术课程的准入机会。本科课程的录取由普通高考决定。研究生课程的录取基于特定的入学考试。所有考试都竞争激烈。据我的一位信息提供者透露，他所在的山西中医学院 1984 年的班级有 100 多名针灸专业学生，十年后只有三人在攻读博士学位。[33] 考试几乎总是笔试，题型有多项选择题、简答题、填空题。[34]

虽然对中医的国家教育做详细的分析超出了本书的范围，但仍然可以提出与我的直接关注相关的两个观察结果。首先，它强调考察记忆的知识，这与中国古代的考试模式有着明确的关联。[35] 其次，这些考试应该被视为经典医学知识标准化的表达，这是其当代转型的特征。只有结果具有可比性，全国范围的考试才有意义。为此，教育系统必须产生大致相同的当地学习环境，或者至少在这些环境中传播可测试知识的共同核心部分。这项工作的成功有几个重要的先决条件。

　　首先，必须充分集中对教育的政治控制，以安排和监督一个进程，使以前不同的学习环境逐步同质化。在第三章中，我记录了国家通过卫生部和教育部对中医教育的控制，包括其科层管理机构和政治内涵。反过来，我们也看到，"文化大革命"期间中央控制的崩溃是伴随着国家教育集权的崩溃的。

　　其次，教材和课程必须将注重隐性知识的个性化实践转变为可共享的、明确的、高度形式化的知识，这一过程被许小丽详细考察过。[36] 我们可以举一个例子，《中医大辞典》的编辑们对郭玉的话（如上）的反应，即医学可能是建立在"不可得言"的能力上的。这一重要的国家项目的编者们对这种特殊的观点表达了明显的失望，他们写道，"他（郭玉）又提出'医之言为意也'，治病的道理'不可得言'，是其思想局限性的一面"[37]。

　　在 20 世纪 50 年代和 60 年代初国家教育的形成时期，当中医和社会其他部分沿着社会主义路线进行现代化时，老专家被招进了国家系统，同时年轻医生们开始写第一批国家教科书。这一双重任务要求中医的支持者构想出一种机制，通过这种机制，中医可以充分现代化以满足当时的政治需要，又不放弃其区别于西医的特色如"整体观念"、"恒动观念"。荣教授在许多层面上积极参与了这一过程。我最容易看到的是他对教材编写的贡献。

荣教授从 20 世纪 50 年代初开始在江苏省参与这项工作，他的家族起源于江苏。吕炳奎也是江苏人，第三章论述了他对塑造中医的决定性影响，在 20 世纪 50 年代初，他通过筹备中医教育开始了他的政治生涯。吕炳奎在一群年轻医生的帮助下在江苏中医师资进修学校建立的课程，后来对第一所中医学院的发展做出了独特的贡献。这些医生和他们的老师很快就在南京和北京的大学里担任了关键职位。我已经描述了吕炳奎在江苏的时候如何将一批年轻医生的核心成员抽调到北京。其他著名医生，如上海的秦伯未、成都的蒲辅周、重庆的任应秋，也被通过各种关系网招募到北京。[38] 这些医生在建立中医学科方面所起的关键作用，最清楚不过地反映在他们编写的第一本专业教科书《中医学概论》上，这本书由南京中医学院编写，1958 年在北京出版。荣教授是编委会成员。《概论》对整个中医领域划分、系统化以及呈现的方式是极具影响力的，尽管这种方式不是唯一的。[39] 此后，《概论》被一系列更专业的教材（高等医药院校教材）所取代。[40] 荣教授自己的职业生涯反映了这一专业化进程。他成为了北京中医学院的教授，在《方剂学》所有版本的编写上起到重要作用，《方剂学》成为国家考试依据的专业标准教材。[41]

在这种情况下，一个有趣的观察结果是，不可能从《方剂学》的文本中重建荣教授自己给病人开处方的方式。这并不是说荣教授在自己的实践中没有使用文中讨论的方剂。但是，荣教授在实践中选择、修改和配伍这些方剂的方式，在面向本科生的书中却没有说明。为了理解其中原因，我们必须从第五章中回忆起，虽然很多方

180

子存在加减，但并不规定实践。相反，它们是一个医生的精湛技艺的典范，而这一精湛的技艺最明显地体现在制定处方的过程中。这种精湛的技艺被中国医生自己称为"灵"、"灵活"，是一个形容词或副词，可以被翻译为 agile, quick, nimble, flexible, elastic, adaptable。除了这些核心含义之外，它还包含着奏效的、有效率和机智的含义，而且还包含着来自感知和思考能力的直觉智慧。医生的灵活性代表性地表现在他或她的处方构成中：在其对当前环境的适合性上、其对资源的恰当利用上、其巧妙的配伍上——因此在其灵验上。[42]

　　然而，在国家教育体系里的方剂学，脱离了具体的地方学习情境，恰恰就放弃了获得这种精湛技艺的途径。学生们在他们大学的第二年或第三年学习方剂学，教授这门课的通常是缺乏临床经验的教师。学期结束时，将对这门课进行考试。当他们在第四年进入诊所时，重点放在诊断而不是治疗上，至少在最开始的时候是这样。再晚些时候，诊断能再和方剂学相关联。当然，这样的学习过程和一开始就以临床为中心的学习不同，也和将方剂作为一种诊断的学习不同。[43]

181　　当然，几乎所有与我交谈过的老医生都认为年轻医生集体丢失了某些技能，并感到痛惜——这种不足的部分原因是国家教育体系造成的理论和实践的分离。许多年轻的医生赞同这些观点。他们向我抱怨说，临床前的学习缺乏有临床经验的好老师，在临床培训期间也缺乏途径跟着最好的医生学习。关于方剂学，根据我的经验，大多数实习生和年轻医生忘记了他们曾经学过的大部分方剂，而且他们根据诊断来配方的方式是机械的而不是灵活的、机敏的、适应性强的。

这些问题在这里不能详尽地论述。然而，它们让我们回到了我想说的关于国家试图规范中医教育的第三点：教育背景的同质化要求师生关系的同质化。这似乎是通过一个复杂的过程来实现的，这个过程涉及社会关系的疏离和学生与教师之间相互义务的不断重新定义。既定社会关系模式的某些要素得到了维持，而这些要素在整体上被纳入一个新的社会目标。我将通过两次访谈的节选来揭示这个过程的一些复杂性。第一个是与徐教授的徒弟赵医生的对话。

蒋熙德：都说关系在中国非常重要，我想知道关系在学中医上是不是也很重要？

赵医生：你应该知道学中医需要和老师的关系。这很重要。这些老教师都有他们独特的教学方式……他们通常不会将他们的知识告诉一般的学生。即使是他们的博士生，他们也只是传授其部分经验。我作为他（徐教授）的徒弟，恭敬地要求他正式教我，这样他就会把我当作他的孩子，告诉我一切……这些年轻教师就不一样了。当我在大学读本科时，我和我的老师们没有什么特殊的关系。但是作为一名本科生，如果你学习很努力，经常问问题，老师可能会喜欢你，然后他可能会教你更多。另一方面，一些教师的素质很差。他们要求学生送给他们礼物或钱，然后他们就有了关系。

第二个节选来自对另一位北京名老中医丁教授的徒弟罗医生的访谈。

182　　蒋熙德：为什么丁教授作为导师如此受欢迎？

　　罗医生：一个原因是他非常严格，我们都怕他。

　　蒋熙德：那为什么还有这么多学生想跟着他学习呢？

　　罗医生：虽然他对学生很严格，但是他也关照学生。比如，他会在学生毕业后帮忙找工作。绝大部分外地学生都希望毕业后能留在北京，这是他们的真正目的。他们并不想学习。丁教授会试着帮助他们。他希望他的所有学生都能找到工作，如果没有，他会觉得失败……我的老师很有权力，很多人都听他的。他知道如何保护学生，学生都喜欢他。

　　蒋熙德：他在临床技能上也受欢迎吗？在他的诊所里是什么情况呢？

　　罗医生：不错。他在诊所里看很多病人。他不喜欢学生给他写方子，他要他的徒弟跟着他看病，写方子。学生和徒弟是不同的，学生应该待在学校里学习，获得学位。

　　蒋熙德：学生和徒弟有什么不同？

　　罗医生：他们受到不同的对待。他（丁教授）想把自己的思想和经验传授给徒弟，而学生只需要在学校学习。他指导学生们写论文，让他们毕业并可能成为教授。

　　这些访谈似乎表明，虽然学生身份和徒弟身份之间在分类上有区别，从历史偶然性角度来看，二者也相关。从字面上看，这种偶然性体现在荣教授、徐教授和丁教授身上，他们都是徒弟的师父，学生的老师。它还体现了一位好老师在行为举止和责任方面所应具备的典型特征，这些特征与之前对师父的要求很接近：一方面是严厉、严格和权威；另一方面，有照顾学生的义务，不仅仅是传授知识。[44] 我们已经注意到荣教授如何成功地将自己的医疗关系线插入大学基础设施，以及国家是如何影响学徒制的准入和特定类型的。当学生设法与教师个人建立特殊联系时，就会发生进一步的交叉。

由于接受大学课程教育的学生人数众多，而且同一位老师教他们的时间相对较短，因此很少能在本科期间建立特殊的师生关系。[45] 然而，这种情况也确有发生。当我在东直门医院妇科学习时，183 一位医师经常有一位最后一年的本科生陪同。在课余时间，该学生以与上述荣教授和徐教授的徒弟相同的方式跟着医师：抄方；照顾患者；晚上，打字和编辑老师的手稿。另一位学生向我讲述了被分配到四川农村一家小医院实习的好处。由于这个机构规模较小（十名医生和一名学生），所有工作人员都在同一栋楼里，据她说，他们关系很好。因此，在她实习的整个一年里，两位高级医生把她当成了自己的学生。

在一个人的受教育期间，发展特殊关系的机会变得更多。研究生通常选择一个方向，因为他们希望跟着特定的导师学习。学生们直接地和间接地从自己的导师是著名医生这一点上受益，如荣教授。鉴于中国社会的社会组织和处于权力地位的导师的影响力，导师可以在就业、晋升、研究机会、住房、介绍、引荐，甚至假期方面积极帮助学生。当然，跟着一位名老中医学习，也会增加学生的面子。但是，硬币的反面是，导师为了显示自己的身份地位就有了互惠的压力。和大多数其他国家不同，中国将接受研究生的权力赋予了个人而不是院系或项目。特别是博士学位的指导权，赋予了杰出医生。因此，"博士生导师"是可以作为头衔而显眼地显示在名片上的，就像他们的学生可以自豪地自称为"博士生"一样。[46]

一旦一种特殊的师生关系建立起来，它就具有师徒关系的一些特征。完成研究生学习的医生总是向我提到他们的实践受到导师风格的影响有多深。学习的环境和方式也往往和描述的师徒关系相似，正如我们在荣教授的博士生身上看到的那样：在临床实践中抄方，让学生去参考源文献而不是直接明确地解决问题。甚至秘方都可以由教师传授给学生，这种秘方是知识和权力的功能性象征，也是医疗实践代际纽带的表现。例如，一位老师拥有这样的知识，他在国家教育体系里有一个职位，这个职位却不允许他带徒弟，这种情况就有可能发生。

前面提到的四川学生的一位老师年轻时曾是当地一位著名医生的徒弟。据我的信息提供者说的："尽管他没有上大学，但他继承了许多秘方和经验。[47]他把它们都写下来，并向我解释了治疗原理。"另一个学生告诉我，一位年轻老师有几个秘方。她在北京一家小型社区医院实习期间，这位老师的妻子死于车祸。他很沮丧，她作为学生很同情他。这建立了他们之间基于感情的纽带。后来，他把秘方传给了她。另一个非常不同的例子是一位三十多岁的医生，他在国家教育系统内有高级职位，远远高于年龄和经验相当的人，他是中国北方最受尊敬的针灸世系之一的继承人。我碰到他正在教外国学生他的世系的秘密传统。他告诉我，在他看来，秘密知识的概念在 20 世纪末已经过时了。他又解释说，交易他所在世系的秘密知识是一项有利可图的生意，这促进了大量的向国外的传播。因此，除了由（类）亲属关系、科层教育结构或两者共同促进的学习关系外，更自发的交流关系也是可能的。这些关系的促成因素包括从情感纽带到经济交易，并且在后毛泽东时代的中国具有重要的社会意义。

关系学：学习与社会关系网的艺术

特殊的交换关系，在中国被称为"关系"，由个人建立和培养，可以来源于任何身边的亲近关系：亲属关系、友谊、邻里关系、同一工作单位的同事、科层上下级、同学、姓氏或地方。[48] 关系在中国社会生活中的作用是如此显著，以至于一些研究者将"基于共同特征与他人形成'多元化'认同能力"作为古往今来中国人社会行为的一个基本和不变的方面。[49] 还有人将关系解释为普遍的"庇护主义"（clientelist）的本地模式，关系被视为"工具性的个人联系"，是"某种程度的临时性和非永久性联盟"。[50]

最近，像任柯安（Kipnis）、阎云翔、杨美惠已经从对关系的 185 静态描述中走出来。[51] 这些作者的民族志表明，关系学——建立关系的艺术，在基于人类行动普遍理性模型的论述中和假定存在着不变文化传统的论述中都没有详尽讨论。阎云翔和杨美惠都指出，从出于工具目的对社会关系进行理性利用的角度来看，对关系的客位解释具有负面含义，但未能捕捉到更丰富的主位认知层次。中国北方村民不仅将关系网络视为"他们所生活的社会的客观基础"，而且关系还涉及"社交性、道德性、意向性和个人情感"。[52] 关于文化行为模式的稳定性，三位民族志学家都表明，在建立关系网时，现代中国人追求具体当代目的时灵活运用文化资源。在这个过程中，纽带的定义和建立具体纽带涉及的相互义务，与特定类型的关系相关的感情，以及成为中国人意味着什么，都在社会实践的背景下不断地被重新定义。[53]

关系学在当代中国无处不在，这一点在我的民族志中已经体现出来了。我们在赵医生为了成为徐教授的徒弟而利用的网络中看到了它。正是通过类似的网络，我自己进入了荣教授的诊室。我们看到了丁教授的学生们是如何期望丁教授在就业、住房、工作许可等方面帮助他们的。我描述了与荣教授相关的患者如何通过关系网络在他家看诊，从而避免了前一天晚上挂号，第二天早上再次排队的麻烦。荣教授的名气以及他融入了广泛不同的关系网，使得荣教授成为关系学在当代中医中作用的理想典范。

荣教授在解放前作为他父亲的徒弟开始了其职业生涯。1947年，他通过了刚建立不久的国家考试，取得了国家注册医生的资格。1951年，他在当地医院完成了为期一年的西医夜校课程。1956年，33岁的荣教授成为江苏省中医进修学校方剂学教研组组长。1957年，他搬到了北京，在那里他被任命为新成立的北京中医学院方剂学教研室的主任。自那时起，他已担任或仍担任以下职位：

186　　　**在北京中医药大学**　中医基础理论系系主任，大学学术委员会副主任。

在国家医学管理机构　中华中医药学会副主任、中草药委员会主席、方剂研究委员会主席、中国中医研究院研究生部客座教授、中国国家药典委员会委员、中国国家药典委员会中药分委会主任，卫生部药品评审委员会成员、卫生部药品评审委

员会中药分委会主席，以及国家自然科学基金委学术评审分委
会成员。

在国家管理机构　第六届和第七届中国人民政治协商会议
委员，中国人民政治协商会议医药卫生专家委员会副主席。[54]

我无法利用现有资源追踪促成这一辉煌事业的所有机制和关
系。在正确的时间和正确的位置（当然，没有它就不可能将自己融
入任何网络）无疑发挥了作用。作为一位早逝的全国知名医生的儿
子，荣教授占据了一个理想的位置，在新中国处于发展初期的中医
学中将新旧结合在一起。此外，荣教授足够幸运，他加入了和吕炳
奎相关的圈子，这一圈子在北京，在塑造国家层面和地方层面的中
医上都发挥了非常重要的作用。最后，荣教授搬往首都，这使得他
更接近新的权力中心，在那里可以建立有用的关系。反之亦然，随
着每一次新的任命，荣教授都占据着越来越重要的"看门人"职
位，这使得其他人希望培养和他的关系。

我们已经看到，与荣教授这样的人建立关系对博士生来说是一
个至关重要的职业转折。我收集了许多轶事证据，表明荣教授之所
以受欢迎，是因为他以一位期望中的好老师的方式帮助学生。他尽
了最大努力促进学生的事业发展，他的个人关系网很广。我们还注
意到，荣教授的病人包括政治家、商人和其他精英。我的信息提供
者毫不怀疑，他通过这样的个人网络对中医药的发展产生了巨大
的影响。"你必须知道，在中国，政策是随着人的变化而变化的"，187
这是我的朋友和老师们永不厌倦地想让我铭记于心的一课。研究当
代中医的历史学家们也认为人际关系在制定政策时的重要性。毛泽

东和他的医生朋友李鼎铭（1881—1947）之间的关系在这种环境下堪称典范。1935 年长征期间，在西医治疗失败后，李鼎铭成功地用中医治疗了毛泽东的关节炎。马伯英认为这一事件以及随后两人的关系对毛泽东对中医的积极评价做出了一个小但独特的贡献。陈志潜认为，学者医生与政治行政精英之间的社会政治联系，是以革命后一直存在的互惠、亲属关系和个人关系为媒介的，是 1949 年前后中医生存的关键因素。尽管陈志潜的分析有意地倾向于强调这种联系是中医生存的主要原因，但它对承认其作用是有用的。[55]

通过相互联系的个人网络（同时跨越历时和共时的时间空间）对中医药发展产生直接影响的一个重要例子是《方剂学》等教科书的编写。如前所述，这些书的内容由卫生部委员会决定。据在这些委员会工作过的知情人士称，声望高的成员发挥了特别大的影响力，其个人偏好进入到官方话语。[56] 例如，《方剂学》中论述的方剂，是从古典文献的总共超过 10000 个方剂中选出了大约 150 个方剂。同样，教学和越来越多的研究基于的临床辨证也通过关系网络进入了教科书和分类手册，这些网络在空间和时间上都有清晰可辨的延伸。肝脏辨证的历史就提供了一个好的例子。

案例 6.3　肝气和阳虚的问题　由于在第七章详细论述的原因，辨证在当代中医时间中具有中心地位。"证"一方面将一系列症状与具体的病机联系起来，另一方面将症状与典型治疗策略和方剂联系起来。因此，一个人在学校里学会识别"证"的表现，关键性地限定了在以后的医疗实践中如何诊断和治疗。卫生部投入了大量资源以规范中医的辨证诊断，努力为疾病描述和结果评估提供国际认可的标准。因此，显然，谁主导了辨证诊断的话语，谁就主导了中医实践。

脏腑辨证是由"八纲"决定的，在辨证过程中具有最重要的位置。一个医生可以通过"八纲"在一个特定脏腑系统（比如肝）的疾病中辨别出好几个不同的"证"。第一本现代中医教科书《中医学概论》，只列出了四种肝脏"证"型：热、寒、实、虚。[57]当代教科书如《中医诊断学》进一步将这些基本的"证"区分为八个亚"证"型：（1）肝气郁结，（2）肝火上炎，（3）肝血虚，（4）肝阴虚，（5）肝阳上亢，（6）肝风内动，（7）寒滞肝脉，（8）肝胆湿热。[58]

《概论》和《诊断学》中所述的肝脏辨证，给迄今仍未解决的肝脏疾病的历史争论提出了一个隐含的结论。[59]由于肝脏特殊的生理特征（在中医中），肝脏被称为"体阴用阳"——古代作者如李中梓（1588—1655）"肝不可补"的观点。[60]这里的思想是："补"会使肝阳更过。这一观念与一些最古老的经典著作中所述的治疗方剂背道而驰，这些方剂明确提到要补肝虚。[61]为了调和这些不同的观点，明代著名医生张介宾（1563—1640）解释说"肝无补法"指的是肝气（阳）而不是肝血。[62]到了清朝，不同的医生对于肝脏辨证提出了更进一步的讨论，其中王秦林（1798—1862）的"治肝三十法"依然是迄今为止最全面的。[63]但是，现在最有影响力的系统化治肝疗法来自叶天士（1667—1746），他提出了肝病的三纲辨证（肝气、肝火、肝风），这是肝实证的主要辨证，他认为肝虚证仅限于肝阴血。[64]

　　叶天士的论述和当代中医教科书中的证型的关系是显而易见的。《诊断学》的八种"证"中，三种涉及"气"的紊乱，一种讨论的是"风"，一种是"火"，还有两种是血阴虚。第八种"肝胆湿热"是受生物医学推理影响的现代创新。[65]这些证是学生学习的，是期望学生们理解的，也是在当代文献中占主导地位的。最近发布的官方《中医病证分类与代码》也反映了叶天士的分类体系，这个分类及代码是研究者申请基金时必须用到的。除了肝血阴虚之外，所有的肝病都是根据"气（阳）"、"火（热）"、和"风"来分类的实证。[66]"肝气（阳）虚"及其衍生的证如"肝气陷"则没有论述。

　　考虑到 20 世纪一些最有影响力的医生如唐宗海（1862—1918）和张锡纯（1860—1933）关于这些"证"的论述以及提出的创新性治疗方法，上述情况真是令人惊讶。[67]现代一些杰出的医生如秦伯未和蒲辅周也在治疗中有赖于这些"证"型，并在其著作中有所论述。[68]我在北京遇到的好几个医生都在临床实践中使用了这些"证"型，其中包括北京中医药大学教授杨维益。杨教授和其他许多医生在中医期刊上发表了很多文章，认为应该更多地关注"肝气（阳）虚证"，这些"证"也应该被纳入国家课程。

　　到目前为止，他们的斗争只取得了有限的成功。"肝气（阳）虚证"被纳入了 1997 年出版的临床术语国家标准中。[69]但是，在作为中医药大学的考试书目《诊断学》教科书中并未提及。[70]因为大多数学生学习是为了通过考试，所以与我交谈的本科生或研究生（诚然不是一个代表性样本）中没有一个知道"肝气（阳）虚证"。

如果杨教授和他的同事未能改变国家课程，并不是因为他 190
们的论点有任何缺陷。他们的著作，他们与经典文献的联系，
他们寻求支持的著名医生（活着的和死去的），他们为支持他
们的论据而呈现的病历和临床研究——在我看来，这些的说服
力并不比支持现行教科书中的证型的论据更差。[71] 然而，杨教
授和他的同事们将中医药的过去和现在联系起来的关系网络是
不同的，至少在政治上的作用不如他们的对手。

杨教授是北京中医药大学中医诊断教研室主任，他被任命
为《诊断学》教材的主编，该教材是华北地区高等中医药院校
系列教材的一部分。自然，他利用这个职位将"肝气（阳）虚
证"纳入教材。但是，全国考试所依据的教材是由湖南中医药
大学朱文锋教授领导的团队编写的。该编委会显然认为"肝气
（阳）虚证"并不重要，因此将其排除在教科书之外。[72]

在其他情况下，特定关系网络对课程制定的影响似乎没有那么
强势。20 世纪初张锡纯建立的"大气下陷"证就是一个例子。我
第一次了解到这个"证"是在跟着朱教授学习的时候，朱教授几乎
每天都会在心血管病人中诊断出这种"证"。然而，在"诊断学"
和"内科学"的基础课程中并没有教授这种"证"。[73] 它也没有被
纳入中医疾病和诊断类别的官方标准。[74] 但是，介绍各种中医思想
流派的教科书却论述了这种"证"，这些教科书总是有张锡纯的章
节或内容。[75] 张锡纯制定的治疗此证的代表性方剂是"升陷汤"，
经常被一些但不是所有的关于基础方剂的文献引用。"升陷汤"经

常被作为李杲的补中益气汤的变体——这一点张本人都不一定赞同，他认为他的"证"是治疗比李杲描述的更严重的情况。[76]

191   不太强的关系网络也能够在地方层面上破坏强势网络，如果它们成功地建立了亚文化的话。例如，我在北京学习温病时，我的老师和我着重强调了他教这门课的方式与官方教科书不同。他向我们提供了自己文章的复印件，以及北京的赵绍琴教授及其学生写的一本书。这本书以和南京及安徽的医生编写的标准教科书完全不同的方式编排主题。我的老师还讲述了一些轶事，在界定温病课程内容的委员会会议上，来自北京和南方的代表们的斗争。他表示，主任（一个来自安徽的教授）的观点是主流的，具有压倒性优势。根据授课者的不同，在北京学习温病的学生为了通过考试，现在学了足够多的主流的南方阐释，但是他们是通过本地阐释来掌握这些知识的。[77]

这些例子都突出了关系网络是通过复制官方等级制度来起作用的。荣教授在许多此类网络中处于中心点的位置正是因为他的官方职位。其他关系网络悄悄地潜入或者甚至反对国家或家庭等级结构。一天晚上，我拜访了程医生，他是北京一位著名教授的博士生，一如既往地全神贯注于研究古典医学家的著作。那天晚上，在我们的谈话中，程医生向我展示了他收集的其他北京名老中医的处方。我问他是怎么得到这些的。他不是这些名老中医的学生，根据我的经验，这种级别的医生通常对谁能获得他们的临床经验非常挑剔。我的朋友告诉我，他和他的一些同学定期交流和讨论导师的处方。后来我发现这是一种常见的做法。导师和学生之间关系的条款显然没有写明要避免处方交流。然而，这些处方并没有因此进入一般流通，而是仅限于特定的关系网络。

其他许多这样的横向交流网络也存在，跨越社会领域、个人身份、时间和空间。这些交流通过数字技术、金融交易、道德和情感联系在一起。并且，它们模糊了临床和经济、政治的界限。它们的构成是如此多样，它们的连接方式是如此异质，我只能列举一些明显和不那么明显的例子。

医生在他们的工作单位内，在会议上，通过医学期刊以及现在的互联网进行联系。我反复注意到，在特定的医院科室工作时，医生将自己与其他科室或其他医院的成员区分开来。不同科室都有外人不知道的秘方。我在北京遇到一些毕业于其他地方的医学院的医生，他们经常与母校保持积极联系。中日友好医院的两名研究生请求一位现在山东工作的前同事来帮助他们的研究，而不是求助于北京其他医院的医生。因此，关系网络不仅仅是赋能的，也是限制性的。例如，在田野调查期间，我为我的一位老师做了一些翻译工作。在我离开之前，我想把他介绍给一位中国朋友，他也许能够继续这项工作。然而，我的意愿被我的老师和我的朋友阻止了，我的朋友当时已经开始跟着另一位北京的著名医生学习。我的老师发现他很难信任别人的学生。我的朋友觉得，如果她为我的老师工作，就是对自己老师的不尊重。然而，另一位与著名老师没有私人关系的朋友却很想让我做一个介绍。

冯珠娣一再提请我们注意这一点：将存储在医学文献中的经验用于日常临床实践。然而，从她的描述中不太明显能看到，伴随并维持当代医生与其医学祖先之间联系的情感依恋感。例如，当我与朋友们讨论我们"最喜爱的中医从业者"时，我不禁注意到这种谈话与在其他时间和地点对流行歌星、体育明星或著名人类学家的爱慕感之间的相似性。因此，关系网络既可以延伸到过去，也可以延伸到现在，并且可以调动虚拟能动性和真实能动性。它们根据情况被礼仪规则和纯粹经济考虑稳固了，这些礼仪规则与我们以前在亲属关系中遇到的规则没有太大的不同。

等级礼仪规则要求在一段关系中，年轻人对老年人、资历浅的人对资历高的人的遵从。虽然西方声称，这种行为证明了中医的专制特性及其与科学的质的差异，[78] 但我认为，观察这些规则也常常有助于信息交流，从而构建新的综合。我的一位老师是一位五十多岁的资深临床医生，也是他专业领域的全国知名专家。他对自己医院的一位老中医的治疗方法非常感兴趣，这位老中医通常不愿意与外人分享经验。这位老中医也听说了我老师的临床声誉，也许他在这段关系中看到了自己的好处。随着时间的推移，他们建立了一种关系，这种关系是儒家长幼有序的模式，但也提供了一种经验交流的媒介。我的老师小心翼翼地使用尊敬的称呼"老"，向对方的临床经验致敬，在任何交谈中都保持着谦逊的姿态。这位老中医会讲授他的方法，但会留出足够的空间，从年轻同事的创新思维中受益。

医生还与不同的行业外群体建立关系（反之亦然）。正如我们所见，医学、艺术和哲学之间的界限是高度可渗透的。知识分子和学者可以拥有相当多的医学知识，与我一起学习的一些医生是有造诣的画家和书法家。正如我们在朱教授的案例中所看到的那样，随之产生的综合在个人层面和实践层面上都是有效的。

另一方面，临床领域和社会经济领域的融合在日常实践中越来越明显。患者利用他们的关系被介绍给特定的医生，或者通过利用一些共同的身份自发地建立关系。一个共同的姓氏或者老家就足以产生一种情感关系，这种关系迫使医生更加用心一些。同样，医生也从不羞于抓住机会扩大自己的关系网。正如我的一位老师——一位最老于世故和道德正直的人——告诉我的，作为一个北京的医生，他打开了农村医生甚至都不知道的大门。

从这几个例子中可以清楚地看到，关系网络不仅仅是由个人的理性计算产生的；它们利用了一种关系伦理，这种关系伦理涉及情绪、个性和道德的具体变化。因此，关系学体现了社会行动者在稳定具体综合时发展和使用的能动性模式，这种能动性模式反过来也定义了行动者。自20世纪80年代以来，关系网络的规模和重要性都有所增加，现在形成了另类主体性关系网络，以替代由旧的亲属关系形式和社会主义社会组织的科层形式促成的关系网络。个人作为社会行动者的重现和新近对旧社会行为模式的允许，促成了这一关系学的新的重要性。然而，其他因素也起到了阻止社会行为／组织滑向革命前模式的作用：社会主义国家的科层组织依然存在，现代化和科学化的文化霸权进一步扩大，个人能动性越来越多地根据经济目标来定义。[80]

在中医领域，这些变化很容易被记录下来。例如，有相当多的证据表明，个人行动者再次受到重视。教科书甚至教科书中的个别章节，作为以独特风格写作并提出有争议意见的作者个人的作品，再次成为可追溯的。20世纪90年代还见证了传统哲学重新进入中医学领域，并自觉"归本溯源"，这一行动坦然地重返中国自身的传统，而不是向西方学习。[81]然而，现代化和中西医结合仍然是国家的政治目标，中医药国际化积累的经济和政治利益（真实的或想象的）强调了其重要性。当国家仍然控制着教育，它再也不能信赖它培训的从业者医治群众的意愿是出于纯粹的人文主义动机，无论他们变成了社会主义者还是传统主义者。医生越来越看重的是个人声誉，它会转化为个人财富。如果无法拥有前者，那么就靠自己来获得后者。许多年轻医生现在正离开这个行业，到私营行业寻找报酬更高的职位，其中一个最常见的选择是受雇于制药公司。

荣教授和其他医生一样，做出了适当的转变。下面的引语摘自他的一本书，它承认中医的现代的、更个性化的生产模式。

> 本书的编者都是从事方剂学教学和研究超过 20 年的教授和副教授。[虽然] 每个人在该领域都取得了一定的学术成就，他们为了产出高质量的教学参考书而努力。为此，他们对文献来源进行了 [特别] 全面的选择和评估。然而，一些最特别和最有价值的中医方剂文献来源分散在各个中医学派的著作中。因此，在选择本书内容时，缺点和疏漏在所难免。如果个人 [贡献者] 观点不一定一致，这对方剂学的教学是有益的。如果 [这项工作的] 错误引起了争论，这也有助于逐步促进该领域的发展。

195　多元性在这里被承认甚至被颂扬，并且强调了传统的多样性来源。尽管仍有一种进步的语言，但几乎没有提及西方。在其他层面上，荣教授也非常适应。我们看到他在他的诊室里是一位非常成功的企业家。他的学生的博士论文，同时也是一个药理学研究，将来会用于支持他的中成药营销。作为政府委员会主任，他正在与美国食品和药品管理局就美国传统医药产品的许可证进行谈判。他的好几个学生现在在海外工作或生活，在那里他们用荣教授的名字宣传自己，同时也帮助他们的老师成为国际知名的医生和学者。

在这样的环境里，传统再次重要起来，但是只有当它适当地现代化。国家仍然提供教育和医疗实践的基本框架，但个人地位是新的重要因素，工作、住房和晋升的机会总是比申请人的数量少，关系学成为一个相当特殊的历史矛盾的产物。当代中医师们通过国家控制的教育体系成为他们自己，这种教育体系将医学看成一种社会产品。在实践中，他们越来越需要坚持自己的个性，否则就继续受制于一个无法实现自己志向的制度。难怪他们试图在医学和社会方面建立自己的关系线。

作为实践领域的中医

不过，在这一点上，还是要谨慎一点。在试图描绘荣教授主体性的多面和逐步发展的性质时，我倾向于固定（与我的意愿相反）他行动的背景。因此，重要的是，阅读我的案例研究时以及其他案例研究时，就能很清楚地看到"师带徒"、"院校学生"、"关系学"是以多样化形式存在的社会关系类型，因为它们在历史上和当代都是不断出现的。[82]引证更多的细节可以使这种多样性显而易见，为了抵制这种诱惑，我通过充实第二章中介绍的社会地形学和拓扑学的概念来结束本章，作为分析实践领域时空构成的方法。

中国人本身在空间上有着长期有序的关系，无论是在思想观念 196

上还是在实践仪式上。[83] 例如，从网络的角度对社会关系进行隐喻建模，是关系学的主位和客位讨论的基础。类似地，构想的线性关系在中国人的身体观念中占据了重要地位，无论是身体上、社会上、还是审美上。我们在"脉"的概念中可以看到这一点，在中国功能解剖学上，"脉"是传导各种"气"的通道。"脉"也可以是书法的纹路和山峦的线条。[84] 时间上回溯的联系，如"流派"，将当代医生和他们的医学祖先联系起来。[85] 网络、构建和传输，从而固定具有相互义务关系的行动者。从这个角度来看，它们是整体性的稳定构造，通过其位置在当地界定行动者。

然而，正如我们在上面看到的，中医的网络一点都不稳定。不论是第二章描述的医学流派，还是这里讨论的导师-学生关系，都不是静态结构。因此，例如海（Hay）关于"脉"的观点，还有任柯安、阎云翔、杨美惠就"关系学"指出的，一旦考虑到地方能动性和互动的动态性，结构的非时间性就被时间化了。例如，正是通过这种能动性，院校学生转变为特殊的个人关系，有了金钱和恩惠的交换，或朝着礼节有序的师徒关系的方向发展。结构安排和动态涌现之间的这种张力很好地体现在了德·塞尔托（de Certeau）对地点和空间的区分上。地点是"元素在共存关系中分布的顺序（任何类型）"。另一方面，空间是由"动态元素的交互"组成的。它"作为一种影响而存在，由定向它、定位它、暂时化它的操作所产生……简而言之，空间是一个实践的地方"[86]。在描述和分析中更强调哪一个，不仅取决于具体网络，也取决于参与观察者的兴趣和关注点。

将地点转换为空间的动态能动性，中国思想用一种"密集的中心和分散的外围"的逻辑来表达。这里，能动性的中心是多样的，如中国功能解剖学上的脏腑系统、皇帝、祖先崇拜仪式中的主人，他们将自己的能动性展现在具体的现象上。[87] 几位哲学家和人类学家试图将这种逻辑转化为中国人自我的动态模型，这些模型源于儒家对仪式秩序共同体的认知。这些模型以图形化的方式描述了：当辐射效应通过连续的展开区域逐渐向外移动时，辐射效应就从这些焦点扩散开来*。因此，功效不再是一种抽象的价值，而是一种函数，即使关于影响力质量的函数，也是它展开所涉及的行动者的亲近程度的函数。[88]

　　荣教授与研究生和学生的关系支持了这一假设。我们认识到，这些关系是通过类似的仪式化表现发展和确认的，但它们的强度随着社会距离的增加而减弱。我们还注意到，荣教授的导师和教师身份并不完全取决于具体关系的结构秩序，而是嵌入在也反映在他在实际关系中的成就上。这些成就在实践中不断受到威胁。无论是作为医生还是教师，荣教授总是站在舞台上，在每次看诊中都必须再次证明他确实是一位名老中医。[89]

　　展开能动性的关系动力学再次将我们带向复杂系统的新兴特征（emergent character），尽管是从不同的角度。哲学家埃姆斯（Ames）指出，在发展儒家自我的"中心场"模型时，给定系统的个人中心或部分不一定都相互关联，也不一定每个单个局部互动都与整个系统相关联。正如我在第二章中所论证的那样，不同能动性中心的系统相互竞争，可以被看成是在一个不需要对应于具体或真

---

　　* 类似于费孝通的"差序格局"。

实中心的动态中心上实现平衡。[90] 因此，多元性可以被视为整体系统的多因素决定的一个函数，这种多因素决定是通过中心能动性的地方展开进行的。

但是，这只是部分解释，因为它没有考虑到地点自身的结构所做的工作。给定的网络结构对地方能动性施加的限制就是一个例子。正如拉图尔所示，一些节点通过自我定位，使某些流（flows）必须通过它们，从而比其他节点积累更多的权力。[91] 例如，我在第一章评论了北京在中医组织机构中的特殊地位，在第三章评论了卫生部的作用。居住在北京的荣教授是卫生部许多委员会的成员，他就是这样一个中心节点，这就是他融入许多不同社交网络的原因。

网络的隐喻也不能表达中医的社会拓扑学的所有特征。[92] 首先，正如我们在上面看到的，它暗示了一种从未真正存在过的稳定性。通过阅读任柯安和杨美惠等作者的民族志，我们了解了关系网，但也了解到真正重要的是关系学的艺术。这种艺术不仅仅是个人能动性的函数，还需要更深层次的联系，具体关系网络可以通过这种联系明确化：说同一种方言，是同班同学，来自同一个省份。因此，关系网络代表一种特定类型的综合。它们是通过异质性基础设施的结合而构建的连接性综合（conjunctive syntheses）。相反，联结性综合（connective syntheses）是实践领域中更深的非自愿层面，其中的各个基础设施通过插入具体关系网络而区分自己。[93]

不同形式的社会集聚在形态和构成上的差异也会在网络隐喻的同质性中消失。荣教授的师带徒网络是简单的直线。相比之下，国家教育系统是一个庞大而复杂的结构：分散的、似乎无所不包的，涉及集体和个人能动性、人和非人因素。它涵盖了更小的师徒关系线，这种关系线在一个庞然大物里给自己划出了一个小壁龛。正如我们所见，这些不同结构之间的相互作用有助于实践领域的不断重塑，并有助于阻止它们的固化。

时间在实践领域留下了类似的印记。我们现在已经熟悉了德·塞尔托对地点和空间的区分，他使用了一种考古的隐喻来呈现这种存在。他认为，尽管随后的制度安排将新的秩序和制度强加给了特定的地点，但旧结构的后面总是留下了一些东西，有的功能齐全，而有的则年久失修或已经沉没在地表之下。在它们所唤起的意象中，通过它们所指的实践，它们阻断了现在的结合，保证了互补性，提供了不同的未来。[94]

正如我在第二章中所论证的，过去和未来都界定了实践领域内的能动性安排。例如，一些学生希望与老师的社会关系更现代。他们希望师生关系不再是地位差异的表达，而更多的是科学家之间为追求共同的目标和更好的未来而进行的共同努力（见第八章）。一些医生希望将更多的生物医学思想和技术融入中医（案例5.4）。政府希望中医药成为全球性力量（第三章）。这种愿望是旨在将新的因素引入某一给定的实践领域，并将其他因素边缘化和排斥在外。正如我们将在第七章和第八章中看到的，不同思想流派的支持者之间的争论本质上是对概念、方剂、病因学、技术和来自某些综合的人的排斥或包容的斗争。

实践领域中过去、现在和未来的同步实现意味着综合不仅在空 199间上，也在时间上延伸到基础设施的结合。在哲学家米歇尔·塞尔（Michel Serres）的思想中，时间本身不是线性流动的，而是拓扑机制的表达，这些拓扑机制不均匀地过滤时间，从而将通常被认为由于彼此在空间和 / 或时间上的距离而无法互动的基础设施结合起来。塞尔认为，如果我们将拓扑学的数学应用到时空中，而不是只考虑度量几何和经典时间的等距，那么实践领域就会显示出它们是攒在一起的，充满了多种可能性。根据塞尔的说法，任何物体或环境都不是同质的，而是"多元时空的，并且揭示了一个被聚集在一起的时间，有多个皱褶"[95]*。因此，医生有可能，并且毫不奇怪，通过借鉴汉代的中医文献和《新英格兰医学杂志》（案例 5.4 和 8.1）的生物医学知识来开处方。也有可能，世传中医网络可以从清朝中国南方的祖先延伸到北京的老中医，再延伸到他在美国的徒弟，他们同时传播知识、地位、金钱和恩惠（案例 6.2）。

因此，中医学被揭示为一个多时间、多结构的实践领域。我关注生活在这个领域中的人，但非人基础设施不断地让人们感受到其存在：在连接医生的书籍和方剂中，在使他们的工作成为可能的建筑和技术中。将这些要素纳入中医领域是一项必要的任务，尽管这项任务我将推迟到第八章。首先，我想更详细地研究全球实践领域是如何在综合的地方过程中建构的。

---

* 作者是将时空看成一个场域，各种基础设施在其中有不同的时空定位，这些定位没有中心与边缘之分，可以超越时空而被攒在一起，共同建构实践，而并不是按照时间和空间的线性关系。这些实践也是在时空延展中不断变化的。因此他的民族志是"多位点"民族志。

第七章 辨证论治：
当代中医的新兴核心

　　本章考察了当代中医的一种起决定性作用的实践：辨证论治。200
该考察由三个目标所驱动：首先，通过追溯"辨证论治"概念和实
践在 50 年的时间跨度上的演变，我希望能够为第三章的历史分析
增加深度。其次，通过揭示被中西学者医生视为当代中医学"核
心"的社会建构，这是一种基于多元化医疗体系的稳定性，我从另
一个角度削弱了关于中医学历史统一性的观念。第三，考察辨证论
治的社会建构，让我从不同的角度检验第二章概述的综合模型。

　　这些目标的特定结合使我接受了一种叙事，即将辨证论治看成
是一个被创造的东西，同时也是一个具有创造性的东西。从这个意
义上说，辨证论治与我在前几章讨论过的和在本章将讨论的人的能
动性有着同样的基本特征。因此，尽管我考察一个新兴事物的历史
过程，我并不声称书写了其社会史。例如，我没有详细分析辨证论
治形成的政治和制度背景，也没有声称要阐明具体决策过程的细节
或可能影响到各种行动者的许多动机。此外，我特别关注中医界的
态度。我介绍的这些人的观点和行动堪称典范，但绝非详尽无遗。
毫无疑问，对辨证论治出现的政治、意识形态和社会经济背景进行

详细分析是必要的，但这超出了我非常有限的关注范围和意图。[1]

201　　我还必须从一开始就坚持，辨证论治并不意味着一种可定义的实践。[2]然而，在中国和西方，这个词都提出了一个明确定义的实践概念，通过这个概念，人们对它有了集体记忆。由于人们只能在具有明显稳定性的背景下才能理解运动，因此我将首先概述目前关键术语的规范定义，这些术语是辨证论治实践的基础。

　　当代中医教科书在概念上和实践上区分症或症状、证或证候、病或疾病。[3]这些通常定义如下：[4]

　　　　——疾病是由于内外环境失衡而导致的人体结构或功能失调。疾病有特定的原因，通过可描述的病机生成有规律的病理。这些病理和病机外在地表现为症状。[5]

　　　　——症状是疾病和证的外在表现。它们由患者主观体验或由医生诊断确定。[6]

　　　　——证是对各种症状的描述。它们反映了疾病在不同阶段在时间上的发展（以及疾病本身的转变），包括医疗和其他因素（如体质、气候、饮食等）对疾病一般发展的影响。

　　现代医生都认为，治病就是治疗"证"，因为"证"反映了疾病发展的四个核心方面：病因、病位、病机、病性。这些都反映了疾病的性质，不是以某种抽象的概括形式，而是以其具体和特有的表现形式。正如北京四大名医孔伯化（1885—1955）所说，中医只有理解了病人的疾病，才能理解病人；然而，它必须同时从将人看成一个整体的角度出发。而"证"就处在人和疾病之间的这个关键节点上。[7]

中国和西方学者从历史和民族志的角度对上述概念进行了分析。例如，席文和冯珠娣指出，中医对"证"的关注使得医疗实践是围绕着过程展开而安排的，而不是对界限分明的结构 * 进行操作。[8]冯珠娣详细描述了经验丰富的医生在实践中如何通过"辨证"₂₀₂来"论治"的。她下结论说，辨证论治构成了中医临床的"核心"和"特权时刻"。[9]

我问过的大多数医生和他们的许多病人都有这种观点。一本现代教学手册解释道，"辨证论治"是"辨识和治疗疾病的基本原则"，它构成了"研究和治疗疾病的具体方法"，是中医理论体系的基本特色之一。[10]重要的是要注意，辨证论治不仅被视为一个概念，而且被视为行医的一种方式。一本大学授课参考手册雄辩地阐述了这一点："辨证论治是中医理论、〔治疗〕策略、处方和药物在临床实践中的应用。因此，它是指导中医临床实践的理论原则，也是解决诊断和治疗中具体问题的具体方法。"[11]

与当代中医的许多其他方面一样，就辨证论治的讨论来说，明确的或隐含的参照点似乎是西医。在我观察的很多看诊中，"中医辨证，西医辨病"是一条老师和医生让学生和患者铭记的格言。它经常与另一个固定陈述联系在一起，这个陈述在外行话语中经常碰到，正如其在专业话语中一样，在本书第四章中已经提到过了，那就是"中医治本，西医治标"。我所有的中医老师都告诉我，中医优于西医，因为它把疾病理解为一个过程，在这个过程中，同一种

---

　　* 界限分明的结构，指的是西医的解剖学结构，将身体看成是不同器官组织的组合。

疾病可以通过不同的"证"表现出来。因此，存在着"异病同治，同病异治"的情况。虽然学术分析承认中医也能辨别疾病，西医也能识别综合征，但得出的结论通常是中医的优势在于辨证。[12] 因此，由卫生部资助、委托中国中医科学院编写的一本教科书宣称："中医诊断和治疗疾病的一个关键和决定性特征是辨证论治。"[13]

203   中医史学家将当代辨证论治实践刻画为，在最早的医学经典中就已经发展起来的方法和理论的延续和进一步发展。通常来说，辨证论治的理论基础可以追溯到《内经》，而张仲景的《伤寒杂病论》的功劳是建立了临床实践。[14] 这些历史论述以一种逐渐演进的风格来表达辨证的发展，这种逐渐演进的风格使人想起其他领域中对历史的类似改写。[15] 一位现代评论家将"辨证论治"界定为中医最具特色的特征，并表示："从宋代开始，中医的治疗体系逐渐走向以'辨证论治'为核心。在整个历史中，这一原则也将在未来继续显示其无与伦比的优越性。"[16] 因此，对于医生、患者、学者和政治家来说，辨证论治似乎体现了中医的精髓。然而，正如我将要证明的那样，几乎没有证据表明，在 20 世纪 50 年代之前，辨证论治曾担任过这个角色。事实上，这个术语是最近发明的，其意义超越了纯粹的临床。[17] 它不仅将当代中医与其过去联系起来，而且还与普遍的自然辩证法联系起来。它不仅指导医疗实践，还试图将这种实践提升为"正确的有见识的行动的典范"。[18]

毫不奇怪，辨证诊断在过去 50 年中一直是争论的焦点。虽然教科书通常掩盖了概念和实践的建构本质，但医生和研究人员在试图改进它的过程中不断地破坏它。虽然大多数医生认为这些发展是进步的，因此也隐含着积极的意义，但一些人认为，辨证论治的现代转变代表了传统技能的普遍丧失。

1950 年以前不存在辨证论治

在 20 世纪 50 年代之前，辨证论治是不存在的。我所说的不存在并不意味着医生不知道这个概念，也不意味着他们没有从事类似于他们当代同事所称的"辨证论治"的实践。相反，这一概念在当代话语中的地位、概念的连贯性及其自然化的历史是 20 世纪 50 年代以来医生们所面临的具体关注的结果。[19]

大多数当代医生和历史学家都将辨证论治的实践追溯到张仲景的《伤寒杂病论》。[20] 这本书中提出，治疗实践由几个密切相关的步骤组成。[21] 第一，不同类型的疾病是根据不同因素界定的，比如病原在身体的具体位置（例如"太阳病"）、特有的症状（例如"消渴病"），或某种身体状态（如"妇人产后病"）。[22] 然后，这些疾病被分解为更具体的"证"，其特征是一系列特定的症状和体征。"证"可能有也可能没有特定的名称。它们通常以治疗的处方命名（如"小柴胡汤证"）。[23] 重要的证经常被进一步细分为更具体的"子证"，每个子证都和其指导方剂的自身具体变体相关联。例如，太阳中风病的症状是出汗、头项强痛、发烧、恶寒和脉浮缓。用桂枝汤治疗。[24] 如果同样的证还伴有咳嗽，那么就用桂枝加厚朴杏子汤治疗。[25] 如果伴有颈部僵硬，就用桂枝加葛根汤治疗。[26] 然而，有时，如小柴胡汤证的情况一样，仅需出现定义该证的许多症状中的几个症状即可诊断。某些额外的症状可能需要改变原来的方剂，但并不因此构成新的方剂，也不意味着构成新的证，尽管在其他一些情况下会这样。[27]

　　《伤寒杂病论》的章节标题通常使用与具体定疾病相关的"病"一词，以及与脉象相关的"证"（即医生解释的症状）。然而，这一术语并不严格，而且具有相当大的灵活性。疾病有时被细分为一种或多种其他疾病。[28]在其他一些时候，会使用复合词"病症"。[29]症状有时也标志着疾病：例如，"咳嗽"，既是一种症状也是一种疾病。[30]其他一些时候，症状表示具体的疾病部位，如"心痛"。[31]

　　因此，张仲景对"证"的辨别和治疗，以及这些证与疾病、症状的关系，表现出了许多被现代作者定义为"辨证论治"的特

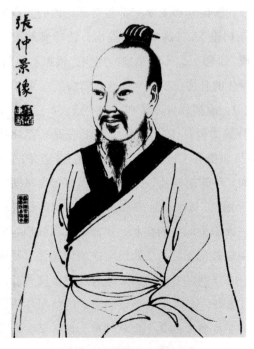

图28　张仲景（142—220）

征。然而，我们必须注意到两个重要的差异。首先，在源文本 205
中阐述疾病及其治疗的一般原则时，这些讨论的重点是疾病而非
"证"。第二，概念的使用和临床实践远不如现代文献所认为的那
样系统。目前对张仲景思想的理解和对潜在连贯性的推论一直是
基于后来评论者的阐释工作，这些评论者们在很多重要问题上的
意见并不一致。[33]

　　张仲景决定性地影响了后世医生对各种辨证体系的发展。当代
教科书列出了六个这样的体系，尽管医生在实践中使用了更多。[34]
尽管有这种影响，但在 20 世纪 50 年代之前，症、证和病之间的当
代区别从未明确界定。中医在这一领域的历史也不能视为以稳步和
渐进的方式朝着一种一致性的方向发展。

　　在很长的时间里，特别是从汉朝到唐朝，"病"而不是"证"
一直是最重要的诊断分类。隋朝的《诸病源候论》是最具代表性和 206
影响力的例子。这本书是根据"病"来编排的，如"风病"、"气
病"、"小儿杂病"，然后这些"病"又被细分为很多不同的关键性
"候"。在大多数情况下，这些关键性"候"对应于现代医生所称
的症状。很少有"候"对应于现代的"证"。[35] 后来的一些书，例
如唐代的《千金要方》和《外台秘要》强烈地借鉴了《诸病源候
论》来寻求灵感。然而，每一本书中讨论的疾病数量差异很大，至
少部分原因是一本书将同一疾病的不同症状归类为一种疾病，而另
一本书将这些归类为不同的疾病。[36]

　　从宋代开始，"证"再次成为关注的焦点，因为文人医生们试
图理解疾病的根源。在接下来的几个世纪里，"证"的诊断在精英
中医中具有决定性的地位，从明朝末年开始，"辨证"一词出现在

许多医学文章的标题中。[37] 几位有影响力的作家，如清朝学者汪昂
（1615—1699）明确强调辨证实践是医疗实践的关键要素。[38] 其
他一些人，如明代学者医生张介宾（1563—1640）用"辨证"和
"论治"来编排其著作，但在论述医疗实践时继续用"疾病"。张
介宾有一段话，今天经常被引用以表明"辨证"处于中医的核心
地位："凡诊病施治，必须先审阴阳，乃为医道之纲领。"[39] 一些作
者，如清朝医生徐大椿（1693—1771）试图更清楚地界定"病"
和"证"之间的区别。[40] 因此，今天徐大椿经常被引用作为例子，
说明古人清楚地做出了这种区分。任应秋，一位共产主义中国的研
究中医文献的著名学者，承认徐大椿的贡献，但认为徐大椿没有成
功，他在澄清问题的同时也混淆了问题。[41]

　　此外，在古典时期，没有明确或主导的病理学体系出现。在
实践中，对于某些病和证的诊断和治疗的重视要超过其他病和
证，这一做法分化了而不是团结了医生。例如，温病学派的出现
意味着，尽管一些医生依然在张仲景的《伤寒杂病论》的基础上
称呼和治疗外感病，但是另一些医生，尤其是南方人，在根据旧
处方治疗患者时，采用了新的称呼和新的理论。[42] 一些医生使用今
天被归类为"证"的东西作为疾病的称呼，而另一些医生则公开
质疑用"证"指导治疗的必要性。例如，吴有性（1582—1652）
认为，在瘟疫类疾病中，每种疾病都只能用一种类型的药物来
治疗。[43]

　　即使是那些强调"证"是治疗关键的书，也并不是基于对该
术语的精确和狭义定义来这样做的。林佩琴（1772—1839）的
《类证治裁》，这本书经常被引用为当代"证"诊断的先驱。作者

在前言中说："司命之难也在识证，识证之难也在辨证，识其为阴为阳，为虚为实，为六淫，为七情，而不同揣合也。"[44] 在讨论具体的疾病时，林佩琴提出了辨别这些疾病的不同方法，这些方法有不同的经典来源。例如，关于心痛的部分，包括根据身体不同器官疼痛的可能原因进行辨证，根据疼痛的表现性质（热或寒）进行辨证，以及根据气血痰等病因进行辨证。虽然这是一种临床上有用的方法，可以将同一疾病的不同表现与不同的治疗方法相匹配，但没有明显的做法将不同的辨证方法系统地整合到一个总体方案中。[45]

当西医知识渗透到中医中时，情况变得更加复杂。西医为疾病及其病因提供了新的思想，但也让中国医生面临着将自己的疾病分类和治疗方法置于生物医学所使用的明显客观系统中的问题。民国时期与西方医学的政治对抗导致中医学的各个方面发生了根本性的变化，包括在医学知识的传播中，对疾病、证候、症状和体征表达的系统化。[46] 然而，如果我们考察一下作者个人的作品，依然有相当大的分类混合。张锡纯的《医学衷中参西录》是一本文集，收录 208了 1900 年至 1934 年间发表的短文、文章、病例笔记和病例史，在这方面堪称典范。[47] 第三卷中收录的 138 例病例史以新颖的格式系统地呈现。每个病例史都根据病因、证候、诊断、处方、方解和效果进行了分析。有趣的是，"证候"只列出了目前的症状，而"诊断"则给出了今天被认为是辨证论治的解释。[48]

然而，尽管他系统地呈现了数据，但张锡纯并没有明确区分疾病、证候和症状，或者至少没有按照现代文献中提倡的方式区分。章节的标题（门）是根据不同的来源，个人病例史是呈现在

"门"的下面。它们包括来自中国传统的疾病名称，如黄疸门、痢疾门，也包括大专科比如"妇科"。我们找到了治疗相似疾病的具体治疗方向（伤寒门、温病门），以及以具体症状描述的疾病，如"虚劳喘嗽门"。张锡纯使用的"疾病"一词，很多其他传统作者会使用"证候"，比如"气病门"、"血病门"、"脑充血门"，是受到张锡纯的西医知识的影响的。"脑充血门"是指脑出血，但不是传统中医术语。关于中风后发生此类出血的西方医学知识（通过病理解剖学获得）极大地影响了张锡纯思维和新疗法的发展，并持续产生影响。[49]

个人病例史的标题也显示了类似的分类混合。因此，我们发现了疾病如"黄疸"，证候如"大气下陷"，融合了西医知识的疾病如"脑充血头痛"，甚至混合了中西医的疾病种类，如"伤寒兼脑膜炎"。正文本身也没有明确区分疾病和证候。在"伤寒兼脑膜炎"的诊断的标题下，我们读到了"此乃病实脉虚之证"。在另一个病例中，我们又看到"即此证脉相参"。[51]

我之所以详细地引用张锡纯，是因为他构成了前革命时代一个非常重要的参照点，就像汉末的张仲景作为辨证的起源一样。张维耀，一位当代中国学者清楚地总结了两千年来中医辨证的发展："可见，直到清代，中医学中的'证'、'病'、'症'是无本质差异的术语名称，即使某一时代，某一著作曾赋予严格的内涵，后来也并没有被众人所接受。所以说50年代之前，'证'不是中医理论体系中的基本概念，也就是说辨证论治这一理论体系没有确立。"[52]张的概述证实了我自己的简短回顾。我们现在必须回答的问题是，20世纪50年代发生了什么事情，使我们有可能在以前存在无规范

（尽管是高度实践的）的多样性的情况下，建立起概念上（尽管不一定是实践上）的共识。

毛泽东时代辨证论治的出现

20世纪50年代，辨证论治在中医师中流传，在辨证论治的形成中有三个新因素：（1）大量作者明确而系统地使用该术语，（2）使用该术语作为中医相对于西医的决定性特征，以及（3）该术语与毛泽东关于医学在社会中作用的观点的转变相关联。我认为，这些元素的出现表明，辨证论治之所以变得重要，是因为它至少达成了以下几点：它允许学者医生将中医实践界定为与西医截然不同；它承诺在必要时解决两种医学的结合问题；它与祖国的文化遗产建立了政治上正确的联系（即现代的、系统的和辩证的）；它促进了新建教育机构中医药教学的系统化。

意识形态维度

辨证论治的意识形态维度也许是最明显的。鉴于当时的历史压 210
力，20世纪50年代为传统的独立性而奋斗的中国医生有必要证明，他们的实践虽然具有鲜明的中国文化根源，但能够实现现代化，并为当代医学做出独特贡献。

施今墨（1881—1969），"北京四大名医"之一，是民国时期捍卫中医的主要人物，也是知名的医学融合的倡导者，被张维耀认为是明确提出将辨证作为当代中医核心的医生之一。下面的引述

（我无法确定日期）出现在施今墨收集的病例记录中，也即他公开的医学遗产，在他去世后由他的学生兼徒弟祝谌予（1914—）于1982年出版："临证如临阵，用药如用兵。必须明辨证候、详慎组方、灵活用药。不知医理，即难辨证，辨证不明，无从立法。遂致堆砌药味，杂乱无章。"[53]

　　施今墨在这段引文中隐含地提及了医学祖先，他将自己和这些祖先并列起来，他和他的祖先都认为辨证在中医中占有重要地位。[54] 然而，作为一种实践，在他的论证中，辨证仍然服从于医理知识，也即服从于思考。这与安德鲁斯（Andrews）的主张一致，即施今墨和他那个时代的其他主要中医思想家一样，坚持理论与实践的相关性，以回应那些抨击中医的非科学性质，并认为中医药只不过是经验上有用的药物、处方和治疗的仓库的人。[55]

211

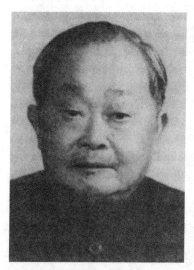

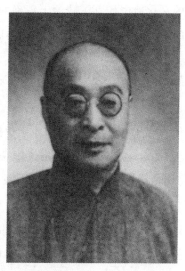

图29　姜春华（1908—1992）　　　图30　施今墨（1881—1969）

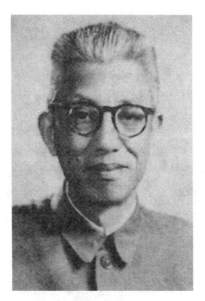

图31 秦伯未（1901—1970）

秦伯未（1901—1970），丁甘仁（1865—1926）的学生，民国时期的一位代表上海中医的著名医生、教育家和活动家，1955年应邀到北京担任卫生部顾问。1949年之前，他已经是一位重要的学者和教育家，后来成为现代中医的主要奠基人之一。[56] 在1957年的一篇文章中，秦伯未回应了施今墨关于理论与实践关系的观点。他反对那些已经将辨证论治提升到中医核心地位的人，他说："辨证论治是中医治病一种诊疗规律，（然而）并不是中医理论的巅峰。辨证论治是中医理论的产物，没有理论指导，就没有这样的法则。"[57] 到1961年，秦伯未已经将中医实践的所有方面都纳入了辨证论治："辨证论治是中医治疗的一种法则，它的关键本质是，（理论）原理、（治疗）技术、处方和药物是一个完整的治疗体系。"[58]

212　　　　也许，秦伯未对方法的关联，不仅仅是暗示着走向恩格斯《自然辩证法》的方向。传统医学术语"辨证论治"和现代汉语的"辩证法"一词之间在"语音上，实质上和书写上"有着如此明显接近的关系，以至于当代中国医生不能忽略。[59] 它提供了一个机会来证明中医既不是封建的，也不是过时的，而是开明的，并且正如冯珠娣所指出的，"在理论上是无懈可击的"。[60]

在 20 世纪 50 年代的知识环境中，促进辨证论治出现的一个不太被人提及但同样重要的条件是，它与巴甫洛夫的内环境和外环境之间的调整适应的思想产生了共鸣。证候可以被解释为整个有机体对客观外部环境的反应的表现，而不是孤立地关注具体的有机功能。

新定义的辨证论治方法最终也将理论原则和治疗方法放在了平等的地位上，从而与毛泽东的实践论相匹配。通过这样做，它将中医与西方唯心主义拉开了距离，将其建立在中国传统思想的"自然唯物主义"之上，并使其更接近理论与实践的革命统一。[61] 这一点由秦伯未清楚地表达出来："也就是说，理论指导实践，理论反过来就是方法。'辨证论治'所以成为中医的诊疗规律，就在于理论和实践的结合……'证'和'治'是现实的、固定的，'辨'和'论'是灵活的，要通过分析和思考的。"[62]

指出这一点很重要，毛泽东的思想对中医药的影响涉及主体性的转变，这不能仅仅解释为信仰的改变，也不能解释为对政治指示的口惠而实不至。我认为，通过辨证论治对中医进行重新定义，实现这些重新定义的医生自己也发生了改变。以下摘自岳美中（1900—1982）的自传，战后另一位有影响力的北京老中医，以可敬的诚实承认了这一点。

　　1954 年前后，我在治学思想上又有了一些变化。此时，我治医学三十年，在读书和临证方面，有了一些积累和体验，也开始学习了《矛盾论》和其他一些唯物辩证法的著作。并学习着结合自己治学道路和方法上的问题进行总结和思索。在肯定以往经验的基础上，也感觉到执死方以治活人，即使是综合古今，参酌中外，也难免有削足适履的情况。

213

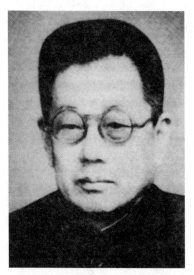 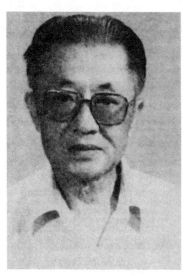

图 32　岳美中（1900—1982）　　　　图 33　方药中（1921—1995）

　　岳美中并非出生于中医世家，而是最初通过张锡纯的书和函授课程学医。像他同时代的许多人和他们之前的老师一样，他既想继承又想创新传统，"师古而不泥古"。辩证法实践似乎已成为岳美中实现目标的一种方法，尽管这要求他成为一个实践辩证法者。在这条路上，岳美中并不孤单。[64]

　　我们已经遇到施今墨作为变革早期的一个例子。他的学生祝谌予显然更辩证。他强调，在发展中医药教育时，应同等重视"继承"和"发扬"。祝谌予将教育中的继承视为任何发展的基础，将发展视为任何继承的目标。[65] 方药中（1921—1995），另一位著名的北京老中医，在辨证论治的规范化方面有影响力的人物，在最近出版的一本文集的前言中也同样指出，在过去的50年里，他的著作一直以"承启"为纲。有趣的是，在他们的教学和传记著作中，这些老中医将辨证的实践阐述为中医的一个决定性特征和中医现代发展的支点。

实践维度

　　在20世纪50年代早期，需要找到这样一个支点是秦、岳、祝和方等医生的主要关切点。中医作为一种独立的行医方式的生存根本没有保证。正如我们在第三章中看到的，当时医疗行业的发展是由"团结中西医（与疾病作斗争）"的口号推动的。在这一时期，中医面临着巨大的压力，要使其现代化、系统化，并确立其科学地位。实现这一目标的主要途径是中医进修学校，即使是知名的医生也必须加入，以增加他们的西医理论和实践知识。一些医生如方药中和唐由之（1926—），甚至会被调任全职学习西医。[67]

　　新中国的未来——包括新医学的未来——在名义上是光明的。然而，对于如何在实践中实现医学的光明未来，还不太确定。急于求成往往很难与一种全新医学的长远目标相协调。改造中医的实际努力，包括通过专注于使用单一药物或甚至单个药物的化学成分，而不是复杂的处方，通过基于生物医学而非中医诊断的治疗，以及通过强调经验主义而不是像五行这样过时的理论，虽然有时是成功的，但并没有转化为期待的突破。[68]方药中在1953年的文章中描述了当时中医界的情绪。

存在着的问题不少，具体表现在三四年来中西医的团结工作始终是处于貌合神离的状态下，中医进修工作则是使很多进修以后的中医感到苦闷彷徨，新学的知识自己也知道实在不够，原有的中医知识，也不知道如何来联系新的东西，结果反倒使自己对自己原有的经验也失去了信心，于是新的不会用，旧的用不上，非鹿非马，不知所从。[69]

显然，我们需要的是一种方法，让中医从业者能够保留他们的遗产（如果不是因为其他原因，而是为了切实有效的话），但同时也设法做到一定程度的现代化，尽可能从生物医学中吸收借鉴。在这里，辨证论治出于实践（而非意识形态）的原因，再一次是对过去的延续和变革。西医课程大量招收中医，无疑使他们更愿意研究生物医学疾病的概念和诊断模式。然而，在研究这两种传统之间的差异和联系点时，他们可以将他们的努力建立在上一代人努力的基础上。[70]

施今墨和其学生祝谌予是这些变革的代表。施今墨是民国时期中医标准化和科学化的一位有影响力的倡导者。在他的实践中，他试图将中西医结合起来，例如通过使用单一的中药来治疗具体的问题。[71] 1932 年，施今墨和其他名中医向新成立的中央国医馆提交了一份建议，提议将生物医学疾病分类作为中医标准化的指导准则，但是这一提议在中医界的广泛反对下失败了。当时的普遍共识是，此举将使中医药丧失自主性，并削弱其实际功效。因此，将中医辨证与西医疾病诊断区分开来，以促进它们在实践上的融合，也是试图为 20 世纪 30 年代的现代化争论找到一个新的解决方案。[72]

施今墨最有影响力的徒弟祝谌予在老师的明确鼓励下，于 1939 年至 1943 年在日本学习西医。作为北京中医学院的第一任院长，施今墨在传播新发展起来的西医疾病诊断和中医辨证论治之间的对立上处于强有力的地位。从历史上看，这一对立是在 20 世纪 30 年代由杨则民（1893—1948）提出的，杨则民是来自浙江的学者医生，也是第一个阐明中医思想与西方辩证法之间兼容性的人。在一篇《辨证与识病》的文章中，杨则民表示："中医重辨证，西医重识病，辨证之目的在应用药治，识病之目的在了然病所。"[73]

1949 年后，杨则民被贴上了反动派的标签，这限制了公众对其影响力的认可和其思想的传播。[74] 因此，就需要像祝谌予这样的医生来更详尽地阐释二者的区别。[75] 祝谌予说，扎根于实验、生理学和解剖学的西医比中医更能解释疾病及其原因。另一方面，中医的辨证使医生能够将客观但脱离情境的疾病知识与每个病例的具体详情联系起来，从而对病人的整体情况有一种认识。基于这一对立，祝谌予建议创建一种将西方疾病知识与中国辨证实践相结合的医学。[76]

　　我们在方药中的著作中，也可以找到完全相同的主题、对立和综合的发展。20 世纪 50 年代，方药中还是一位年轻医生，他通过将辨证论治的基本原理追溯到《伤寒杂病论》等经典文献，为"辨证论治"的界定做出了贡献。方药中指出，与生物医学对具体疾病因果关系的兴趣相反，张仲景等传统作者关注的是将疾病理解为一个过程。因此，方药中也提倡将西方疾病识别和中医辨证结合起来。

　　当时的另一位著名医生蒲辅周（1888—1975）在一件事中证明了这种思想的实践价值，这件事很快成为当代中医的传奇故事之一。[78]蒲辅周是北京新成立的中国中医研究院的内科主任。1956 年，在河北省石家庄市暴发流行性脑膜炎期间，在他的指导下，医生们诊断为暑温病，用白虎汤作为治疗主方，取得了非常成功的疗效。[79]一年后，在北京地区的一次类似疫情中，同样的 217 方法被证明是不成功的。蒲辅周认为，疫情暴发的不同气候条件（夏雨造成的潮湿环境）使得有必要调整治疗策略，并使用清热祛湿的方剂，如三仁汤。[80]蒲辅周总结了他的方法，强调了毛泽东的思想和中医辩证法之间的相似性："在这一次实践中体会到：由于气候的影响，今年的患者在诱因上多有暑湿并重的现象，个别的还有一些变证，我们在治疗脑炎的过程中，随时都要注意到这一些。"[81]当时，这一成就为中医师及其政治支持者提供了辨证的价值和临床疗效的证据。今天，这件事已经成为当代中医的一个具有决定性意义的故事，向学生和外国人一次又一次地讲述，医生们相互讲述，以肯定他们的自我价值。[82]

理论维度

　　中医学的系统化，体现在作为现代实践核心的辨证论治的创立上，涉及几项重要的工作。首先，出于意识形态的原因，有必要将中医定义为一种医学实践，其知识体现了对过程的理解，即对立的不断统一，虽然是以原始的形式。辨证论治是中医如何"辩证地"治疗疾病的一个典型例子。中医没有把重点放在识别疾病上，而是将疾病理解为一个矛盾不断出现的过程。治疗的目标是通过治疗变化的症状组合，灵活而实际地解决这些矛盾。因此，中医成为了一种基于朴素唯物主义的辩证法的表达，在党的领导下，在西方科学的帮助下，可以发展。[83]

　　其次，系统化要求症状、证候和疾病在概念上和实践上都要明确区分。正如我所展示的，这些以前是部分重叠的，但现在以本章开头所述的方式加以区分。这种区分——一种需要将现代意义纳入传统文献的区分——首次在 1957 年至 1958 年间在卫生部的代表和管理下编写的第一本中医教科书《中医学概论》中得到充分阐述。[84] 以真正辨证的方式，这些现在分离的元素在诊断过程中被再次结合。仅仅几年后，这使得坚持毛泽东的思想的医生们认为，辨证论治是一种超越医学的进步，它完全建立在无理论的症状学（经验主义）和极其抽象和超理论的病理学（生物医学）之上。[85]

　　最初，这种综合似乎是由国家的政治命令和 20 世纪 50 年代中期被要求学习中医的西医师的抵制所推动的。正如我在第三章中所讨论的那样，1955 年，许多西医被要求在北京学习中医，但他们对自己职业生涯中的这一转变并不那么有热情。他们发现，从传统文献中学习知识尤其困难，因为这些知识是以和西方科学逻辑完全不同方式呈现的。事实上，许多新成立的中国医学院招收的学生也是如此。此外，这些西医医生需要一种方法，让他们能够在自己已有的疾病知识中吸收中医。对证候（完全属于中医）的阐述以及它们与疾病（属于西医）和症状（属于两种医学系统）的区分满足了这一要求。[86]

　　因此，创建一个更系统化的中医不仅是一个由政治需要或现代教育的要求驱动的自上而下的过程，也是对来自下层的压力的回应。这一点可以被以下引文所证明，这段引文出自《中医学辨证术语的探讨》的前言。这本书是重庆市西医离职学习中医研究班在毕业后对辨证系统化做出的贡献。

　　　　我们在离职学习中医的两年半时间中，体会到中医学术思想和理论原则的精神实质，是用朴素的辩证唯物观点……它的方法——辨证施治，是中医运用理论认识疾病、治疗疾病的一般原则，在全部医疗过程中都必须遵守它……［然而］目前对于辨证术语的涵义，尚欠系统和完整，临床所用的辨证术语较为复杂，致使西医学习中医感到困难，不易入手，中医参考这方面的材料亦感不便。因此，我们试从这方面做一些初步的整理工作。[87]

　　短短几句话，重庆的医生们就指出了促成"辨证论治"形成

<!-- 219 -->

的诸多因素。例如，我们可以看到，辨证在意识形态上的正确内涵帮助中医从业者在新中国为他们的传统建立了一席之地，这被国家在政治斗争的过程中（第三章已经概述）用作规训西医和中西医结合的一种工具。在创建一种新医的大计划中，辨证论治的作用已经明确。然而，我们也可以看到，一旦中医与辩证唯物主义联系在一起，即使它被贴上"朴素"的标签，就使得中医师可以致力于发展自己的传统，将辨证论治作为实现一种完全不同的辩证对立的工具——不是中西医之间的对立，而是疾病和辨证之间的对立。

事实证明，这种对立对于那些像祝谌予一样主张同时保存和发展中医的医生来说，在外部和内部都是有效的。在内部，它提供了一个有效的论据，反对仅根据生物医学疾病分类使用中医治疗和药物。只有将辨证作为其核心要素的诊断才能构成中医。[88] 从外部来看，中医学以辨证论治为基础，有助于在知识和实践上将其定义为一门独立的学科。在这个过程中，如果不破坏它的本性，也就是它疗效的根源，它就不可能被（基于疾病的）西医所吸收。[89]

第三，必须找到一个总体原则，使在中医漫长的历史过程中发展起来的许多不同的、有时矛盾的辨证方法能够被理解。例如，我们看到，伤寒学派和温病学派的倡导者经常使用相同的处方，但是其使用的理由却是来自不同的诊断归类原理。不仅不同的归类、理解和应对疾病的实践和学派相互竞争，而且革新派医生不断地将全新的诊断证候添加到医疗档案中。

220　　《中医学概论》解决了这个问题。其作者采用了双重策略。一方面，他们概述了中医学中的许多不同子系统，通过这些子系统可以将现在明确定义的症状编排成证候。[90] 另一方面，他们定义了"八纲"，由四对反义词组成：阴阳、表里、寒热、虚实，作为中医诊断学的基本框架。[91] 尽管将症状归类为证候的不同方法（以及中医的历史多样性）得到了承认，但作者声称，这些方法的总体精神是相同的，并且"它们都是在八纲理论的指导下进行辨证的方法"[92]。

因此，辨证论治提供了必要的理论工具和实践方法，可以团结不同方向的医生，而不会减少（至少在这一点上）历史上的多样性，从而限制实际疗效。它允许了为了满足中医现代化需要而必须的中医系统化，同时也使中医学与毛泽东思想中对实用知识的强调保持一致。它允许中医师区别于西医师，并维护他们的身份，既作为传统的继承者，又作为具体教师的学生（因此是双重的中国人）。然而，它也创造了一个基础，通过这个基础，旧的传统能够通过西医的"疾病"知识将自己纳入现代而获得发展。

有争议的问题

在 20 世纪 50 年代中期之前，主要学者医生对辨证的观点存在分歧，这种分歧此后并没有消失。例如，被现代中国评论家视为当代正统的祖先的施今墨，长期以来一直主张核心诊断标准的数量应该从 8 个扩展到 10 个，应该将"气""血"包括进来。以典型的中国风格，设法纳入这一革新，却不需要完全废除"八纲"，他将"阴阳"作为总纲，"内外、虚实、寒热、气血"作为"八纲"。

因此，上一节中概述的重新定义的达成并非没有经过斗争。直到 20 世纪 60 年代中期，中医期刊一直在争论中医辨证与西医疾病识别之间的对立的价值。我们可以在这里观察到两个相关的过程。

221 早期文献记录了辨证论治成为中医的决定性特征的具体过程。随着中医的地位越来越稳固，一些作者甚至断言辨证论治"作为中医学的一大优势"。[94]

第二个过程是挑战和检验这一新兴共识的过程。例如，秦伯未反对《中医学概论》中提出的疾病、证候和症状的分类。根据词典学证据，他认为传统术语"证"、"症"和"征"是同义词，并且经常互换使用。因此，症状、证候和疾病之间的差异不是自然的，而是基于实践。例如，这来源于医生是否将头痛归类为疾病或症状，或者他是否将头痛和其他症状（如恶风和脉紧）归入一个疾病证候如"风寒头痛"。因此，辨证论治的重要之处不在于它对疾病和证候的区分，而在于学习如何在中医理论的基础上对具体病因和病机如何产生具体症状进行综合，并从这些思考中获得适当的疗法。即使在这个层面上，秦伯未和其他著名的医生也担心当时的医学教育正在削弱医生的能力，正如我们在第三章中看到的，他们采取的态度是有相当大的个人风险的。[95]

另一个争论的领域是疾病与证候的关系，以及隐含在其中的中西医的关系。通过界定中医的主要关注点为证候，西医的关注点在治疗疾病，施今墨等医生似乎已经实现了他们早先的目标——这个目标在 20 世纪 30 年代失败了——即废除中医疾病分类学的多样性，而用具有卓越的科学严谨性的西医疾病分类学取而代之。这一举动并非没有遭到反对。几位主要学者认为，在中医疾病分类基础上的疾病识别在理论上和实践上都与辨证交织在一起，因此不能被废弃。

例如，所有的"痰饮病"征，最初是在《金匮要略》中描述的，反映了肺、脾、肾的功能失调。因此，通过将问题归类为痰饮病，医生在制定治疗策略时会针对这些器官。根据她对体液生理学的理解，她还将知道，在治疗过程中的某个时刻，她必须解决肾脏问题，即使目前呈现的证候表明没有必要这样做。在这些医生看来，中医不仅对疾病作为过程的现象学理解感兴趣，而且像西医一样，也寻找疾病的原因并试图根治疾病。因此，他们同意一个基本前提：将辨证和疾病识别结合起来，但出于认识论和实践的原因，他们坚持疾病识别是在中医疾病分类的基础上进行的。[96]

其他作者，如有影响力的任应秋，从恰恰相反的方向攻击了中医对生物医学疾病类别的吸收。他推论道，尽管中医在历史上区分了疾病和征候，但辨证一直都更为重要，因为没有什么超出了阴阳和八纲的范畴。即使人们还不了解某一疾病的确切性质，也可以通过阴阳和八纲来了解其表现，从而治疗它。任应秋认为，正是这种特性赋予了中医在确保和保护工人和农民健康的革命目标中的重要作用。[97]

岳美中和陈可冀（1930—）提供了另一种解决方案。他们在给《福建中医药杂志》关于这一论题的稿件中指出，辨证并不总是能产生预期的结果。他们说，具有独特稳定特征的疾病和反映整个身体过程的征候之间存在着辨证矛盾，只有利用这一矛盾，才能解决这个问题。为此目的，疾病是用中医术语还是西医术语来定义几乎无关紧要。[98]

在如何以一种切实有效和可教学的方式将辨证系统化方面也出

现了分歧。所有参与的行动者都同意整理和规范中医的重要性，以实现中医的现代化。当时许多著名医生对辨证论治的实践进行了明确的分析和理论思考，就是这一过程的一个反映。[99]另一个反映是，在辨证的基础上制定了有序的治疗体系。在 20 世纪 50 年代和 60 年代提出了各种相互竞争的建议，但最终，《中医学概论》（从一开始就作为一本由许多著名医生集体编写的官方教科书而享有特权）223 的总体框架胜出。（有关四个此类系统的详细介绍，请参见附录。）

"文化大革命"期间的辨证论治

我们在第四章中看到，在"文化大革命"期间，创造一种鲜明的"新医学"——既不是传统医学，也不是西方医学，而是社会主义的、现代的和中国的医学——在政治上呼之欲出。由于大多数中医期刊在 20 世纪 60 年代中期至 70 年代之间停刊，出版的书籍相对较少，因此很难追溯辨证在这一时期的应用。因此，我的分析有待于根据二手资料和口述史的更详细证据进行修订。不过，可以做一些初步的评述。最明显的是 20 世纪 60 年代初开始出现的一个微妙的术语变化。以前被称为"辨证论治"，现在被称为略有不同的"辨证施治"。

正如术语"辨证"和"论治"取自前几代医生的讨论一样，"施治"也是如此。例如，它出现在上面引用的明代学者医生张介宾的文章中。然而，它在当代的系统使用似乎源于 20 世纪 50 年代末和 60 年代初上海卫生局主办的中医进修班内科教学系统化的目标。[100]1964 年，由上海中医学院编写的第一本全国内科教科书出版时，它也采用了辨证施治作为讨论临床实践的所有章节的标题。[101]1971 年，北京中医院革命委员会出版了一本《辨证施治纲要》，1972 年上海中医学院将"辨证施治"作为一本很重要的治疗学教科书的书名。[102]尽管并非被普遍接受，但这个词在秦伯未（来自上海）1964 年以后的文章中取代了辨证论治，尽管任应秋（来自重庆）同一时期的文章中没有。[103]在 20 世纪 60 年代和 70 年代占据统治地位之后，"辨证施治"在"文化大革命"结束后再次渐渐消失，"辨证论治"的使用再次成为常态。[104]

从我的信息提供者那里很难确定这个术语的转变到底意味着 224 什么。一些人说他们从未想过这件事。还有一些人则表示，这两个术语或多或少意味着相同的东西。一个较有区别的分析是，"论治"指的是对疾病证候的大概的、标准化的、一般化的治疗，而"施治"是指对单个患者的详细的、个性化的、具体的治疗。秦伯未的一个学生告诉我，尽管秦伯未在整个 60 年代的演讲中继续使用"论治"，但他在 1963 年后的书面著作中用"施治"取代了"论治"，以强调诊断思考与临床工作的联系，而不是与理论的联系。

因此，在试图用"施治"（表示执行或使用某种东西的含义）取代"论治"（包含讨论、话语和理论思考的含义）的过程中，人们可能会感觉到一种意图，即将中医药从与精英文化和思辨哲学的联系中进一步转移到更适合诊疗具体需要的实践中。这一论题可以通过考察章次公（1903—1959）的一篇讨论张仲景在中医史上的地位的文章得到支持，该文章 1955 年发表在有影响力的《中医杂志》上。[105]

章次公是一位致力于中医彻底现代化的著名上海医生，他当时在北京中医学院，也是卫生部的顾问。他的老师之一是章太炎（1869—1936），一位杰出的知识分子和民族主义革命者，他采纳了章太炎的中医发展观。这些人认为，自宋朝以来，早期中医的经验主义精神日益被文人医生引入医学的形而上学所淡化。因此，恢复古代中医的经验主义，尤其是张仲景的《伤寒论》的证候诊疗模式，是一个同时针对两个受众的举措。它展示了中医核心的科学本质，同时也为其纳入中国新医学敞开了大门。"施"治并没有带来与"讨论"或"决定"有关的形而上学包袱，尤其是因为"论治"这个词在帝制中国晚期的许多文人医生中很流行。因此，章次公在自己的文章中用"施治"代替"论治"一点也不奇怪。[106]

　　尽管出于类似的目的，但并非所有提倡这一变革的人都像秦伯未、任应秋和章次公那样深切关注传统医学的微妙之处。对上述1972年上海教科书的详细研究支持了这种印象。尽管大体上遵循了《中医学概论》的方法，《辨证施治》着重强调了与当时政治流行语相似的临床现实方面：辩证法、矛盾、斗争（在正确与邪恶之间），以及一般原则和灵活操作之间的互动。此外，按照毛泽东的格言，将含有革命成分的传统文化与衰退的传统文化分离开来，通过系统化、简化、修订和术语调整，加快了中医药的现代化进程，所有这些都将中医推向了西医的方向。例如，上海教科书的基本理论章节，以"生理与病理"、"疾病与病因"为标题，辨证的基本原则由八纲减为四纲（阴阳虚实），中医和西医的概念经常被一起使用。

　　教科书中也没有多少历史多样性的迹象，事实上，已尽一切努力减少这种多样性。《中医学概论》只是通过将不同的辨证方法纳入"八纲"的一个屋檐下进行系统化，而《辨证施治》则更具有革命性。例如，关于外感热病的辨证施治，它说："本章通过综合其内容，打破了伤寒六经与温病卫气营血（诊断方法）的界限，仅用虚实概念作为唯一的纲要……这样，它不仅去除了伤寒和温病理论的流派观点，而且更符合临床现实。"[107]

　　一种类似的还原论延伸到辨证的常规实践，在旨在说明理论原理的实际应用的病例史中最为明显。这些病例史分为三部分：（1）病史，它给出了简要的病因学描述并列出了症状；（2）处方，表明了使用的药物；（3）辨证分析，提供了将诊断证候与处方相关联的基本原理。辨证分析并没有对症状进行详细讨论和差异性解释（例如，在张锡纯、岳美中、蒲辅周和施今墨的现代病例史中所见），而是局限于一些标准化的疾病机制，如淤血、胃气虚，用于将综合症状和处方联系起来。[108]

　　在其他层面上，以前的综合也被赋予了新的重点，并融入了新的实践。以前，生物医学疾病的知识被认为是制定中医治疗方案的一个工具，而现在，西医疾病类别被认为是主要的诊断标识。每一种生物医学疾病都被细分为几种不同的中医证候，现在通常被称为"型"，而不是"证"，然后对每种"型"提出了具体的治疗建议。[109]因此，尽管辨证被认为是主观（辨）和既定（征）的复合体，但"型"的表达方式试图将过程进一步推向生物医学的客观性和技术价值。这种模式被称为"分型施治"，似乎最初是由沈自尹——20世纪50年代学习中医的西医之一——在1973年提出来的。[110]该提议试图在中医界将其作为一项标准，但是并未成功。

　　1980年，当讨论再次成为可能时，分型和应用治疗的方法成

226

为中西医学杂志上的一个热门话题。这场辩论是由像岳美中这样的医生发起的，他们积极地将辨证确立为当代中医的核心。这些医生认为，区分"型"而不是"证"是一种低级的实践方法。这对指导医生初步了解病理过程有一定的帮助，在几乎没有正式培训的情况下也是合适的。然而，这并不是一种足够细致敏锐的方法，无法理解多种相互关联的因素，如体质、气质、病原体入侵、气候和季节影响，这些因素导致了具体的症状和体征表现。因此，将固定的处方应用于疾病类型是对中医所代表的一切的简化——"用死的处方治疗活生生的疾病"。[111]

第二组医生通过指出各种研究所证明的临床结果，反驳了这些论点。他们还认为，这种方法有助于发展中医固有的辩证唯物主义，消除了中医的主观因素。第三组认为，根据"型"进行治疗的方法可以追溯到《内经》，从而将其确立为中医学的一个不可或缺的组成部分。因此，岳美中和其他人指出，问题不在这种方法本身，而是使用这种方法的人在中医方面的基础不足。[112]

用他富有召唤力的语言，岳美中表明了这场辩论不仅仅是关于诊断偏好，而是关于中医的核心和灵魂。对岳美中来说，熟练的中医实践是持续不断的努力，旨在达到"温故而知新"。他把这种努力描述为"锻炼"，在这个过程中，过去的知识在不断的训练过程（锻炼的另一个意思）中不断地被改进，这个过程包括广泛的阅读和对临床实践的自我反思。因此，作为一名医生的发展不仅关乎医学，也关乎自我的培养。仅将方剂与归类为"型"的症状相匹配，这代表了中医的庸俗化，这恰恰会杀死中医，因为没有将其作为一种实践来掌握。[113]

虽然岳美中及其盟友成功地在话语层面上确立了辨证的主导地位，但临床上正越来越朝着辨"型"的方向发展，即使这些"型"常常被称为"证"。分型也被用作许多教科书和中西医结合研究的组织框架，几乎所有我的信息提供者都认为这一领域是当代中国中医学的前沿。今天，沈子尹的研究经常被描述为这种融合方法的潜力的缩影。沈子尹是20世纪50年代接受中医培训的年轻西医毕业生之一。他的老师之一是姜春华（1908—1992），另一位名老中医，也是在上海任命的第一位中医学教授。姜春华对经典文献进行了评注，也参与了20世纪60年代在上海进行的创新研究，该研究试图在西方病理生理学和中医证候之间建立对应关系。[114]

这些工作中，最值得注意的是沈子尹和他的合作者证明，被诊断为肾阳虚的患者的尿液中17种氢化皮质类固醇的水平一直很低，这使得他们提出了这种证候与肾上腺功能不全之间的相关性。30年后的现在，也有了大量的研究，20世纪60年代的愿望仍未实现。目前有大量零碎的研究，但还没有实现全面的综合。[115] 并不是说 228 这会使普通从业者感到焦虑。为了教我灵活性的重要性，我的一位老师，一位毕业于北京中国中医研究院西医进修班的学生，沈子尹的同代人，给我讲了一个关于后者工作的内部笑话："中西医结合治疗肾阳虚有效，并不意味着中西医结合治疗肾阴虚必然有效。"

后毛泽东时代的辨证论治

"文化大革命"接近尾声时，由于多元性的重新出现，朝着还原主义统一性和中西医完全融合的方向发展的步伐放慢了（见第三章）。在接下来的几十年里，中医杂志上就中医辨证的性质及其与中医本身的相关性进行了热烈的讨论。我们发现了更详细的症状和证候剖析；更多的对中医辩证法的研究；更多的关于辨证论治在中医中作用的争论；更多的将基于辨证论治的中医诊断和基于疾病识别的西医诊断进行比较；更多的将中西医在临床和实践上结合的尝试。到了20世纪90年代，这些讨论变得越来越复杂，并开始挑战症状、证候和疾病之间的简单区分，以及西医和中医之间的简单区分。[116] 然而，总的来说，特别是在主要教科书中，20世纪50年代和20世纪60年代的产生的综合得到了重申和阐述，确立了本章导言中引用的正统观念。[117]

　　因此，辨证论治今天被认为是中医的具有决定性意义的特征。其复杂的历史已经被改写，因此对于患者和中医从业者来说，中医和西医之间的比较现在自然会引起辨证和疾病识别之间的对立。尽管如此，在这一明显的共识中，仍然可以找到分歧，背叛了其历史建构。最显著的冲突是，那些寻求将证候和治疗发展成为一门日益客观化的科学的人与那些继续强调实践和经验是中医学支柱的人之间的冲突。这种对立是传统与现代之间的对立（当然，两者都是当代定义的）。

　　正如我们上面所看到的，辩证法和毛泽东思想中对实践的特别重视，与中医学的经典概念很好地契合，是建构辨证论治的最初在认识上的指示灯。在改革开放时代，邓小平对于科学技术的重视——直接地通过官方国家政策进行影响，间接地通过日益普遍的对于现代化和西方事物的推崇进行工作——导致了对更多的现代化合法性模式的探索，这种模式将在外国的注目下保持稳固。系统论、信息学和控制论因此成为了"三论"，越来越多有哲学思维的医生，在省级行政管理机构的鼓励下，从"三论"中寻求灵感和合法性。[118]

在临床研究领域，同样的因素导致生物医学思维和研究方法加速进入中医领域。年轻一代的医生们花了大量精力将证候转化为客观物质，他们不太扎根于医学经典，但能够使用统计学和电子显微镜。这一趋势最明显的例子是创建具有具体证候的动物模型，以与西方医学研究非常相似的方式检验治疗和处方。第一个这样的模型是阳虚模型，20世纪60年代早期由矿安昆开发。到1984年，超过15个此类模型已被卫生部正式认可。这些模型已成为中医研究的重要方面，即使其价值在业内仍存在争议。一些方剂在数百年的临床实践中已经证明了其效果，但是在治疗动物模型方面没有效果，而基于动物模型开发的新方剂却不能在临床实践中见效。[119]

此外，还可以看到，由于科层控制的原因，中医作为一个国家机构有兴趣将辨证论治国家化。这种兴趣在多个层面上实现了。课程体系的确定和教材的编写是已经讨论过的两个例子（第三章和第六章）。另外两个例子是制作中医证候的百科全书，以及诊断标准化工作，我将在后面讨论。[120]

1987年，一个由卫生部资助的研究小组出版了《中医病名诊断规范初稿》。[121] 在前言中，作者认为，病名的标准化是一项艰巨 230 的任务，但对于中医学的系统化，尤其是诊断学的标准化来说是必要的。尽管该项目被描述为20世纪30年代施今墨提议的延续，但没有给出进一步的解释。我们之前看到，当时这些工作的动机是希望改造中医（概念上和职业上），以确保其继续存在。到了80年代，这不再是必要的了。中医之所以能够生存下来，并不是因为它已经成为一个独立的行业，而是因为它被国家吸收了。因此，标准化在今天具有完全不同的特点。霸权的科学主义将标准化视为现代性的一个重要方面，它对施今墨和秦伯未的影响和对他们的现代继承人的影响一样大。改变的是希望实施这种系统化的机构及促成其形成的机制。与 20 世纪 30 年代不同的是，标准化不再由中医师个人推动，而是由上级指派给他们。

自 1995 年 1 月 1 日起，所有从事中医教学和研究的机构都必须采用关于 406 种具体疾病和证候的诊断和疗效的国家标准。一年后，以《国际疾病分类手册》为蓝本的《中医病证分类与代码》开始实施。随后于 1997 年出版了《中医临床诊疗术语》的官方标准，涵盖疾病、证候和疗法。这些标准的明确目的是便于国家管理疾病记录及其统计分析，并使教学和科研相互配合，也旨在将这些分类改编为未来中医药国际标准的模板，并促进经济和学术交流。

这些关于病症的国家标准代码使用中医病名而不是西医病名作为主要分类词。每种病都会根据标准化病机分为好几个证。例如，"不育症"被分为五个亚证：（1）肾阳亏虚，（2）肾阴亏虚，（3）痰湿内阻，（4）肝气郁滞，（5）瘀滞胞宫。[123] 这些病机基本上与《辨证施治》中使用的病机相同。

人们可以在普通中医师中见到对于这种简化和近几十年来中医药发展的公开和隐含的批评。这里，辨证论治也提供了一个有用的方向。下面的评论摘自岳美中的自传，总结了许多中国老中医对简化的看法，即使他们自己为中医的当代转型奠定了基础。关于诊断，岳美中写道："对症状要做'病'与'症'的综合分析，寻求疾病的本质，不可停留在表面的寒热虚实……遇到大病复杂症，更要格外细密，务期丝丝入扣，恰合病机。"[124] 在祝谌予、方药中和其他人的著作中也可以找到类似的感悟，当我就相关的论题和吕炳奎及其他有经验的中医交谈时，也发现他们有这些感悟。辨证论治给我留下印象最深的，不是将证候与处方相匹配，而是对具体症状如何在具体病机中相互联系的综合理解。他们还强调，这需要不断地与患者和经典文献互动，而不仅仅记忆证候与相关方剂。[125]

因此，"经验"成为当代中医的一个重要关键词。"经验"与毛泽东的实践思想保持着重要的语义联系，它表达了对很多使用者认为的辨证论治和中医本身的危险的狭隘化的抵制。[126] 强调经验（因此，人们认为辨证论治是一种个人化技能的过程，而高于其诊断技术的价值），促使老中医们出版了他们的传记、病历和临床经验，并编排了补充材料，甚至是进入国家教育的材料。对名老中医的推崇也带来了负面影响（至少在许多年轻医生看来）：再次加剧了对个人地位的追求，而不是对共同目标的追求，从而导致了专业内部的竞争和分裂。[127]

负责编写《中医学概论》的吕炳奎，在 1984 年光明中医函授 232 大学的创建中起了重要作用，到 1992 年函授大学已经有两万多名学生毕业。该计划得到了高级官员和著名医生的支持，包括卫生部部长崔月犁、北京的教授刘渡舟、赵绍琴、曹希平。光明中医函授大学的创建最初具有双重目标。其一是为了增加执业中医师的数量，尤其是在农村，吕炳奎认为农村的中医师已经降到了危险的低水平；二是为了促进中医药的更高标准。1993 年，该大学扩大了任务，开始教普通学生，作为国家教育的替代。八旬高龄的吕炳

奎对国家中医的标志性的祛魅*，也许没有比在光明大学一年级本科
生的演讲中表达得更明确了。吕炳奎坚持毛泽东关于中医药是一个
需要发展的巨大宝库的观点，以及中医药是一门科学的现代主义观
点，他指出了一种危险的误入歧途的发展观，他指出："现代中医
大学毕业生真正学好传统中医的不多，（他们所学的）是西化了的
中医，中医学院也快成为西医学院了。这很危险……这个学校目前
还不像个大学的样子，你们可以带路，第一步搞一个正规大学，还
要搞医院。（以这种方式）真正把中医科学传下去，发扬光大。"[128]

　　我无意研究吕炳奎所提出的复杂问题——无论如何，我认识的
绝大部分医生都认为这只不过是一个过去的时代的残留问题——作
为一种实践的中医在过去 50 年里是否经历了衰落。在这场争论中，
某个立场的意图汇聚了太多概念的、方法的和实践的问题。除了难
以定义什么是"进步"和"衰落"，从浮华的语言中找出事实，以
及仔细分析权威、地位和权力问题（国家与医生，个人和集体；老
233　医生与年轻医生）如何与临床实践和研究交织在一起，这样的研究
还需要对医生个人的发展进行复杂的考察。

作为一个过程的辨证论治

　　现在，就像过去一样，中医药正在不断地变化和发展，甚至可
能尤其是其核心部分。在第二章中，我建议将这种变化建模为实践

---

　　*　祛魅是指去除神圣性，这里是指将中医大学的神圣性和光环去除，揭示了中医
大学发展的困境。

领域内基础设施的出现和消失，这些实践领域本身也在这一过程中发生了变化。尽管尽可能简化了，我的叙述仍然充满了这种变化的例子。

最初，在创建一种新的民族医学的过程中，国家将其作为一种工具予以支持，这种医学以辩证唯物主义为基础，并反映出中国对世界文化的独特贡献。然而，就在"辨证论治"作为一种独特的中医的核心的愿景已经确立之际，对这一正统学说的出现做出贡献的一些人却突然成为最激烈的批评者。他们认为自己的传统受到了年轻医生的威胁，这些年轻医生不再知道如何进行证候诊断；受到了研究者的威胁，这些研究者试图将以前不可言传之物客观化；受到了国家的威胁，国家将辨证论治作为工具以实现中医药融入国家和国际医疗网络所必需的科层系统化。

当一个新的实践基础设施或元素被合成并可融入其他实践，控制其最初生产的能动性总是放弃对其进一步使用的控制。当然，基础设施对新使用环境的适应性不同。有些很容易适应，有的表现出巨大的抵抗，需要其他参与综合的元素的适应。这种融合的最终结果和它所要求的基础设施能动性的重塑都是无法预测的，它本身会表现为实践的冲撞的结果。

作为当代中医核心的辨证论治反复证实了这一观点。中医师用辨证将自己的实践与西医区分开来，同时允许其现代化。这一重组需要中医实践领域的各个元素之间同时进行调整，从理论的改造到社会网络的改组。这一过程的结果是，辨证论治成了与前面章节分 234 析的人类焦点类似的中心焦点。要融入当代医学的综合中——让新思想被接受，让旧思想不被遗忘——今天需要转化为辨证论治的话语。我将通过一个最后的案例研究来证明这一重点，该案例研究将我们带回到张锡纯医生那里，我早些时候介绍了他的病例记录，作为现代辨证论治综合之前的医疗实践实例。

案例 7.1　张锡纯再现　1999 年，学苑出版社出版了一套张锡纯的病例史，由刘越编辑注释，刘越是当代北京的老中医。刘越是研究张锡纯的专家，多年来一直在临床实践中使用他的方法。七个月前，刘越自己的病例史和临床文集由同一家出版社出版。在这本书的 16 篇文章中，有 4 篇是关于张锡纯的。[129] 由于与张锡纯的接触对刘越的实践产生了独特的影响，他理应在年轻的医生中推广他老师的作品。前几代医生的影响取决于其融入当代的关系和综合网络，在这样的背景下，过去和现在之间的这种联系的不断确认被认为在社会上和临床上都是有效的。

通过考察刘越自己的病例，我们发现，这些病例遵循了辨证论治的主流话语，将疾病划分为几种证候并讨论其疗法。然而，在他的理论讨论中，刘越并不那么墨守成规。例如，在一篇文章中，他建议将辨证分析的"纲"从八个扩展到十个，将气的"升""降"包括进来。调节升降是张锡纯疗法的一个关键方面（见案例 5.2 和 5.4），刘越欣然承认张锡纯的影响。在另一篇文章中，刘越反对普遍接受的西医治病、中医治证的对立。他说，与其将辨证和辨病对立起来，不如将其视为历史上不断演进的中医的治病补充方法。

刘越的第二本书将分散在张锡纯大量著作中的案例记录整

理并重新呈现。为此，刘越将张锡纯的文字以三个不同的标题 235
整理编排：(1) 症诊，(2) 证治，(3) 方。第四部分以"按"
为标题，每一个病例史的内容都以图表方式重新呈现了。这
些图表使得刘越将张锡纯的能动性描述为一个过程，这个过
程是从"症"、"脉"的综合到一个或多个"证"，再到用既定
"方"进行"治"的逻辑推进。显然，这些图表被认为是不言
自明的，因此，它们只是偶尔被补充一些对张锡纯推理的进一
步书面解释。[132]

很明显，刘越对张锡纯的作品有着深刻的研究。他似乎也是 236
一个独立的思想家，不怕与主流观点背道而驰，正如他试图创新
辨证所表明的那样。因此，在我看来，刘越编辑张锡纯的病例史
只是为了提供一些被认为在原著中缺失的关键内容。这个缺失的
部分就是辨证论治的逻辑。除非这一逻辑对张锡纯的现代读者来
说是显而易见的，否则他有成为当代医学实践领域中的边缘人物
的危险，他作为几个著名方剂的作者而被人们记住和赞誉，但却
没有被广泛阅读或深刻理解。因此，通过将张锡纯的医学翻译成
现代惯用语，刘越将其与当代实践的核心工具之一联系起来。通
过这种方式，他让年轻一代医生更容易接触张锡纯，对于这些年
轻医生来说，基于辨证论治的治疗只有中医。然而，同时，刘越
也将辨证论治的逻辑在时间上往后延伸了，从而肯定了它在当代
实践中的核心作用。从这个意义上讲，现在不仅被揭示为一个同
时出现和消失的漩涡，而且被揭示为过去和未来在构成实践领域
的综合中不断地相互连接的漩涡。

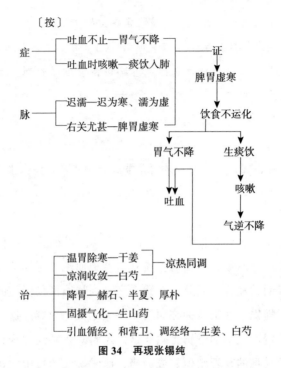

图 34　再现张锡纯

　　然而，辨证论治———一时接受了这个概念在社会建构和集体记忆上的统一性——其本身就不断地被融入新综合中的同化现象所检验。在理论层面上，这表现在不断的批评和试图修改、扩展或修订其相对于其他实践的地位，例如基于疾病识别或类型分析的疗法。在临床实践的层面上（正如第二章和第五章中所展示的证据所表明的那样），辨证论治仍然是医生所采用的众多诊断和治疗策略之一。例如，朱教授还根据生物医学疾病分类（案例 5.3）和将西方病理解剖学与中国过程病理学相结合的新型混合体（案例 5.4）治疗患者。在这些情况下，临床结果显然比中医的理论完整性更重要。

即使在辨证论治形成了实际实践的核心的地方，医生们对如何实施也有不同的想法。朱教授的辨证能力（案例5.2）与他的学生在大学里所学的非常不同，以至于有些人很难理解他的推理。医生们也不断偏离本章开头所概述的辨证论治的典型模式。他们可能将 237 患者的表现与方剂的适应症相匹配，并根据其理论确定证的名称，而不是从"证"到"方"到明确的"治法"这样的推进路线。这种被广泛使用的处方方法被称为**辨方**，但当医生在压力下使用它时，坚持认为他们也在进行**辨证**。

目前的解决方案似乎是将所有类型的诊断实践纳入辨证——甚至包括许多真正关心传统完整性的学者医生所厌恶的分型。[134] 毫不奇怪，一种霸权话语已经创建，在这话语中，中医和辨证论治相互代表着对方，但是这种话语不断面临崩溃的威胁，需要重新确立。[135] 毕竟，在中医学中，就像在生物医学或核物理中一样，没有任何东西是既定的或必不可少的。在这样做的过程中，它构建了中医实践的领域，尽管它本身正在被不断重建。

第八章 创建知识：多元性的起源

238　　第七章中描述的**辨证论治**的出现已经有了几十年，涉及大量参与其中的行动者。在本章中，我将重点转向了一个规模小得多的综合过程：对"中风后言语障碍"的疾病分类学和针灸治疗的发展。这个研究有三重目标：首先，它从另一个角度探讨了当代中医的综合过程，从而加深了我们对它的理解。其次，本案例研究的空间和时间维度的缩小（与前几章相比）使我能够更敏锐地观察不同基础设施之间的相互作用。第三，我的研究中的主要行动者，一位年轻的针灸师，需要在他的研究中加入各种机器和检查，这有助于说明中医中非人类能动性对综合过程的输入。

　　这里讨论的案例研究是基于林医生在 1993 年至 1996 年间进行的研究，林医生当时是北京中医药大学的博士研究生。在描述和分析林医生的研究时，我借鉴了三种类型的原始材料：他发表的博士论文、1994 年 2 月至 12 月以及 1996 年 3 月至 4 月期间进行的田野调查，以及自 1994 年以来与林医生的持续对话。在我研究的所有阶段，林医生都非常合作，从最初的数据收集到我手稿的几次修订。然而，我并不声称我代表了林医生对他自己所作所为的理解。尽管我的建构主义分析使他从一个非常不同的角度看待他的研究——一个他觉得有趣和有价值的角度——他仍然倾向于写实的解释。他断言，他所完成的疾病类别的重新定义相当于中医对疾病过程的更客观的描述，因此他的治疗方案肯定比以前的更先进。我也不认为我的研究就代表了当代中医的创新。然而，基于我对现代中国资料的阅读，我与其他研究人员的接触，以及林医生发表的论文的反响，我相信我的研究也不是边缘的。

　　详细描述林医生最终博士论文中各种复杂的综合过程，这项任务超出了本民族志的范围。涉及的潜在基础设施太多（从无意识的愿望到研究资助的政治背景），以至于无法考察每一个基础设施的输入。此外，将多个同时发生的事件转化为线性叙事的行为，这使得许多条线的结（没有一条线必须将整个结连在一起）转化为一条有明确起点和终点的线。尽管如此，即使通过对整个过程中更狭义的方面的分析，也可以得出对综合的一些概括性理解。

　　通过关注林医生的论文产生的各种处理过程——特别关注他在过程中必须引入的各种基础设施之间的相互作用，我探索了他的研究的三个不同方面：林医生是如何制定他的精确研究主题的，他是如何成功发展出一种新的疾病分类的，最后，他如何将这种创新转化为疗法。我的目标不是评估林医生是否做了好的或坏的科学，或者好的或不好的中医。我只对记录综合感兴趣，这种综合是不同能动性之间的互动过程，以便观察能动性如何相互影响，以及这种互动如何出现在（也重塑）具体实践领域。我将首先将林医生的研究置于其社会文化和历史背景中。

针灸治疗脑血管疾病的研究

在当代中国，脑血管及脑血管相关疾病构成了最重要的针灸治疗疾病之一。一般因素和特殊因素造成了针灸科在这些疾病上的相对优势。脑血管及脑血管相关疾病是当代中国发病率最高的疾病之一。其次，这些疾病的生物医学疗法只能治标。第三，考虑到当代中医被分成了不同的专业领域——这些专业领域通过培训过程进行再生产，在医院和门诊组织中得到强化——针灸师们不得不在医疗市场上为自己开辟出一块单独的地方。这块地方是由中西医药物都难以治疗的疾病组成的，并适合于基于经络的针灸治疗。[1] 骨骼肌和神经系统的疾病，如脑血管和脑血管相关疾病、贝尔麻痹和非内脏器官疾病引起的疼痛，都适合于基于经络的针灸治疗。

与其他中医专业领域一样，中风后言语障碍的理论解释和疗法是多样的，并且存在争议。目前，大多数医生将生物医学定义的疾病类别"脑血管疾病"等同于传统中医分类"中风"。然而，由于存在两种不同的关于中风起源的正统学说，情况变得复杂了。第一个也是历史上较早的一个学说，认为中风是外感风邪，风邪侵入并留存在身体的经络和脏腑中。金元时期的医生们修正了这一学说，认为存在第二种类型的中风，风邪是内生的。症状上，这种疾病类似于中风，因此被称为"类中风"。然而，其不同的病因使得有必要采取完全不同的治疗方法。中风的治疗主要目标在于"祛风"以及祛除伴随的经络阻滞，而治疗类中风的主要目标是"熄风"。如今，大多数医生都认为脑血管病对应于类中风疾病，尽管有一位我跟之学习的著名针灸师认为应该更多地关注中风。

生物医学的影响为解决旧的争论带来了新问题和新机制。这两个中医疾病种类都不太关注大脑或血液循环，而是关注风、寒、痰对于经络的阻滞。这如何能够精确地与西医的脑血管病理定位联系起来，自从这些思想在中医界被知晓之后，就成为一个问题。问题部分来自中医将大脑看成"奇恒之腑"，与肾相关，并将其意识功能归于心。中医中大脑这种有点次要的功能与其在西医生理学中的重要性不相符，而且很难在两个系统之间建立一一对应的关系。尽管争议仍未解决，但至少一个世纪以来，临床医生一直在将脑血管 241 疾病的生物医学理论融入中医疗法。[2]

因此，当代中医关于脑血管疾病及其后遗症的研究解决了三个相互关联的问题：（1）解决历史争论和促进标准化；（2）客观记录病理学和治疗机制；（3）客观记录治疗效果。据我所知，对于像林医生这样的研究人员来说，在这种情况下使用"客观"一词意味着用非人设备记录数据。[3]在官方话语中，此类记录的一般目的是发展中医。在与林医生等医生的私人交谈中，我认为将中医药翻译成生物医学听众可以理解的惯用语也是一个同样重要的目标。林医生和他的许多同事一再明确地向我指出，中医药研究的主要目标受众不是中医药界本身，而是生物医学医生和不再或尚未相信中医药价值的国内外公众。正是为了满足受众的需要，国家（今天在中医药推广的紧要关头有着重要的政治和经济利益）和中医精英们要求研究人员将过去通过隐秘的病例史、传统文献的典故、脉象描述和舌象而交流的内容转换成通过数字、统计、图表、超声波、CT 扫描表达的内容。[4]

正是在这种背景下，林医生开展了他的研究。其目的是整理中医中关于"中风后言语障碍"的各种疾病分类，提供反映该疾病分类的治疗实验计划，根据临床和生理结果记录这些治疗实验计划的疗效。正如我们将看到的，林医生通过将有关语言产生及其病理学的生物医学理论引入中医，解决了所有三个问题。

确定一个研究题目

林医生于1993—1994学年入学北京中医药大学攻读博士学位。他花了大约一年时间来精确地确定了他的研究题目和计划。促成这个决定的是一个复杂的过程。

林医生来自中国东北的一个小城镇。他在一所省级中医学院的
242 针灸专业完成了他的本科和硕士教育。他是真心地对自己选择的职业感兴趣，与同时代的许多其他医生不同，他认为这是一个令人兴奋的职业，而不是因为某种原因而最终从事的工作。作为一名博士生的进一步学习——正如我们在第六章中看到的，这个过程提供了与导师的接触——这是他发展知识的当然途径。林医生还认为，博士学位将为他在竞争日益激烈的社会中提供战略优势。林医生已婚，有一个女儿。和他身边的几乎所有人一样，他希望家人住在大城市。申请攻读北京中医药大学的博士学位是他和家人获得北京户口的第一步。因此，这使他有机会实现各种愿望，即使这意味着他在三年的学习中与妻子和年幼的女儿分开生活。[5]

在早期学习阶段，林医生在治疗脑血管相关疾病方面积累了丰富的经验。在攻读博士期间，他工作的北京的医院也有很多这样的

病人。由于临床研究既依赖于具体患者数量的可利用性，也依赖于在特定领域具有专业知识的医生，因此，脑血管相关疾病很自然地向林医生暗示是一个潜在的研究领域。在申请攻读北京中医药大学的学位时——这一过程包括笔试和未来导师的正式面试——他选择了一位专业知识基本上与自己相符的导师。这位导师是廖教授。廖教授已经七十多岁了，是北京最受尊敬的针灸师之一。他是一位经验丰富、具有相当影响力的医生，其治疗脑血管相关疾病的临床技能得到了同行和患者的广泛认可。

正如我在第六章中指出的，博士生导师的身份对于被赋予这个头衔的人来说，是一种杰出的标志。然而，由于他们往往年事已高，许多博士生导师不具备现代教育体系中指导学生攻读博士学位所需的研究方法或统计学等领域的必要知识。因此，博士生被分配了一名拥有这些知识的副导师。林医生的副导师是丁教授，五十多岁，也是医院针灸科的主任医师。与廖教授不同，丁教授不是著名的临床医生。然而，他本人积极参与针灸研究，并熟悉现代研究方法。廖教授当时的研究涉及探索针灸中手少阴心经的作用。

廖教授的研究与目前在中医药大学和学院开展的几乎所有其他研究一样，由中国政府资助，由国家中医药管理局管理。在每个五年计划的总体范围内，政府与各种委员会（如政协会议或中国中医研究院）协商，确定总体研究重点。医生个人会为分配到具体研究领域的资金进行竞争，并在地方层面上将这些资金分流到小项目上。目前，国家最重视应用和临床研究。因此，这些领域的研究项目比理论研究更容易获得资助。丁教授的研究是以这种方式获得资助的，只是全国范围内经络研究项目的一小部分。[6]

通过同样的机制，国家确定了博士生研究的大纲标准，并为其提供基本资金。博士研究的大纲标准规定，博士生研究必须达到某个标准，才能获得由内部和外部评委组成的毕业委员会的通过。林医生的情况是，委员会由十名学者和医生组成：三名是林医生开展研究的中医院的医生，三名是授予学位的北京中医药大学的学者，四名是北京其他医院和大学的专家，包括生物医学医生。资金由分配给每个研究生的小额预算（1000—1500元人民币）组成。然而，这一数额不足以完成学生、导师和大学所希望的研究；因为此类研究与在西医大学里从事的研究差不多。获得额外资金的一种方法是将自己的研究附加到更大的研究项目中去。

在林医生攻读博士学位的第一年，他需要确定自己的研究题目和计划——根据他的口述——这受到了很多因素的影响。首先，他对自己在针灸治疗领域的技能、知识和专长进行了评估。尽管他过去认为（并且现在仍然认为）这些是不断发展的，但将他的研究建立在他已经非常熟悉的实践领域似乎显然是有利的。

其次，林医生必须考虑到他的导师廖教授的技能和专业知识，廖教授必须批准所选的课题和研究计划。出于学术原因，廖教授不太可能批准其专业领域以外的研究课题。在道义上，林医生也觉得有义务通过将自己的研究与廖教授的实践联系起来，给导师面子。此外，如果不这样做，将大大妨碍林医生向廖教授学习的机会。正如我们在案例2.1和整个第六章中看到的那样，这种学习是通过依附关系的形式进行的，在这种依附关系中，学生尊重他们的老师，以获得个人知识。最后，正如我们在第六章中所看到的，师生关系对医生未来的职业发展有着重要的影响。

　　第三，林医生并没有将他的博士研究视为一个孤立的事件，而是将其置于其职业发展更广阔的背景中。在制定研究计划时，林医生决定，他的研究应该是一项在方法和内容上都处于中医研究前沿的研究。理想情况下，这将包括使用最先进技术的临床试验和有控制组的临床研究。他的研究成果能够易于写成可以发表的东西；如果这些发表能够影响中医的发展，那就更好了。这意味着要设计一个研究计划，从形式和内容上反映官方的研究重点领域，并产生真正的新的临床有用的知识。最后，林医生想把他的研究定位在生物医学不太有效的领域。如果他能证明针灸疗法在这一领域的疗效，这对整个中医来说都是有利的，也可能有助于他自己的职业生涯。更雄心勃勃地，林医生梦想设计并开展一项研究，以未来该领域的工作吸引国内甚至国外知名机构的兴趣。

　　由于所有这些原因，林医生决定将中风后言语障碍的针灸疗法作为其基本兴趣点。这将他自己的背景知识与廖教授广受尊敬的临床专业领域结合起来。由于廖教授的声誉建立在对各种脑血管相关疾病的治疗上，这让林医生有足够的空间来确立自己的定位。在林医生看来，专门研究中风后言语障碍也可以达到他的另外两个标准。中医对该病没有系统的治疗方法，而西医提供了很多理论可用，但总的来说在治疗上没有太多。此外，中风后言语障碍在林医生所在医院针灸科的患者中是一个常见问题，这向他表明，在其研究中招募足够的患者并不困难。最后，中医认为语言在功能上与心相关，手少阴经与舌相连，研究中风后言语障碍也就与他的副导师丁教授的研究兴趣相关。因此，林医生不仅成功地认可了他的两位导师，还打开了通过丁教授为自己的项目筹集资金的可能性。

设计和实施研究计划

一旦林医生选择了他的研究领域，他的下一个目标就是设计一个能够实现他的雄心壮志的计划。除了适应上述基础设施所施加的各种要求外，这还意味着要考虑时间、研究设备的使用、预测研究对象的需求，以及招募患者作为研究对象。

出于上述原因，林医生将他的研究项目设想为以临床研究为中心，考察具体治疗方案的疗效。这需要临床试验的支持，该实验将通过暴露其生理机制将临床疗效客观化。即使在研究之初，林医生也毫不怀疑他的治疗方案（目前尚不存在）会显示出统计上显著的效果。他自己在门诊的工作，以及他的老师和同事们的工作，不是每天都在证明针灸可以帮助脑血管相关疾病的患者吗？然而，林医生也坚信，疗效可以不断提高，研究是设计更好治疗方案的有效途径。

在这一早期阶段，很明显，为了实现他的目标，林医生必须在他的研究中加入一些中医本身所没有的仪器或"记录设备"。首先是CT和核磁共振扫描仪（MRI），这是为了客观地确定林医生研究的临床部分所招募的患者患有心血管疾病所必需的。因此，林医生不得不重新定义中医疾病分类"中风"的语义内容。在中医中，术语"中风"和"类中风"包括生物医学的一些急性传染病和某些类型的瘫痪以及心血管疾病的名称。林医生（遵循广泛接受的当代实践）将这两种类型的中风等同于"脑梗死"或"脑出血"。因此，只有患有这两种疾病（如CT或MRI所示）的患者才被接受为研究对象。[7]

所需的第二种设备可以让林医生测量和统计评估中风后言语障

碍的治疗结果。林医生为此找到的一个工具是"汉语失语证检查法"（Aphasia Battery of Chinese，简称 ABC）。这项诊断测试（以数字形式）测量了语言中神经功能的各个方面，如说话、记忆和理解。它由北京医科大学的高素荣教授 1993 年在早期言语测试的基础上开发，以在美国开发的测试为模板。[8]

选择这个记录设备对林医生研究的后续发展具有重要意义。他必须将言语障碍（由于大脑语言区域受损而导致的语言功能障碍）和 ABC 所基于的构音障碍（由于负责语言产生的肌肉的运动控制系统受损而导致语言功能障碍）之间的生物医学区别融入他的研究中。[9] 尽管这一直是一个选择——只是因为林医生知道这一区别，而在他的论文发表之前的中医不知道这一区别——测试的纳入使之成为必要。

决定使用 ABC 作为测量设备后，林医生前往北京医科大学学习如何进行测试。在那里他遇到了 ABC 的发明者高教授。高教授很有兴趣了解林医生的研究，部分原因是他和他的同事对在治疗方面患者很少使用他们的设备感到沮丧。高教授随后成为林医生研究的主要影响者。

将 ABC 纳入研究还有另一个重要的结果。为了在两年内完成他的研究，林医生决定只专注于言语障碍患者的治疗，并将所有构音障碍的患者从他的研究中剔除。这意味着他只需要评估一种治疗 247 方案，而不是两种。选择言语障碍患者部分是因为，如上所述的中医的语言功能可能与心脏有关。正如我们所知，林医生的副导师从事手少阴经的研究，林医生很希望保持自己的研究与丁教授的研究之间的联系。

接下来，林医生需要制定治疗方案。鉴于言语障碍 / 构音障碍的区别不是中医固有的，无论是在文献中还是在他的老师的临床技能中，都没有现成的方案。为了履行林医生所认为的孝顺老师的道德义务，并将自己的研究牢牢地定位在中医传统中，他的治疗方案必须与这些来源明显相关。然而，它同时也应该是有效的和新的。林医生通过选择七个穴位作为他的基本方案来满足这些原则：神庭（GV-24）、本神（GB-13）、四神聪、通里（HT-5）、心俞（BL-15）、神道（GV-11）和舌三针。

这些穴位中的前三个穴位（神庭 GV-24、本神 GB-13、四神聪），是廖教授在治疗脑血管疾病时经常使用的穴位。林医生在自己的实践中使用了导师的治疗方案，拒用了其他一些穴位，因为这些穴位在治疗失语症方面并不特别有效。在那些看起来有明确效果的穴位中，他选择了上述三个穴位，因为它们都位于颅骨上，因此类似于大脑中脑血管病的生物医学位置。

林医生选择的第二组穴位（通里 HT-5、心俞 BL-15、神道 GV-11）在功能上与心脏有关，从而与语言有关。从经络的视角来看，通里穴是手少阴心经的络穴。在针灸理论中，这一穴位可以打开和调节相关的血管。正如我们所知，这与舌头相关，也与丁教授的研究相关。这一穴位在当代针灸文献中经常被提及作为治疗失语症最常用的穴位。心俞（BL-15）和神道（GV-11）被唐代医生孙思邈认为是治疗中风不语的有效组合，正如我们将要看到的，孙思邈为林医生提供了治疗方案的主要传统文献依据。

248　　　最后，林医生经一位患者介绍，与一位满族医学从业者相遇之后，决定将"舌三针"穴位纳入。这位医生因治疗脑血管疾病引起的言语障碍而在当地享有盛誉，他通过一种血针舌体的方式来治疗。林医生对这个结果印象深刻，但他认为在他的诊所里很少有病人会同意这种方式的针刺。然而，对中医档案的查找表明，舌头上或附近的穴位有时被用来治疗脑血管疾病的后遗症。因此，林医生决定将舌根上的一个穴位——"舌三针"纳入他的方案。为了体现血针，林医生决定把这一穴位刺得很深。

就像他选择的题目和研究计划一样，林医生的基本治疗方案也显示了其复杂性。表面上，它是由林医生的能动性——也就是他的个人经历、欲望和独特的推理——组合而成的。然而，接受这一点将忽略林医生试图纳入其研究的基础设施对他施加的各种影响。这些基础设施极其复杂，从他的导师的期望到大学的规章制度，从统计学和其他研究方法的规则到 ABC 中隐含的病理生理学，从患者的期望到他们身体的生理反应，从传统针灸到满族医学的现代转变。这些能动性大多是间接运作的——也就是说，它们在林医生身上表现为道德义务的情感、理性的成本效益计算、基于经验的疗效评估以及对患者反应的预期。然而，这并不意味着这些能动性只存在于林医生身上，而不存在于患者、教师、测试电池和机器内。相反，林医生的行为所表现出的精神、情感和身体反应本身就是极其复杂的综合。毫无疑问，它们是由他自己的意愿所引导的，但同样也是由对所有这些其他基础设施能动性的适应所导致的。通过研究林医生如何成功地将言语障碍和运动障碍之间的生物医学区别转化为中医，证实了这一点。

发展一种新的疾病分类

林医生论文的第一部分完成了将言语障碍和运动障碍之间的生

物医学区别转化为中医，这部分的标题为"理论研究"，并有两个
249 主要目标：规范中风后言语障碍的中医分类，并将其与针灸治疗的
传统和现代论述联系起来。根据林医生的说法，当代有关中风后言
语障碍的文献因疾病分类的异质性混乱而失效。林医生认为，这种
异质性使得很难评估和比较不同的研究。因此，他提出了一种新的
疾病分类，并通过一些中间步骤达到目标。

　　理论部分首先是对专业术语进行细致的词源和语义分析。表 4
列出了林医生在对中医文献做了全面的检索后找到的关于"中风
后言语障碍"的各种术语。除了"中风失语"（被广泛用于当代文
献，源自"失语症"，是生物医学术语"aphasia"的现代中文对
应词）之外，所有的都是传统词汇。林医生排除了"喑"或"瘖"
（失去声音）和"瘖痱"（失去语言以及四肢运动能力），因为它们
通常已经不使用，很难再次普及。此外，顾名思义，"瘖痱"包含
的病理不仅仅是单纯的失语。他也排除了"风懿"或"风癔"（风
阻滞），因为在中医中，这个词只用来指中风引起的严重言语障
碍，而它的组成部首不容易传达这个词的意思。"舌强不能言"的
表述也是不合适的，因为它只包括构音障碍而不包括言语障碍。
"中风失声"是一个双重否定，因此在逻辑上是不妥的。现代词汇
"中风失语"最后也被排除，因为这是对西医的借鉴，是有问题
的。因此，林医生建议采用"中风不语"一词作为中风后言语障
碍的中医疾病名，因为它简明扼要地表达了病因（中风）和病理
（不语），易于阅读、书写和理解，并且明显不同于生物医学的失
语症。

　　看起来疾病类别"中风不语"——是传统的，但又是新综合的，

因此是现代的——是由林医生的解释能动性构成的。然而，这将过分低估其他基础设施在这一综合产品中所起的作用，这些基础设施没有一个由林医生控制，从传统医学术语的语义范围到书面表意文字的实际存在，从将来使用者的预期努力到能指与所指之间的逻辑关系，从林医生希望变得现代的愿望（和其他很多中国人一样）到林医生希望为中医建立一种区别于西医的身份的愿望（和他的同事一样）。一个相反的见解，即林医生的术语不是他自己创造的，而 250 是由某种预先存在的系统或认知所强迫的，在我看来同样不合情理，因为没有明显的语言的、美学的或实践的必要性来强迫这种特定的创新。事实上，林医生的建议反对看似非常可行的多元性。此外，新词"中风失语"的明显普及证明，林医生的"中风不语"并不是传统疾病分类现代化的唯一可能方式。[10] 251

表 4　中风后言语障碍的传统和现代专业术语

术语	来源
"喑"或"瘖"	《素问》23（1992：340），《灵枢》42（1989：307）。
"瘖痱"	《素问》49（1992：623）有"瘖非"。
舌强不能言	《诸病源候论》1.4（1992：8）有"风舌强不得语"。
"风懿"或"风癔"	《诸病源候论》1.2（1992：6）有"风癔"。《千金要方》8.6（1993：133）有"风懿"。
中风失喑	《诸病源候论》1.5（1992：8）有"风失喑"。《千金要方》8.6（1993:134）有"中风失喑"和"中风失瘖"。
中风不语	该词源自程国彭（1662—1735）《医学心悟》1.27（1990［1732］：58），其中有一章标题为"中风不语辨"。
中风失语	广泛用于当代文献，源自"失语症"，是生物医学术语"aphasia"的现代中文对应词。

　　因此，我提出，林医生的综合只有在其出现的协调的多元主义的特定环境中才有意义。在这种环境下，中医药的自主性得到了新的肯定（中风不语而非中风失语），而中医药作为一种实践同时也受到了中医界以外的能动性（中国政府、西医师、国际科学界）的影响。然而，指出这一点很重要：这些外部因素并不能控制林医生的综合，而只是提供了额外的基础设施，这些基础设施需要被纳入当代中医的转型领域。

　　我的分析得到了林医生后来逐步展开的论据的进一步证实。林医生提出了一个通用术语来重新称呼中风后言语障碍，他建议，通过对传统文献的详细考据，可以区分属于中风不语这一疾病类别的两种不同的证候。第一种描述了发声障碍，表现为发音困难、发音不清、语速和节奏紊乱等症状。它伴随着诸如舌头麻痹、舌根收缩和歪嘴等症状。第二种证候的特征是语言交流的表达或分析方面的功能紊乱。它表现为表达困难、用词错误和无法正确回答问题等症状。

　　因此，林医生建议使用两个取自孙思邈的术语"舌瘖"（舌头失去声音）和"语涩"（说话困难），来区分这两种证候。他声称，这两个术语不仅恰当地传达了两种证候之间的症状和病理特征，而且符合构音障碍和失语症之间的生物医学区别。通过指出"舌"是疾病的位置，"瘖"是其主要症状，"舌瘖"表达了构音障碍作为一种语言生成障碍的含义。"语涩"对应于失语症，因为其第一个字"语"指的是语言而不是声音，第二个字"涩"表示其功能障碍的确切性质。林医生的最终疾病分类体系如图37所总结。

　　林医生不得不承认，尽管他能拿出证据证明传统作者在症状学上区分了他所称的"舌瘖"和"语涩"两种证候，但没有证据表明他们实际使用了它们，无论是作为诊断基础还是作为治疗基础。[11]这确实是他的创新。因此，他的理论讨论的最后一步是确定与他的 252 新疾病分类体系相匹配的治疗原则。表 5 总结了这些原则。

　　指出这一点很重要：尽管林医生的治疗方案和他的分类体系在这里是分开讨论的，但是在实际中它们是同步发展的。这一观察很重要，不仅是为了强调我所描述的综合的复杂性，而且也为了重视实际针灸实践的输入，以及影响其加入这一过程的许多概念。社会因素促成了林医生的治疗方案和疾病分类体系的综合，但这并不意味着身体反应和针灸疗法对其的捕获会被忽略。

　　例如，在林医生对"语涩"病理的理解中，心脏-脏腑系统的中心地位完全基于传统医学理论，而不是基于支撑其分类的生物医学概念。然而，这些生物医学概念确实迫使他在概念上和实践上将"舌瘖"和"语涩"两种证候清楚地区分开来。这导致了"语 253涩"证候下病在心脏，"舌瘖"证候下病在脾肾，这样清晰的区分。在他的导师廖教授和孙思邈的治疗方案中，这种区分是缺失的。因此，在设计治疗方案时，林医生不能简单地导入廖教授的治疗策略。相反，他必须选择那些既符合他的理论模型又在临床实践中有效的穴位。例如，穴位"阴门"（GV-16），廖教授在治疗所有中风后言语障碍病例时都使用的，却被林医生的治疗方案排除在外。根据林医生的说法，他在实践中反复使用该穴位，发现该穴位在治疗"语涩"证候方面疗效甚微，尽管它表现出对治疗"舌瘖"证候有用。这个经验证实，他的新区分毫无疑问发展了中医，并使得他能够减少治疗方案中的穴位。

表5　林医生对于"中风不语"的分类诊断和针灸治疗

舌瘖	病位在脾肾，如果是急性病，病位也在肝。除了与脾肾相关的经络外，病理还影响手部的阳经、督脉、任脉。治疗方法为祛瘀化痰通络，从这些经络上选取穴位，如果是急性病，也可以从头部和肝经上选取穴位。
语涩	病位在心，如果是急性病，病位也在肝。治疗方法为清心醒神开窍，整体上选取与头、舌、心相关的穴位，如果是急性病，也选取"井"[a]和肝经穴位。

a　"井"是一个术语，用于指针灸治疗中的一组穴位，经络中流动的"气"被认为源于此。"井"经常被用于治疗中风后言语障碍。

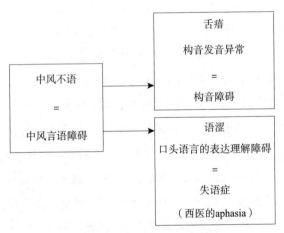

图35　林医生的"中风不语"疾病分类

　　如果林医生只是想展示自己的现代性或将中医系统化，他本可以接受流行的中风失语，或者简单地采用生物医学疾病类别构音障碍和失语症。最终的论文以及我与林医生的谈话中没有任何内容能让我得出结论，他想证明中医在西方之前就有了重要的发现。据我所知，林医生也不是中西医结合的坚定倡导者。他在20世纪80年代末和 90 年代接受教育，不属于着迷于"新医"梦想的一代医生。他支持发展，但同样决心不放弃自己医学传统的根基。

没有任何先验的结构或心理因素（除了作为一名博士生，他有义务创造新的知识）迫使林医生重构传统的疾病分类。相反，这种重构给他带来了一个问题，即必须将他的医学祖先的治疗策略与他的新综合相适应，反之亦然。因此，我们以不同的路径又重申了我以前的论点：虽然林医生的综合似乎是由他的经验和思维建构的，但他和其他任何人都不曾完全控制它。相反，林医生的诊断和治疗方案是出于他需要将许多不同的基础设施纳入到他的研究中的需要而产生的，当所有参与的基础设施的能动性相互平衡，形成一种"正是如此"的模式时，这一过程就停止了。

"正是如此"是什么意思？1994 年 10 月，当我观察到林医生进行 ABC 测试时，他向我详细解释了构音障碍和失语症之间的生物医学区别，并告诉我，将这一区别引入中医是他的目标之一。当我问他为什么不想更进一步，把他的疾病分类基于患者具体的受损大脑区域，他回答说这太复杂了。考虑到头针（将针头插在具体的大脑区域）等现代治疗技术，这样一种疾病分类将具有毫无疑问的治疗用途，不能以实际理由排除。然而，考虑到需要纳入林医生综合的许多其他基础设施，它不会是稳定的或"正是如此"的。

为了理解这一点，我们必须想到林医生对 ABC 测试的依赖，ABC 测试是一种以数字的形式测量患者症状变化的工具。像 ABC 这样的测试是失语症测试。为了使用 ABC，林医生被迫将患者人群缩小到通过 CT 或 MRI 扫描确定脑血管病因的失语症患者。然后，他开始根据在第二个相关的综合过程中组装的治疗方案对其进行治疗，将治疗结果转化为 ABC 产生的数值变化。该治疗方案部分来源于林医生的导师和医学祖先的临床经验，这些经验早于"舌瘟"/"语涩"的区分。这些古老的治疗方案是针刺身体穴位，源自传统的生理概念。头针疗法使得治疗上的对生理病理更具体的反映成为可能，但这也意味着针灸实践脱离了将林医生和他老师的思想和实践联系在一起的纽带。相反，表 5 向我们展示了，将林医生老师所代表的中医治疗策略和 ABC 所要求的疾病分类进行综合，是有可能实现的。在他的论文中，林医生为他的所有研究对象提供了关于 CVA 位置的精确信息，尽管他没有将这些数据整合到他的理论重新定义中。为什么？用他的话说，因为它"太复杂了"；用我的话来说，因为这是不必要的。林医生的综合成功地适应了所有与之相关的能动性。为什么要引入更多的元素来破坏它？

　　我选择以林医生为例，这并不意味着我认为他的能动性具有独特的品质。它对于所描述的综合是至关重要的，但并非因此更主动。一旦我们采取不同的视角，林医生就不再是一个行动者，而更多地是一个工具。从 ABC 测试的角度来看，林医生屈服于测试的影响力，并扩大了其生态空间。如果他的模式被其他从业者采用，那么从现在起，将由 ABC 而不再是医生的个人诊断技能来决定患者是否被标记为"舌瘟"或"语涩"，以及他们可能接受什么治疗。从廖教授的角度来看，林医生向世界展示了廖教授疗法的力量，增加了他的声誉，从而显示了林医生的孝敬。从国家的角度来看，林医生不过是实现长期战略目标的工具。然而，这么多行动者中没有一个比林医生自己更能控制新兴的综合。即使他的研究项目正在进行，也很难预测最终会出现什么样的综合。因为在综合过程中，最关键的不仅仅是为了实现预定目标而可控地整合各种力量，而且是每个参与的基础设施及其所在的整个实践领域的变革。[13]

作为变革的综合

我的案例研究已经提供了充分的证据来证实这一说法。例如， 256 如果我们研究当代的针灸教科书和本科课程中教授该科目的方式，我们发现同样的对于第七章中所述的辨证的重视。林医生对中风后言语障碍的区分建立了一种完全不同的诊断和治疗模式，更接近于疾病的生物医学概念，而不是现代中医对证候的定义。从这个角度来看，林医生的研究不仅改变了一个非常小的临床实践领域，而且还打开了整个中医领域的一个更为根本的改组。这种改组意味着将新的基础设施（如 ABC）引入这一领域，使其能够与现有的脏腑系统、病理和疾病概念、针灸技术和患者需求相结合。

像所有的综合一样，林医生的疾病分类本身是不稳定的，即使它破坏了该领域基础设施之间先前的一致性。不稳定的威胁同时来自三个方向：（1）从将来的方向，由于生物医学的新发展、对 ABC 的进一步改进、新的不同测试工具的出现，有可能使林医生的研究被淘汰；（2）从过去的方向，中医文献中可能不断地出现可用的其他概念和治疗策略；（3）从现在的方向——甚至在林医生实现的综合内，这种综合是作为一种建构的结果。例如，在我准备手稿期间，我与林医生进行了一次交谈，这种威胁出现了，在实践中，某些患有"舌瘖"的患者显然也表现出了"语涩"的症状，反之亦然。当我问他这对他的疾病分类意味着什么时，他认为这并不一定会削弱它，而是提供了进一步研究的机会。然而，他确实承认，他自己的研究停止的时间点，如果不是随意决定的话，至少是由时间、金钱和将一切联系在一起的需要等因素决定的，而不得不承认这一点，给我的建构性解释增加了分量。

　　所有综合的不稳定性在第二章中被定义为：为什么多元性构成了所有文化过程的基本方面而非衍生方面的原因。在对林医生研究的论述中，这种不稳定性在多个方面出现了：生物医学知识和技术之间的脆弱联系，可以被分解并部分地融入中医领域；廖教授的治疗方案中不同穴位之间的不稳定关联，可以被林医生的新诊断系统破坏；医疗干预与患者需求之间的岌岌可危的关系，比如满族医生的有疗效的实践需要重组才能融入林医生的医院实践。在林医生的研究过程中，在林医生身上的一些转变中，这一点（不稳定性）尤其明显。

257

　　与所有同时代人一样，林医生必须在忠于作为其实践根基的传统的稳定性（真实的或想象的）和不断改变传统的持续发展之间绘制一条艰难的路线。林医生既不是僵化的保守派，也不是激进的现代化者。我们最初的相遇是在我们都抵达北京后不久，林医生被跟随一位名老中医求学的前景所吸引。他致力于与老师建立联系，并在一定程度上取得了成功。每当林医生谈起廖教授时，他都带着深情，强调他从廖教授身上学到了什么，以及他如何从他们的关系中获益。他与副导师丁教授的关系也是如此。事实上，丁教授确实提出用自己的研究预算资助林医生的研究，尽管后来发现林医生并不需要这笔钱。

　　然而，林医生经常向我表达他对封闭的中医药世界的沮丧，在那里，信息和知识的传递仍然与人际关系密切相关。林医生与北京医科大学高教授的相遇，让这种沮丧感缓解了很多。林医生与高教授以前没有任何关系，但高教授自发地为其研究计划的剩余部分提供了支持（个人的和机构的）。高教授就临床试验的设计提出了宝贵建议，并对使用北京医科大学的先进技术做了安排。最让林医生铭记于心的，是这些帮助是由推动知识进步的热望而驱动的。从那以后，林医生一直向我强调开放和分享的价值，他认为这是西方科学和文化的核心，对于他来说，高教授已经成为这种价值观的代表。接受这些价值观对林医生的个人发展产生了明显的影响。

多元与综合

　　显然，中医的多元和综合的整个论题值得更细致的研究，既包括机构实践和安排的宏观层面，也包括个体治疗事件和具体知识主张的微观层面。这里重要的是，我们观察到，将能动性归因于非人类不仅在概念上是可能的（尽管这可能仍然不是常规做法），而且这种归因有助于在不同的理解领域的解释。人类和非人类能动性显 258
然不等同，它们的复杂性和效力存在差异。然而，正如我对林医生的案例研究所表明的，以及其他多个领域的研究所证实的，这些能动性不是偶尔相遇，而是时刻都在相遇。

　　我在第一章中指出，人类学从一开始就被所告知这样一种观念，即人类的行为是由大脑中存在的规则和规范来指导的。我认为，这种看法是我们试图接受多元化的一个重要障碍。我们现在可以看到如何制定替代方法。[14] 在这个新的视野中，综合不是人类主体强加给世界的意义的实现，也不是构成人类能动性的生物社会文化系统的实现，而是人类参与的环境扩展系统的实现。在这个视野中，没有一个单一主体的空间。相反，构成人类的综合总是自然（身体、环境）、技术（工具、机器）和社会文化（语言、概念、实践）的混合体。正是在这些综合的本体论中，作为一种形成，多元性才得以根植。

　　将综合设想成既有内部也有外部，可以使这一主张更清晰易懂。"外部"是综合作为一种整体状态出现的表面，在这种状态下，产生了超越参与的基础设施所给予的盈余。"内部"是基础设施之间地方性互动的事件范围，在这里，综合通过抵抗和适应的过程进行（再）生产。综合的稳定性（现在重复过去的可能性、永恒的可能性、可逆的可能性）在两个层面上被阻止：再生产和生产。首先，在再生产层面。在我的模型中，传统的传播、延续和改变被认为是地方性互动的结果。从新兴综合的角度来看，学习不是整体的内在化，而是在地方性学习环境中塑造主体性、自我和人/机器集体。在这样的环境下，个人的表现受到工具、机器其他与人互动的基础设施行动者的约束，而工具、机器以及其他基础设施也同样受到人类活动的重塑。这种互动允许传统随着时间的推移而持续存在，也允许其逐渐或突然改变。[15]

　　综合的稳定性也在生产层面上遭到破坏。新兴给整个环境增加了盈余。这种额外的东西引入了新的基础设施（无论是在行为、概念、技术还是物质方面），在纳入正在进行的综合中时，这些基础设施可为他们自己的能动性所用，实际上也是他们自己的能动性所需要的。这些新的基础设施（出于有意或无意）会，至少有可能，破坏现有综合的再生产。此外，一种综合的不稳定将影响依赖于其生成物的其他综合。只要它们还在一起，只要关系还在本地维持着，只要基础设施之间有某种传递，综合就会有影响。然而，在我的模型中，没有持续影响或预定发展的意思。综合持续存在，但最终会调整、转换或分解。[16]

因此，综合是一个既基于过去的过程（其当前的组织是由参与的基础设施所展示的能动性的交互稳定性所产生的），也基于未来的过程（其未来的组织是由参与的基础设施目前展示的能动性所推动的）。然而，如果能动性本身是综合生产的一种新兴属性，那么只有在某种东西以特定方式稳定下来之后，我们才能知道它已经这样做了。多元性正是根植于这种不确定性。瓦尔特·本雅明（Walter Benjamin）在一幅美丽而令人难忘的图景中捕捉到了起源（origin）的图像，这多元性的本体论赋予（ontological givenness）出现在任何综合的出现和消失中："起源虽然是一个彻底的历史范畴，但是它却与开始无关……'起源'一词不是指已经出现的事物的形成过程，而是指从形成和消失过程中出现的事物……；它的节奏只有双倍洞察力才能看得出来。"[17]

我们把握存在的暂时性的能力，赋予我们采用一种多元化视角的能力的决定性优势。人类学家一再提请我们注意，狭隘的科学概念破坏了其他类型知识的丰富性，这样的概念只具有短期价值。[18]同样的短期主义的另一个方面是这些其他类型的知识本身的同质化。促成这种同质化的政治机制是多方面的，这里无法讨论。然而，不仅在人类学家中，而且在所谓的替代医疗的倡导者中，对稳定的传统治疗系统的浪漫化看法也加速了这一进程。[19]生物医药与

传统医药之间的这种浪漫化和同质化的比较阻碍了我们揭露所有医
260 疗实践的碎片化，并挑战那些从隐藏其综合性质中获益的制度。尤
其是，这使得人们更难辨别不同医疗实践之间的多样性和不总是可
预测的结合，这些结合在当代中国已经以多种形式存在，并且在西
方迅速转变的医学格局中将变得越来越明显和重要。

第三部分

人类学干预

第九章 中医的未来

　　我的民族志证明了多元性是当代中医一个内在方面。其范围从
医疗卫生政策到组织机构，到诊断、治疗、医生个人的主体性。利
用这一分析来发展一个社会医学的总体模型，尽管仍然相当基本，
但也表明这种多元性并不是中医的一个显著特征。[1]事实证明，多
元性只是一个术语，它表示事物在其同时存在的过去和未来的漩涡
中永远在变化起源的方式。

　　即使这一说法看起来颇具自证性，我相信它也大大加深了我们
对当代中医和一般医疗实践的理解，因为它将对多元性的描述与对
社会动态的理解联系起来，这种理解不再困扰于对本质的虚幻的寻
求。医学传统之间或文化空间的不同区域之间根本没有固定的边
界。医学发展的方向也不是只有一个。相反，毛泽东的实践辩证法
哲学被视为渗透进了中医的宝库，生理学和控制论的生物医学概念
与工人和农民的医疗保健相遇，而百年的临床实践工具重塑了现代
生物医学生理学。

作为过程和变革的多元性

　　我并不是暗示正在变革的中医是缺乏体系的，以至于它不能被

绘制出来，也不能与其他类似的过程相比较。例如，当代中医多元
264 性的一个独特方面是，它公开承认了许多不同时期的基础设施融入
了其综合。在 1992 年 3 月版的《北京中医学院学报》的目录页上，
在一个实践领域内，我们看到：文化英雄伏羲和禹，汉代的医学经
典及其后续的阐释，现代老中医讲述他们的医疗经验，被生物医学
研究范式的逻辑毒害但用传统药物治疗的老鼠，以及对古老诊断实
践的当代解释。[2]

从结构上看，一些基础设施的中心地位赋予了它们超越其他基
础设施的权力。例如，20 世纪 50 年代，毛泽东在中共领导层中的
崇高地位意味着他关于医疗部门发展的想法被有效地转化为塑造中
医药的政策。然而，毛泽东的思想必须与各种基础设施联系起来才
能发挥作用，这意味着他的思想也必须适应。[3] 正如我们在第三章
中看到的，毛泽东坚持自己的原则，从经验中吸取教训，多次调整
政策。

同样，辨证论治在当代中医中的霸权地位要求所有其他学说和
实践都与之相一致。前几代医生的病例记录被改写，年轻的医生学
会了撰写详细的病例记录来分析证候，即使床边的生物医学药物是
最重要的。但辨证论治本身——以及有了它的中医——在这个过程
中也发生了重大变革。我已经在第七章的许多场合表明了这一点，
但我想借助最后的案例研究再次这样做。

案例 9.1 创建中医急诊 中医急诊是当代中医的新兴实践
领域。在"八五"期间，它被正式认可为中医药大学和学院教
授的 38 门学科之一。第一本国家教科书于 1997 年出版，北京

中医药大学在 1998—1999 学年开设了该学科的第一门课程。在这篇简要的案例研究中，我考察了急诊医学如何将自身设定为中医的一个内在方面。我表明，它是通过适应第七章中讨论的辨证论治的霸权话语来做到这一点的，但这样做也有助于该话语所构成的实践的不断重塑。

国家教科书《中医急诊学》的第三章——根据该学科的教 265 学和考试——将该学科和辨证论治实践之间的关系定义为一种服从关系："中医急诊学中的诊断和辨证必须符合中医诊断和辨证的理论体系。"作者也强调需要避免传统的学习和实践策略，如"心悟"，也即恍然大悟。相反，建立在中医"四诊"和生物医学技术相融合基础上的客观数据分析被定义为医疗实践中唯一可接受的根据。[4]

该书的主要部分讲了 28 种急症疾病的诊断和治疗，从高烧、中毒、咬伤到异位妊娠和心绞痛。其中一些疾病来自传统的疾病分类，如（夏季）中暑和脱证。然而，还有一些是新创造的。我的意思是，这些疾病既不存在于当前的生物医学疾病分类中，也不存在于传统的中医文献中。这样的创造有两种策略。第一种是将以前认为是症状的（如"抽搐"和"心悸动"）转化成一种确切的疾病。第二种是创造了一种全新的疾病，如"急性脾心痛"和"肾衰"。这些病症是根据生物医学先例建构的，通过一些工作和大量想象将这些先例与现有的中医领域联系起来。

疾病"肾衰"的创造就例示了这个过程。"肾衰"一词摘自唐代《千金要方》的一段文字，用于描述肾气虚的症状。

"肾应骨,骨与肾合,……其气衰则发堕齿槁,腰背相引而痛。痛甚则咳唾甚。"然而,书中接下来介绍的这种疾病的症状并不遵循这一历史先例。相反,它明显类似于尿毒症的生物医学表现,被描述为"尿液少、息粗带有溺味、头痛、恶心、水肿、出血、倦怠、表情淡漠、嗜睡、烦躁,甚则昏迷抽搐为主要表现"。

266　　　　在最后一步,这些症状与另一部中医文献《重订广温热论》中的一段文字联系起来了。这段文字是20世纪早期的对19世纪晚期版本的修订版,而19世纪晚期版本又是对18世纪版本的改写,包括一段"尿毒入血"的内容。[5] "溺毒入血,血毒上脑之候,头痛而晕,视力朦胧,耳鸣,耳聋,恶心呕吐,呼吸带有溺臭,间或突发癫痫状,甚或神昏痉厥,不省人事,循衣摸床,撮空,舌苔起腐,间有黑点。"[6] 这段话和《千金要方》的第一句话没有任何关系,除了这两段话都是中医师写的之外。然而,它确实成功地将以前被定义为肾衰的尿毒症的生物医学表现与中医传统中的类似描述联系起来了。以前在急诊病房里遇到的一系列症状都是通过西医的凝视来理解的,现在《中医急诊学》的作者通过一系列模仿动作,成功地将这些症状从西医凝视的束缚下分离开来。以前的尿毒症现在是肾衰,因此可以作为一个明显的中医问题进行治疗。

这样的疗法被《中医急诊学》的作者们以一系列各种各样的标题进行讨论,从"论治"和"权变法"到"传归"和"调护"。在"论治"的标题下面,包括"急救处理"和"辨证治疗"的策略,"急救处理"的方法包括静脉注射和输液、灌肠

和针灸。所用药物完全取自《中国药典》。然而，它们是根据 267
将每种疾病理解为一种不同的疾病分类来管理的。与辨证论治
的逻辑相反，这使得每种情况都能够通过或多或少的标准干预
的疗法来治疗。

　　然而，这种疗法并不能反映当代中医的基本理论假设。因
此，还需要一个关于辨证论治的部分，讨论急症处理的疗法应
用。这部分将每种疾病分为几种证候，并提出治疗方案。为
此，每种疾病都被细分为"证候"、"治法"和"方药"。所有
的证候以及建议用于治疗的方药都取自经典文献。

　　当然，急症治疗并不是中医的新领域。正如医学文献所证
明的，中医师一直在治疗急危症。在生物医学知识的背景下，
通过详细的文献分析来恢复这些古老的方法，至少构成了另一
种选择，通过这种选择，现代中医急诊学可以重构。这种方法
的一个典型例子是符有丰对李杲（1180—1251）的经典方剂
"补中益气汤"的最初适应症的研究。虽然现代医生通常使用
该方剂治疗慢性病（见案例5.2），但符有丰认为其最初的适
应症一定是肺鼠疫。[7]

　　如果这种研究没有得到更广泛的开展，这可能是因为在中
医急诊学中实现的综合更成功地适应了所有参与其建设的基础
设施的能动性。在当代中国，这些设施包括现代城市医院的设
施，也包括使中医药在多元医疗体系中的自主权合法化（如果
可能的话）所必需的思想和实践资源。中医作为一个机构，现
在似乎已经足够强大，可以尝试开拓被广泛认为是西医专属领
域的东西。显然，将中药方剂的适应症归入生物医学疾病类别

并不符合这些利益。然而，由于在现代中国急诊病房里治疗的各种病理以及理解这些情况的各种方法，急症的传统疗法对应的辨证也不适合现代环境。

268　　　　因此，《中医急诊学》的作者们试图重塑中医学领域，并不能仅凭临床因素来解释。相反，它意味着基础设施的复杂组合，这种组合按照现代生物医学重塑了中医，但并未让中医脱离其传统根源。同样必须明确的是，将传统证候和方剂引入新创建的中医急诊领域并非毫无损失。在最初的使用情况下，《中医急诊学》的作者们使用的证候可视为处于具体类型疾病发展的精确阶段；例如，伤寒病是通过六经辨证的，温病是通过卫气营血辨证的。在这种情况下，通过理解它们在更大的参照框架内的位置，证候是可理解的、可用的。证候被纳入急诊学后，每种证候都被转化为一种新创建的疾病亚型。如果不能保证学生事先掌握这些原始参照框架，这种"新环境下的旧证候"的可理解性以及治疗的实际效果就无法保证。因此，在维护和扩展当代中医的制度性地位的过程中所取得的成果，由于削弱了过去滋养其实践的那些联系而失去了。

中医的未来

我之所以选择这个简短的案例研究，并不是因为它代表了当代中医的所有创新，[9] 而是因为它以实用的方式总结了我在这本书中所说的关于综合作为一个同时出现和消失的过程的一切，以及关于当代中医的一切。关于前者，它肯定了中医不是一个传统结构意义上的系统，而是一个持续的过程。关于后者，它不仅举证了中医药作为一种活的传统的持续生命力，而且还举证了目前滋养、约束和寻求改变中医的能动性。经过一个世纪的反对西医统治权的斗争、现代化和革命，中医现在正处于真正的全球医学的新起点上。

这种全球化包括各种进程。在中国，它指的是试图渗透进曾经 269 是生物医学力量和技术独占的领域。它指的是这一过程取得成功所必需的教学、实践和行政管理的标准化。当然，全球化也指的是中医药在世界各地的传播，现在在越来越多的各种环境中使用。鉴于生物医药在上个世纪的世界霸权，这种全球化是一项了不起的成就。然而，它也伴随着巨大的风险。

在最后这部分，我通过概述这些风险，从描述转向干预。我将把目前正在进行的中医药全球化与其他领域的类似进程联系起来。为此，我借鉴了詹姆斯·斯科特对改善人类状况的现代主义方案的研究。[11] 由于本书中描述的中医的变革在很大程度上是由这个目标引导的，斯科特的分析为我的结论提供了一个合适的起点。

斯科特分析的各种现代化项目从 19 世纪普鲁士发展的科学林业到 20 世纪 20 年代的苏联集体化，从 20 世纪 50 年代的巴西利亚设计到 20 世纪 70 年代和 80 年代的坦桑尼亚"乡村化"，再到世界银行在发展中世界资助的发展项目。根据斯科特的说法，所有这些不同的计划都以绝对相信科学和技术是改善人类状况的工具为特征。实现这一愿景的核心，无论出现在哪里，都是国家，因为只有现代民族国家的强大力量才能改变旨在改变自然文化的全球计划不可避免地遇到的地方阻力。

为了使多样的地方能动性清晰易懂从而可控，现代民族国家实

施了各种"国家简化"。在这方面，简化指的是标准化过程，这些
过程产生了标准化的个人和环境：从对固定姓氏的需求和土地登记
册的创建，到现代生物医学实践中隐含的客观化。只有在通过这
种"英雄式的视野收缩"构建的统一性的基础上，才有可能实施各
种国家资助和国家控制的社会改善计划。然而，斯科特表明，赋予
这些愿景力量的英雄主义也是其潜在的失败根源，随着现代性的发
270　展，这种失败已成为常态，而不是例外。

普鲁士科学林业就是一个例子。在创建"一个完美清晰的森
林，种植相同年龄、单一物种、均匀的树木，在一个矩形平坦空间
中直线生长，没有任何灌木丛和偷猎者"的过程中，农学家以牺牲
自然多样性为代价提高了盈利。"为了商业树木，没有看到真正的
森林"，他们也没有看到大自然喜欢不整洁的混合物种环境。一百
年后，德国的森林死亡仍然是普鲁士进步愿景的持久遗产。

这个以及许多类似的社会和自然工程实例，是建立在"进步的
视觉美学"支持的"高度简化"的基础上的，认为只有线性和统一
的"看起来是现代的"，斯科特从这些实例中推断出："高度现代主
义"的全球同质性和傲慢与以可塑性、多样性为特征的传统技能之
间的对立。斯科特称这些技能为"墨提斯"（mētis）*，因为这种能
力使尤利西斯在许多非常规的冒险中幸存下来。这种"墨提斯"是
建立在地方性知识和经验的基础上的，这被中国食谱恰当地捕获到

---

　　* 古希腊神话中的女神墨提斯，她是神王宙斯的第一位妻子、战神雅典娜的母
亲，但是却在怀孕时被宙斯吞噬，使得雅典娜从父亲的头顶跳出。这位未被神庙供奉
的女神是一种另类智慧的代表，她会使用魔药，擅于变化外形，掌握多种技能。墨提
斯后来被后现代思想家用来指一种突破现代主义困境的另类智慧。

了：“将油加热至差不多冒烟。”除非厨师亲身经历过将油加热至冒烟，否则他永远都不知道“差不多”是什么。

不需要太多的想象，就可以感觉到斯科特阐述的“墨提斯”概念与中国传统思想中各种功效概念之间的密切联系。[12] 资深医师一贯要求的实践灵活性（第五章和第七章）以及我们在本民族志中反复遇到的医学以个人经验为基础（第五、六和七章）是这些学说的实际例证。然而，事情并不像斯科特呈现的那么简单。对经典文献或在世大师权威的遵从不断威胁着这类知识的可塑性。甚至斯科特也不得不承认，公共卫生和医疗现代化的全球视角也有好处，虽然他支持小型网络的“墨提斯”。

我在这本书中提出的综合模型有助于我们削弱斯科特在传统与现代之间的对立中所隐含的类别区分，这种区分很容易导致我们走向错误的概括。相反，它表明，所有能动性都必然遇到阻力，这种阻力迟早需要适应。因此，任何功效的整体愿景带来的好处都必须付出代价——无论是过于僵化的传统学说，还是对当地环境的多样性视而不见的医学。作为生物医学疗法伴随物的副作用和抗生素耐药细菌的出现，威胁着现代医疗实践的根基，被视为和其成功一样，是根植于由生物医学还原主义带来的简化性的。然而，生物医学本身当然也是多元的、多样的。它提供了复杂和简单的模型和干预措施，因此也成功地找到了它自己创造的问题的答案。

传统上，中医倾向于构建小的地方性综合，这种视角在基于辨证的个体化治疗中得到当代表达。这并不意味着中医药永远不会失败。事实上，正如即使是最著名医生的病例记录所表明的那样，失败经常发生。然而，此类失败始终是一个有限的地方性事件，通过调整地方性基础设施的结合而进行纠正。因此，古话"顺古而不泥古"，正如现代口号"继承发扬"一样，显然与斯科特的可持续发展方法产生了共鸣：采取小步骤，支持可逆性，计划制造惊奇。

然而，"墨提斯"及其中国等同物——我怎么强调都不过分——并不是中医的基本元素。纵观其历史，医生和学者一直致力于整体系统化和综合。今天，中医内外的强大力量也在努力规范其实践，压制地方知识。斯科特所考察的乌托邦式的进步观也很大程度上影响了这种规范化，这一观念反映了一种狭隘的效率观，以至于它无法赋予多元化和多样性任何价值。因此，在全球化进程中，中医药将不得不比迄今为止更多地参与到这一愿景中，以及与其强大的主角发生关联。以下引用自《美国医学会杂志》关于替代或补充医疗未来的调查，有力地强调了这一点。

到 2020 年，[ ]项干预措施（目前被认为是补充和替代医疗的组成部分）将被纳入常规医学教育和实践。将阐明选定草药和营养补充剂有效性的生物学和药理学基础，使其标准化，并合理设计更有效的同类物。神经生物学的进展将阐明针灸和冥想等古代实践的机制，以及"安慰剂效应"现象。整合医学领域将为人类健康提供新的洞察力和工具，而不是在治疗艺术从业者与其患者之间产生智力和哲学紧张的根源。[13]

迄今为止，历史学家和人类学家一直将注意力集中在向现代性转型所导致的内在连贯性的丧失上，认为这是中医生存的主要危险。另一方面，中国和西方的中医倡导者似乎认为，中医体现了一种与生物医学截然不同的知识，因此本质上不受推动现代化的社会和经济因素的影响。我回避了这两种观点中隐含的本质主义。事实上，它以这样一种方式构建中医药，使得它很容易受到那些功效话语的侵害，这些话语对迄今为止的多元观点和指导其发展的能动性模式有害。

因此，仔细思考中医药的未来并不是一个能否保留其本质或能否移植到不同文化中的问题。相反，这是一个发展方向的问题：增加系统化、规范化，并融入广泛的全球综合和实践领域，最终将其同化为"整合医学"，或是自觉地拥抱多样性，这种多样性将逐渐地融合进世界各地的自然－文化网络？

现在应该清楚我个人的情感在哪里。正如我努力展示的那样，多元性不仅是自然起源的基本因素，也是社会起源的基本要素。压制这种多元化，甚至是以科学的名义进行，只有两种力量在推动：无知和对权力的渴望。这种欲望有多种形式，不能被视为本质上是消极的。毕竟，控制和管理疾病的愿望是所有医学实践的核心，无论是中国还是西方，古代还是现代。然而，重要的是要认识到，这种愿望从来都不是纯粹的，而是从许多能动性的综合中产生的，并与许多综合的网络联系在一起；这些网络和综合体在其建构中反映了患者、治疗师、行业和国家之间不同的权力结盟；它们体现了对 273 风险的不同评估、不同的伦理和不同的美学。

从社会科学的视角干预中医药的未来意味着揭示这些联系，并提出由此产生的问题：对自身的非理性构造视而不见，用理性来约束中医药，最终会为谁带来什么？接受其不同的实践美学会失去什么？为什么不接受这样一种观点，即影响人类健康的多种行动者可能最好由医学领域中的类似多种因素来参与？然而，从这里阐述的模型来思考中医药的未来，可能会让我们更清楚地看到其中最关键的东西。

附录：将辨证论治系统化的四种尝试

本附录概括了将"辨证论治"系统化的四种尝试。

1. 由南京中医学院在《中医学概论》中提出的模型，发表于1958年。[1]

2. 由重庆市西医离职学习中医研究班提出的辨证系统化模型，发表于1959年。[2]

3. 秦伯未和其他名中医提出的"十四纲要辨证"模型，发表在《中医杂志》1961年1月刊。[3]

4. 方药中在《辨证论治研究七讲》中提出的模型，发表于1979年。[4]

呈现四个模型是为了进一步证明第七章中的论点。它们记录了不同辨证论治系统化尝试之间的多样性（但也有相似性）。对于每一个模型，我都以图解形式（如图表或表格）给出了一个概述，以使其内部结构更加清晰。为了进一步解释这一结构，增加了解释性注释。

模型 1 :《中医学概论》

《中医学概论》是第一本代表卫生部并由卫生部监督编写的中

医教材。它被用作 20 世纪 50 年代全国举办西医学习中医班的教
276 材。1955 年至 1958 年间，在北京教授西医学习中医班的最重要的
第一节课时，对这样一本教材的需求就变得明显了。1958 年出版
了《中医学概论》的第一版。随后不久，1959 年出版了第二次修
订版。此后，在"文化大革命"暴发之前，《中医学概论》成了大
学和西医学院中医课程的标准教材，也成为了中医复习和自学的标
准教材。此外，《中医学概论》极大地影响了中医药的全球传播。
全文已翻译成日文，其辨证的核心模式被几乎无改变地用在英文著
作中，如《中医针灸纲要》。[5]

编写《概论》的最初计划是 1956 年卫生部提出要编写一本
《中医学纲要》，该项工作在卫生部副部长郭子化的监督下进行。
最开始委托江苏省中医师资进修学校编写此书。[6] 写作始于 1957
年，最开始参加的主要是一帮年轻学者，包括吴贻谷、丁光迪、印
会河、许济群、王绵之、王玉川、法锡麟、颜正华、程莘农、曹种
苓、许浚之、汪幼人。完成的内容在南京学校作为教学工具使用，
该校的学生主要是中医师。该学院老工作人员对其进行了评论，然
后在江苏省卫生干校和南京医学院进行了进一步测试。

1958 年春，卫生部正式决定出版《中医学纲要》，最终的编
委会在南京成立，包括吴贻谷、丁光迪、法锡麟、宋立人、李鸿
逵、倪和宪、臧载阳。学校教研组和江苏省著名医生的进一步加
入，使该书的内容发生了重大变化，书现在由两卷组成，名为
277 《中医学基本理论纲要》。书稿交给卫生部之后，又和北京中医学
院的一些教员进行了商议，包括任应秋、于道济、袁鸿寿、肖熙、
印会河、王玉川，对书稿内容做出了进一步的修改。这一版本被

卫生部接受，并最终于 1958 年 9 月出版，再一次改书名为《中医学概论》作为最终版本。南京中医学院被授予署名作者，这既反映了这本书的起源，也反映了在北京参与修订的一些医生来自南方，如印会河。

《中医学概论》中提出的中医系统化成为全中国高校教授该学科的范式。西方对中医实践的描述，无论其读者是临床受众还是学术受众，都反映了这一范式的霸权地位，如冯珠娣（Farquhar）1994a，卡普查克（Kaptchuk）1983，马斯欧西亚（Maciocia）1989，席文（Sivin）1987 等研究。因此，这里仅作概述。如需更详细的英文描述，可查阅上述任何文献。

模型

如第七章所述，《中医学概论》将"证"建构为中医实践的核心，将"八纲"指定为中医诊断的基本框架。这意味着，它们所体现的原则可以在辨证论治的所有具体方法中的各种表现形式中找到。据胡欣和葛秀梅的著作（1994: 86—88），八纲是"各种辨证纲领的概括"，和"其他辨证纲领之间是一种隶属关系"。然而，在临床实践中，《中医学概论》中描述的和当代本科课程中教授的所有辨证方法都可以单独使用或相互结合使用，而无须将其还原为八纲。

评论

在这里介绍的四个模型中，《中医学概论》是唯一一个由卫生部监督的委员会产生的模型。尽管据我的信息提供者所述，委员会编辑的书籍受委员会主任的观点影响极大，但书中描述的辨证方法的多样性及其呈现方式没有最终统一，这种情况反映了该书是一种制度性产品，以及对其有贡献的作者的不同观点。在书的产生过程中所做的许多修改证实了这一假设。

　　此外，《概论》旨在作为西医学习中医的教材，其组成必须被理解为对受众需求的具体回应。正如我们将在下文中看到的，西医师表示，他们倾向于系统地介绍中医理论和实践，以符合生物医学模型关于一致性和系统性的基本前提。指示西医学习中医的政治迫切性——两种医学结合形成一个新的医疗体系——隐含地要求中医的建立方式能够最大限度地与西医兼容。

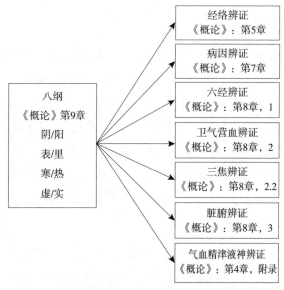

图 A.1　《中医学概论》中的辨证

最后，虽然《概论》的目标受众是西医师，但实际的教材编写 279
者是中医学者医生，每个人都有自己的见解和观点。因此，尽管后
来对辨证的简化显然源于此，但这并非《概论》作者们的必然意
图。[7] 随后，许多原作者为当代中医学院和大学使用的教科书的编
写做出了贡献。[8] 有些作者，比如印会河，还对辨证做了个人综合，
用他们自己的话来说，"一般中医内科学有别"。[9]

模型 2：重庆市西医师

重庆市西医离职学习中医研究班于 1956 年 2 月成立。成都中
医学院建立后，该班受成都中医学院管理，并更名为"成都中医
学院西医离职学习中医研究班重庆分班"。该班编写了《中医辨证
术语的探讨》，为当时正在进行的中医系统化做出了贡献。在前言
中，他们描述了这样做的原因：

> 对于中医学有关辨证的术语，在其含义方面，前人虽然做
> 过很多工作，但由于各家见解不同，在命名上也有出入。因
> 而，目前对于辨证术语的含义，尚欠系统与完整，临床所用的
> 辨证术语较为复杂，致使西医学习中医感到困难，不易入手，
> 中医参考这方面的材料亦感不便。因此，我们试从这方面做一
> 些出初步的整理工作。[10]

因此，我将重庆模式作为西医师对辨证论治发展的直接贡献的
代表。

表 A.1　根据重庆市西医离职学习中医研究班的辨证

肝阳犯上	
病位	肝脏系统
病情	头痛，眩晕，面部发红，弦脉，代表肝阳偏旺
病因	肾阴虚，导致水不涵木，引发肝阳犯上

280　**模型**

　　重庆学生们根据《概论》的方法定义了"证"，以区别于症状和疾病。他们进一步将"证"定义为以三个条件为特征：病因、病情和病位。病因是通过三因进行详述的，这来自于传统医学理论。[11]病位详述了病理的所在位置，也是通过传统理论定义的，如脏腑系统、经络、气和血。病情既是指病状（定义一个既定证候的主要症状），也是指它们呈现出的病理性质。以"肝阳犯上"的证候讨论作为示例。

　　描述的证候数量和用于命名证候的术语与《概论》以及其他后来的教科书中的不同。和《概论》一样，证候的总体数量很少。与《概论》在辨证时严格遵循八纲不同，重庆医生采用了独特的辨证命名。例如，肝胆系统的病理辨证缩减为五种证候：（1）肝阳上逆，（2）肝风内动，（3）肝气不舒，（4）肝肾阴虚，（5）肝胆不宁。我们可以将其与《概论》中列出的四种证候以及通常列出了八种证候的现代教科书进行比较（见案例6.3）。

　　评价

281　　重庆西医师的模式代表了西医对于"辨证论治"形成的参与。前言中所述的编写原因简明扼要地概括了 50 年代末推动辨证论治出现的偶发事件，第七章对此进行了分析。

虽然作者们的意图与编写《概论》的中医学者医师的意图大体一致，但这部著作在证候呈现上采用了不同的系统化方法。许多证候的术语也与《概论》和当代教科书的术语有很大不同。这表明，辨证的现代正统观念并不代表中医的任何天然本质。

尽管它的作者有着真诚的善意，但重庆模式并没有被采纳为后来中医系统化的基础。我不清楚其中的原因。然而，最有可能的猜测是，它的作者们不是决定后来系统化方向的关系网络的一部分。

模型 3：秦伯未的十四纲要辨证

在国民党时期，秦伯未是丁甘仁的上海中医专门学校的毕业生中最杰出的学者医生之一。1955 年，他被召到北京，担任卫生部的顾问，并在第一个西医学习中医研究班担任教师。后来，他在东直门中医院任教并执业，这是 1956 年成立的中医学院第一家附属教学医院，由于他作为一名学者医生的杰出地位，他对辨证论治探讨的贡献至关重要。

1961 年 1 月，秦伯未和李英麟、殷凤礼、焦树德、康廷培、武泽民、耿富思、廖家模（他们中的很多人后来凭借自己的实力成为了著名的学者医生）发表了一份辨证论治系统化的计划草案，包括十四个纲要，而不是八个。在该提案的导言中，作者承认辨证论治的特点是规则约束和灵活要素的结合。然而，他们对中医药这一最重要的方面的不系统状态感到遗憾，由于不系，就需要每个医

生通过反复试错来学习。为了纠正这一缺点，他们提出根据十四纲
要对辨证论治进行规范，这里通过直接抄录正文中详述这些纲要的
表格来进行概括。

表 A.2   秦伯未的辨证

十四纲要辨证

纲	主证	兼证
风	伤风	风寒（见**寒**），风热（见**火**），风
	中风	火，风湿，疠风（见**疫**）
	内风	
寒	伤寒	风寒，寒湿（见**湿**），寒包火
	中寒	
	虚寒	
暑	伤暑	暑湿
	中暑	暑风
	伏暑	
湿	伤湿	风湿（见**风**），寒湿，（暑）热湿
	停湿	（见**暑热**），湿热（见**火**），痰湿
	积水	（见**痰**）
燥	秋燥	
	津血枯燥	
火	实火	风火（见**风**），寒包火（见**寒**），
	虚火	湿火，风温，湿温，温毒，瘟疫
	温邪	（见**疫**）
	湿热	
疫	瘟疫	
	疠风	
	瘴毒	

续表

纲	主证	兼证
痰	痰浊	风痰，寒痰，湿痰，热痰
	痰核	
	痰饮	
食	伤食	
	不食	
	消食	
虫	虫痛	
	劳虫	
精	精不足	
	精关不固	
神	神虚	
	神乱	
气	气虚	气血两虚
	气郁	
	气逆	
血	血虚	气血两虚（见气）
	血热	
	血滞	
	失血	

模型

在文章的主体部分，作者在两个标题下讨论了每一个纲或证。284
第一，"主症"，列出了"证"的主要症状，解释了其发病机制，
并指出了需要与哪些其他"证"进行区分。第二，"治法"，仔细
考虑每种证的适当治疗策略，并建议了代表这些策略的方剂。因

此，对于"伤风"，讨论了三种治疗策略，这是需要与"伤寒"以及温病的初始阶段做区分的：（1）宣肺辛散法；（2）固表祛邪法；（3）调和营卫法。此外，秦伯未为每个"纲"列出了"方剂选要"，并根据考虑的疗法提供了"药物分类"。

评价

秦伯未的方案与《概论》的不同之处在于，试图只用一个模型来处理所有可能的疾病。他通过将不同传统拉入模型来做到这一点，这些不同传统在《概论》中是分开的，如伤寒和温病。由于温病流派借鉴了先前存在的伤寒模型，作者可以说完全有权利（根据中医传统的先例）这样做。

该模型的基本结构建立在病因的基础上，[12] 从《概论》中较少的此类病因扩展而来。为了实现内部一致性，该模型需要制定一些新术语概念，这些术语在允许系统地呈现材料的同时，与许多重要传统文献的术语不一致。一个例子是作者对"伤风"的使用，这个词在《伤寒论》中是指"中风"——不过这个词的多义在后来引起了大量讨论，如第八章所述。另一个例子是他们将"中风"和"内风"区分开来。秦伯未等人，遵循传统理论，将"中风"细分为"真中风"（由外邪入侵导致）和"类中风"（由内部病机导致），将"内风"保留在"风"中，因为其血阴虚的症状。这里的问题是，对于许多传统作者和现代医生来说，"类中风"是"内风"的一个子类。此外，根据当代中国评论家张维耀（1994：355）的说法，秦伯未等人将病名和辨证混淆了。张维耀有权做出这样的批评，因为在《伤寒论》（正如我们所见，《伤寒论》被广泛认为是当代辨证的经典模式）中，"中风"和"伤寒"这样的术语指的是由常见病原体引起的疾病类型，然后再根据病位和病机将其细分为不同的证候。

因此，从连贯性和一致性来看，该模型获得了成功，但从将中医传统的不同方面结合来看，该模型却失败了。与秦伯未一名学生一起学习后，我确信他的模型是高度可行的。此外，它使我个人能够将中医实践的不同方面（理论的和实践的）联系在一起，而不会使它们同质化。那么，为什么该模型被遗忘了呢？

张维耀等现代中国作者将此归因于模型的逻辑错误。他们将表征问题（以及真实性问题）确定为原因，为期待的辨证模型提供了未来修正方案的可能性，期待的模型是需要克服《概论》中隐含的异质性的。[13] 第七章中已经提到的另外两个相互关联的因素对我来说似乎更为重要：《概论》所被给予的制度支持，以及秦伯未的模型（缺乏制度权威和权力）无法反映中医传统的多种不同理论和实践方法，这些不同的理论和实践方法仍然被当代从业者用来定义自己。另一方面，《概论》模型至少在表面上承认了异质性。然而，通过将一些实践优先于其他实践（即那些最容易用八纲表达或靠近八纲的实践，尤其是脏腑系统的辨证），秦的模型从一开始就倾向于后来的同质化和简化，而这正是著名的老中医所批评的。

模型 4：方药中的《辨证论治研究七讲》

方药中，其对辨证论治所做出的贡献在第七章已经提及，在《辨证论治研究七讲》中总结了他对这一论题的理论思考。在前言中，他明确承认了将疾病和辨证结合起来作为中西医结合的一项成就是非常重要的，同时他也告诫辨证的系统化是一个更大工程的未286　完成方面。方药中的方法是从脏象理论的假设开始的，尽管其在许多具体方面存在不同和不一致的观点，但该理论构成了中医理论和治疗的核心。在这方面，他遵循了《概论》的引导，并与秦伯未强调的病因作为辨证的主要标准不同。[14] 第 5 讲题为"辨证论治七步刍议"，方药中发展了一种创新的七步方法，用于将辨证应用于临床实践，下面将对其进行图表总结和描述。

模型

表 A.3　方药中的辨证

第一步　脏腑经络定位

· 从患者临床表现部位上的特点进行定位

（这里指的是将症状和体征投射到身体的经络循行部位或脏腑系统部位，例如将下腹或生殖器疼痛和肝脏联系起来。）

· 从各脏器功能上的特点进行定位

（这里指的是对病理学和脏腑系统生理学的相互关系的认识，例如血瘀或气滞疼痛与肝脏疏泄功能的关系，失眠与肝脏藏精血功能的关系。）

· 从各脏器在体征上的特点进行定位

（这里指的是脏腑系统功能对特定五行属性的反映，如肝脏对应于酸味、绿色、呼声、酸臭味等等。）

· 从各脏器与季节气候方面的关系和影响来进行定位

（例如，肝脏对应于春天、风。）

· 从各脏器与病因方面的关系和影响来进行定位

（例如，肝脏对应于怒、抑郁。）

· 从各脏器与体型、体质、年龄、性别的关系和影响来进行定位

续表

| 第一步 | 脏腑经络定位 |

（这里指的是，认识到女子以肝为本，由此而来的肝在妇科中的重要
性，或者认识到肝脏与生长发育以及儿科问题的关系。）

・从发病时间及临床治疗经过上的特点来进行定位　　　287

（这里指的是，例如，认识到肝脏处于下焦，因此它是温病发展的后期
阶段涉及的，即那些已经发展到下焦的疾病。）

第二步　阴阳气血表里虚实风火湿燥寒毒定性

・从临床证候特点定性

（这里指的是，病程表现出可由上述词汇表征的特征。例如，眼睛发红
或小便灼热与"火"相关。）

・从发病与病程上的特点定性

（这里指的是，例如，认识到阳证发病较急，病程较短，患者以小儿和
中青年患者居多，等等。）

第三步　定位定性合参

・指的是根据患者各方面表现，在确定了疾病所在部位及其证候性质
（脏腑功能、生理病理、病程）之后，把各方面结合起来考虑，对病程
做出更精确的辨别。以风火湿燥寒定性为例。

（这里指的是一种过程，医生据此将病程定位为例如肝风、肝火、肝
湿、肝燥或肝寒中的一种。）

第四步　必先五胜

・指的是根据五行脏腑关系来思考病程

（这里指的是根据五行关系对疾病发展过程中出现的症状和体征的变化
进行解释，例如，肺部疾病仅位于其自身的结构或功能发展领域内，
或由其他脏腑系统的疾病通过相生相克关系而引起。）

第五步　各司其属　　　288

・"各司其属"一语，含义是广义的。前述的所有步骤，在广义上都是
属于"各司其属"的内容。这里的"各司其属"，是指在治疗方法上的
相应归类

第五步	各司其属
	（这里指的是根据特定的治疗方法来选择方剂和药物，以纠正先前诊断的问题：例如，对于定位在肝的疾病，发病较急，以郁怒为特征，选择药物和方剂来疏肝。）
第六步	治病求本
	·不仅治疗第一步到第三步确定的疾病，而且治疗第四步确定的病因
	（这里是指根据第五步中讨论的相同标准选择治疗方法以治本。）
第七步	发于机先
	·考虑脏腑系统的生理关系，即使它们与当前的疾病没有积极联系
	（这里指的是根据五行的相生相克关系来考虑脏腑的相互影响，即使病理尚未涉及这些脏腑系统，例如，在肝有余的情况下，脾和肺都会受到不利影响，在制定治疗策略时要考虑到这些脏腑和肝脏的关系。）

评价

出于多种原因，我选择介绍方药中对**辨证论治**系统化的贡献。首先，因为在其七个步骤的安排中，它比秦伯未的模型更清楚地关注临床目标而不是表征目标（尽管这里的差异是相对权重的差异，而不是绝对不同的目标）。我发现方药中对"治未病"做了很多，将之作为常规医疗实践的一个重要方面，特别有趣。这与秦伯未的模型是一个重要的区别，秦伯未模型（至少在其表现出来的方式上）只关注当前状况的根源。

289　　其次，方的模型展示了在其他模型中的相同元素如何以另一种方式重新组合。方也使用了八纲，但他将八纲与病因融合为一类工具，然后用作脏腑功能的二级分类词。因此，可以说每个模型都使用相同的工具组合来综合不同类型的临床实践。

　　第三，方的模型强调了中医的另一个核心方面：五行理论。尽管方的模型和从《概论》衍生出的当代教科书都使用脏腑功能作为核心标准，[15] 但只有前者通过强调它们的五行相互作用关系赋予其生命，而后者则强调了受生物医学影响的物质的生理变化。

　　我的目标不是在这一点上详细讨论这些差异。我的呈现足以证明当代中医辨证的异质性，尽管它突显了其从业者发展系统性实践的努力。

注　释

导论

291 1 这些包括学术著作，如冯珠娣（Farquhar, 1994a）；鲁桂珍和李约瑟（Lu and Needham, 1980）；波尔克特（Porkert, 1978）；席文（Sivin, 1987）；文树德（Unschuld, 1985, 1986a, 1986b），以及执业临床医师的著作，如本斯基和巴罗莱特（Bensky and Barolet, 1990）；本斯基和甘布尔（Bensky and Gamble, 1993）；马斯欧西亚（Maciocia, 1989）；南京中医学院（1990）；波尔克特（Porkert, 1983）；波尔克特和亨彭（Porkert and Hempen, 1986），还有面向一般读者的介绍性文本，如霍奇（Hoizey and Hoizey, 1993）和卡普查克（Kaptchuk, 1983）。

2 见李约瑟和鲁桂珍（Needham and Lu, 1975），席文（Sivin, 1997）；怀斯曼（Wiseman, 1995: 1-80）的讨论，以及文树德（Unschuld, 1989）的论文集。

3 除了怀斯曼（Wiseman, 1995）的词典，还包括本斯基（Bensky, 1998）；波尔克特（Porkert, 1978）；和席文（Sivin, 1987）。

4 我一直在这个问题上挣扎。从方法上讲，我的民族志几乎完全基于对朋友、老师和熟人的观察。同时，我对基于这类研究为了我们的私人目的而利用他人质疑。冯珠娣（即将出版：第一章）最突出地表达了这种质疑。使用假名是一种糟糕的妥协。虽然不需要太多的调查技巧就可以揭开我所描述的人的真实身份，但它还是为理想情况下应该公开的内容增加了一层不透明性。

第一章　目标

1　邓恩（Dunn, 1976: 147）的关于中医适应能力的早期分析得到了史
学家更为详细的学术研究的支持，如席文（Sivin, 1987）和文树德
（Unschuld, 1985, 1986a）。白馥兰（Francesca Bray, 1993）为非专业
人士提供了中医药历史发展的最容易理解的概述。

2　虽然这些说法是基于我自己的田野工作经验，但在大量中医史上详　292
细记载名医病历的著作中，很容易找到追加的证据。前现代中国的
代表性收集品有：秦伯未（1928）；施杞、萧敏材（1993）；王新
华（1998）。当代的例子可见：陈佑邦、邓良明（1987）；董建华
（1990）；史宇广、单书健（1992）。被翻译成西方文字的一些质量参
差不齐的作品，包括陈吉瑞（Chen, 1988），迈克尔·哈姆斯和托马
斯·奥茨（Hammes and Ots, 1994）；张登部（1994）。

3　记录医学和科学之间的多元化和融合的文献太多，无法详细列出。
非西方治疗实践的典型民族志有：布罗德温（Brodwin, 1996）；法
当（Fardon, 1995a）；格林伍德（Greenwood, 1992）；拉斯特（Last,
1992）；莱斯利（Leslie, 1992）；奥贝塞克拉（Obeyesekere, 1992）。
越来越多的研究记录了生物医学中的多元化和融合，例如迈克·伯
格和安娜玛丽·摩尔（Berg and Mol, 1998）；罗伯特·哈恩（Hahn,
1983）；玛格丽特·洛克和黛博拉·高登（Lock and Gordon, 1988）；
罗德（Rhodes, 1990）。关于一般的科学多元化的考察，见加里森
（Galison, 1996）；和吉恩（Gieryn, 1999）。

4　我使用"第一探究"和"第二探究"这样的术语，是因为我发现，很
多传统的区分法，如描述性/分析性、主位性/客位性和分析性/元分
析性，并不能体现想表达的差异性。"第一探究"和"第二探究"都
是分析性的，也是元分析性的。而某些"第二探究"不仅仅是由科学
家开展的，而且是中医传统本身的一部分。这是一位同时精通中医学
和西方美学的中国学者对中医学的研究（王旭东, 1989）主位性还是
客位性？

5　席文（Sivin, 1987: 25-26）。

6 我所说的"第二探究"从"第一探究"中分离出来，是现代学院形成后学术与实践分离的产物。例如，在医学史上，这种分离发生在19世纪。在此之前，西方的医生继续利用早期医生的文本来指导自己的实践，这是中国医生、西方顺势疗法医生和草药医生直到今天仍在做的事情。见罗森伯格（Rosenberg, 1992: 1）。

7 这些学科在中医药大学和学院作为学术分支学科教授，例如，见裴沛然、丁光迪（1992）；甄志亚、傅维康（1991）。这两门学科有时被称为"中医文献整理专业"；如：汪松葆（1987: 63）。中医药史领域出现在本世纪初的中国，当时中医药正受到现代化者的威胁，见希里斯（Hinrichs, 1998）。

293 8 贝尔等（Baer et al., 1997: 9）。20世纪70年代，医学多元主义成为人类学研究的一个主题，尤其是在亚洲社会的民族志学者中。在亚洲社会，卫生保健专家努力解释传统医疗实践在长期引入生物医学之后的持续活力。当时占主导地位的观点是现代化理论，它认为医疗实践是世界性理论模型的反映，废旧的模型最终会屈服于更好的模型。相反，人类学家认为，将医学传统视为文化体系可以更好地解释实际行为。关于医学多元主义以及其中以不同理论立场进行阐述的人类学文献太多，无法在此进行回顾。在亚洲环境中工作的研究人员对该学科的建立做出了重要贡献，其中包括邓恩（Dunn, 1976），克莱曼（Kleinman, 1980），昆斯塔特（Kunstadter, 1976a, 1976b），莱斯利（Leslie, 1976b, 1980），洛克（Lock, 1980），和文树德（Unschuld, 1973, 1975）。

9 克莱曼（Kleinman, 1980）对台湾医疗保健的研究就是这种方法的一个有影响力的例子。这项研究首先阐述了台湾医疗体系的结构，区分了三个不同的医疗部门（大众、民间和专业）以及各种医疗传统和信仰。克莱曼然后分析了通过这些部门的个人活动而来的求医行为。在特定的病程中，患者最初可能依赖于个人知识和家人及朋友的建议。当这种治疗不起作用时，患者将从大众部门转向专业医疗部门，并根据特定的文化模式选择一名从业者。民间医疗部门的治疗，一般是在地方神社或者萨满治疗师的帮助下，往往是在患者无法得到专业治疗帮助下的最后选择。在患者和治疗师之间的每一次互动中，关于疾病不同解释模式之间的协商都会发生，并且其结果决定了治疗的方式。

10 布罗德温（Brodwin, 1996: 14-16, 190-201）根据自己在海地的田野工作，对医疗多元主义的标准模式提出了有力的批评。

11 许小丽（Hsu, 1991）和怀特（White, 1999）表明，在云南省的城市和农村，西医治疗技术和药物都被西医和中医采用，并被嵌入本土话语建构的解释框架中。另一方面，"传统中医药"一词是卫生部对中文术语"中医"的官方翻译，直到 20 世纪 50 年代才被创造出来（Taylor, 2000: 第三章）。毛泽东时代和后毛泽东时代政策转变对中医形成的影响被很多学者从不同的角度分析过，如克罗齐耶（Croizier, 1976），冯珠娣（Farquhar, 1987, 1994a），许小丽（Hsu, 1999），席文（Sivin, 1987），泰勒（Taylor, 2000），文树德（Unschuld, 1985, 1992）。生物医学对这些现代"传统"医学的形成有着强大的影响，如在日本（Lock, 1980, 1990a），韩国（Son, 1999）等国家，以及中国的西藏（Janes, 1995, 1999），香港（Gauld, 1998），台湾（Chi et al., 1996）等地区。关于更概括性的讨论，参见韦斯利（Worsely, 1982）。

12 查尔斯·莱斯利（Charles Leslie, 1976a）在《亚洲医疗体系导论：比较研究》（*Introduction to Asian Medical Systems: A Comparative Study*）中首次以范例的方式提出了这些问题。这是一本论文集，标志着在挑战以往以实证主义或现代主义话语进行的亚洲医疗分析方面取得了突破。另见莱斯利和杨（Leslie and Young, 1992）编辑的后续卷。 294

13 这一论点有两种支持者。第一种是实证主义，认为中医只是作为经验性知识的宝库具有价值。生物医学从业者（包括中国的西医支持者）在与中医药的斗争中经常采取这一路线。第二种反对这种实证主义，并将医疗实践置于特定效果、神话、仪式等的混合体中，但这种方式将中医视为由"不相关且不可调和"的系统构成（Cooper, 1973: 270）。

14 席文（Sivin, 1987）；冯珠娣（Farquhar, 1994a）。

15　波尔克特（Porkert, 1978）努力通过文献学还原一种原系统的中医学正是基于这样的含义，据他说，这种中医学在传播过程中已经消失。席文（Sivin, 1990）提出了类似的观点，但将其真实性的丧失归因于现代（即 1949 年后）转型的影响，波尔克特（Porkert, 1998）在后来的文章中也有这样的评论。两位作者都非常明确地指出了这种真实性丧失对临床实践的负面影响。

16　文树德（Unschuld, 1992）。

17　冯珠娣（Farquhar, 1994a: 223）。

18　"传统中医药"是国家的官方英文翻译，用来标明在当代中国被国家认可的中医医疗实践。其最早的使用时间是 1955 年（Taylor, 2000: 第三章）。

19　塞尔兹（Seltzer, 1992: 6）。

20　在当代后殖民主义著作中，"东方主义"一词最常被用来指代非西方在西方的表述方式，以便在帝国主义和新帝国主义实践中促进对其的剥削和压制。对这个词的解读源于赛义德（Said, 1985）关于中东的开创性工作。对"东方主义"一词的不那么批判性的使用，可以看出西方用亚洲思想来解决自己的智力或实际问题的各种方式（Clarke, 1997）。

21　科学技术与社会（STS）是一个跨学科领域，与人类学、文化研究、女权主义研究、历史学、哲学、政治学、修辞学、社会心理学和科技社会学都有学科联系。关于该领域的评述有戈林斯基（Golinski, 1988），富兰克林（Franklin, 1995），赫斯（Hess, 1997a, 1997b），特拉维克（Traweek, 1993），和伍尔加（Woolgar, 1988）。

22　我说"准学徒制"是为了区别于第六章中描述的正式学徒制。然而，由于我的老师在把我介绍给他的同事和朋友时经常称我为"他的学徒"，所以更正确的说法是，我们的关系证明了当代中医中的学徒制的多元性。

295　23　其主要原因无疑是北京作为国家首都的角色及其在控制和分配国家资金方面的主导地位，但也有一个事实，即与英国一样，试验性政策往往首先在遥远的地区试行。

24 这些非正式的测试包括评估我的诊断技能、针灸技术、记忆经典处方，以及对著名医生教学内容的熟悉度。它们被用来定义我的学生身份，同时也给我的对话者和病人提供娱乐。或者，如果我能够提供正确的答案，这就通过展示什么样的外国人来跟着他们学习而增加他们的面子。

25 其中的一个方面是，在本书中呈现的各种案例研究中，我刻意关注在北京生活和工作的著名医生。因为我试图研究中医药的转变，所以似乎应该把重点放在医生身上，他们对这些转变的影响是有记录的。因此，当我提到"著名"或"有影响力"的医生时，我的意思是我所有的信息提供者们都知道他们，或者他们的病历或传记已经出版，或者他们对中医学形成的影响得到当代中国历史学家的承认。除了引用的具体资料之外，关于这些医生的书目信息可见李经纬（1988）；李云（1988）；史宇广（1991）。

26 比如，你可以读在王（Wang, 1996）讲述的争论背景下，翁（Ong, 1995）；和杨（Yang, 1988, 1995）的著作。

27 在当代中国，官方和民间实践之间的关系处于不断演变中。一方面，官方将医学实践（如气功）科学化的努力一直不减（库布尼 Kubny, 1995: 10.1），另一方面，民间对于"精神-媒介"的研究最近也"赢得了声誉"（希里斯 Hinrichs, 1998: n. 26）。

28 泰勒（Talor, 1999）指出，与术语"旧"（我翻译成 old and backward）相关的负面含义出现在共产主义革命的过程中，这一时期的特点是所有的事物都面临着革"新"的压力——新中国、新经济、新文化、新医学。因此"旧"一词代表了所有落后的东西，为了建立新的世界，这些东西必须被抛弃。当时中医的一个术语是"旧医"。从 20世纪 50 年代中期开始，当人们再次重视中国本土文化的优点时，这一术语被逐步淘汰，而用"古代医学"一词来指代过去的中医药。这可以适应现在"中医药"的需要。"传统中医药"这个名称（在西方以其首字母缩略词 TCM 而闻名）是专门为外语出版物保留的。泰勒认为，这是由于使用这些不同的术语所产生的不同影响。在中国，强调过去可以改变以适应现在是很重要的，而在西方，传统的延续提供了更讨喜的形象。

296　29《三国志》和《后汉书》中都有华佗的传记，见沃斯基（Woskin, 1983: 140-53）的翻译。关于孙思邈的神化和肖像，见文树德（Unschuld, 1994）。有关其生平的详细信息，参见席文（Sivin, 1968: 81-144）。关于在中医界一位不断借鉴佛教、道教和经验医学传统的医生的典型传记，见伊尔格（Ilg, 2001）。

30　冯珠娣（Farquhar, 1996a, 1996b）；许小丽（Hsu, 1992）；奥兹（Ots, 1994）。

31《中医新闻杂志》（1997）；王致谱、蔡景峰（1999, 67-70）。

32　马伯英等（1994）；文树德（Unschuld, 1986）。

33　一些文献讨论了中医药现代化的各个方面，见安德鲁斯（Andrews, 1996, 1997）；阿格伦（Ågren, 1974）；克罗齐耶（Croizier, 1968, 1976）；邓铁涛（1999）；许小丽（Hsu, 1999）；贾（Jia, 1997）；雷祥麟（Lei, 1998）；席文（Sivin, 1987）；泰勒（Taylor, 2000）；赵洪钧（1989）。

34　贝尔等（Baer et al., 1998），巴恩斯（Barnes, 1998）和黑尔（Hare, 1993）分析了西方治疗实践对中医药的吸收同化。许小丽（Hsu, 1995, 1996）记录了在中西贸易中治疗实践的转变。

35　我所说的"当代"指的是 20 世纪 80 年代和 90 年代，我试图将其置于当代的背景中，至少是从 1949 年到现在。我所说的"中国"指的是中华人民共和国，请参见上文我关于北京的注释。我并不声称自己因此定义了"当代中国"的边界。

36　阿帕杜莱（Appadurai, 1990, 1995）；费瑟斯通（Featherstone, 1990）；汉纳斯（Hannerz, 1992）；和罗伯森（Robertson, 1992）为全球化问题提供了不同的有影响力的观点，这个话题已经变得太大，无法总结或参考。

37　马库斯和费雪（Markus and Fischer, 1986）和克利福德（Clifford,

1988）是这方面影响深远的工作。另见阿迈德和肖尔（Ahmed and Shore, 1995）的论文集。

38　萨林斯（Sahlins, 1993: 15-16）。

39　阿萨德（Asad, 1973）；赛义德（Said, 1985）。

40　拉图尔（Latour, 1993）。

41　斯特拉森（Strathern, 1995a, 1995b）。

42　当然，我也可以使用从人类学话语中衍生出来的客体分类，如"世界性医学"。然而，这将给我带来一个更大的问题，那就是必须证明我的选择是正确的，无论是相对于中医还是医学人类学。

43　何裕民（1987: 1-17）。

44　例如，见陈离（1991）；贾得道（1993）；史兰化（1992）；甄志亚和傅维康（1991）。

45　这些理论家中最杰出和有影响力的之一是学者医生任应秋，其文集　297　（1984a）是这些工作的代表。任应秋反过来借鉴了一些学者（比如谢观）的早期工作。也可以见秦伯未的工作，关注的是从 20 世纪 20 年代（1929 年）直到 60 年代的标准化（1983e）。

46　尽管这一特殊的历史观牢牢植根于马克思辩证唯物主义，并将医疗实践和思想与特定的社会形态联系起来，但它从未屈服于一种完全的西方现代主义，在这种现代主义中，旧事物不断地被新事物取代。旧事物仍然可以在新事物中拥有价值，因此，现代医生必须继续研究古代大师的著作。参见上文注释 28 中关于"旧的"和"古代的"之间区别的讨论。

47　关于这一点，可以说得更多。我发现法国哲学家弗朗索瓦·朱利安（François Jullien, 1999）关于中西方能动性和功效概念之间本质差异的分析最有启发性。如果朱利安是正确的，那么这里描述的困难不仅是翻译问题的直接结果，也是我们创建理论模型的关注点和方式的直接结果。

48　古德（Good, 1994）；斯皮瓦克和哈拉西姆（Spivak and Harasym, 1990）。当然，对于大多数科学家来说也是如此，尽管迄今为止自然科学家很少承认这一点。因此，STS 内部的作者正在努力揭开科学的神秘面纱，科学界尤其是美国的科学界对批判性知识分子的强烈抵制——这就是所谓的科学战争。

49 阿切尔（Archer, 1996: 3）。阿切尔的批判性分析涉及早期民族志工作在文化理论中的运用。它没有考虑到自那以后人类学的决定性转变。关于早期人类学中分配主义思想的回顾，请参见佩尔托（Pelto, 1975）。

50 这是埃德蒙·利奇（Edmund Leach, 1964: 7）的观点。

51 汉纳兹（Hannerz, 1992）试图在传统文化理论的边界内重新思考文化复杂性，将其视为意义的流动的问题。该书简要回顾了 20 世纪 70 年代以来的分配主义人类学（10-15 和 271-72，n.10）。

52 "整体论"一词有许多含义。我在这里并不是用它来反映人类学解释中来自不同社会领域（我支持的）的元素之间的联系，而是用它来寻求将文化视为一个相互关联的整体的解释。

53 施瓦茨（Schwartz, 1993）。

54 阿帕杜莱（Appadurai, 1986: 357）。在我看来，这不是一种"反东方主义"，而是简单的东方主义，因为东方主义是一种实践，通过这种实践，另一方可以被构建为始终处于低级或附属地位。然而，我留下了原文中的引文。

55 拉图尔（Latour, 1987）指出，西方殖民主义话语倾向于想象文化是一种区别于他人但不适用于自身的东西。STS 的根基是拒绝这种不对称的解释的。

298 56 冯珠娣和何伟亚（Farquhar and Hevia, 1993: 486）。拉图尔（Latour, 1987）也提出了类似的观点，他指出在西方大都市中心的人类学知识的集合反映了贸易和资本积累的不平衡。

57 特纳（Turner, 1994: 第一章）认为，伊林和伯克哈特（Ihering and Burkhardt）在吸引德国主流哲学和社会理论关注西顿（Sitten）的作用，或文化变异假设上是最有影响力的作者。在英国政治理论家中，他提到霍布斯、伯克利和休谟。见库珀（Kuper, 1999），了解从 20 世纪初的论述到格尔兹、施耐德、萨林斯（Geertz、Schneider、Sahlins）及其后继者理论的人类学文化思想的详细调查。

58　卢曼（Luhmann, 1995: 28）。

59　布洛克（Bloch, 1985）讨论了康德对人类学的影响。关于孟德斯鸠是第一位比较社会学家，见鲍姆（Baum, 1979）。孟德斯鸠的论文《论法的精神》认为，每个社会系统都有自己的发展规律，一种"整体"观念，显然类似于如上所述的英国结构-功能主义人类学和文化、传统等概念。

60　参见麦克伦南（McLennan, 1995），了解多元主义及其问题的当代解释的简要概述。

61　罗萨尔多（Rosaldo, 1995: xv）。术语"杂交"和"融合"在后殖民理论和 STS 中被广泛使用。有关术语使用的讨论，如"融合（syncretism）"、"杂交（hybridity）"、"混合化（creolization）"和"修补术（bricolage）"，请参见肖和斯蒂沃特（Shaw and Stewart, 1994）。

62　乔治·马库斯（George Marcus, 1995）敏锐地将人类学的这种一元论偏见及其产生的适应和抵抗框架（见上文注 59）与传统人类学中对单一田野调查点的关注联系起来。他表示，这一点正在被学科内目前的"多位点民族志"运动所克服。有趣的是，马库斯也认为 STS 是这一转变的重要灵感来源。进一步讨论见本书第二章。

63　这并不意味着对人类学的拒绝，而是意味着即使 SSK 的研究人员借鉴了人类学，他们也不必重新参考这一传统以获得认可。SSK 文献中的民族志方法可以分为三种主要用途。第一种是在实验室进行广泛的田野调查，以熟悉科学是如何运作的。对于柯林斯和平克（Collins and Pinch, 1982）来说，目标是对科学实践的解释性理解，而对于拉图尔和伍尔加（Latour and Woolgar, 1986）来说，则是通过记录其运作的世俗性质来解开科学的神秘。对 STS 民族志特征的第二种看法是，它的意图是通过认为并将其描绘为"异乡的（strange）"（Latour and Woolgar, 1986; Woolgar, 1988），将自己与科学拉开距离（受过教育的科学社会学家以及他们的读者都会对此有一定的认识）。第三种用法借用了人类学的反身民族志思想，将自己的作品问题化（Woolgar and Ashmore, 1988）。

299　64　赫斯（Hess, 1997）。

65　劳斯（Rouse, 1992）；赫斯（Hess, 1997a）；特拉维克（Traweek, 1992）都在这方面提出了不同的建议。另见唐尼和杜米特（Downey and Dumit, 1997）的文集，展示了哈拉威的赛博格模型对这种干预的深远影响。使用的任何标签（STS、SSK-STS、批判性 STS）都不意味着我们正在处理同质化的传统。有关其多样性、这些传统之间以及 STS 与其他学术领域（如人类学、历史学和文化研究）之间的许多现有的相互关联的述评，请参见赫斯（Hess, 1997b）。

66　这将我的民族志与科学人类学家（如 Traweek, 1988 和 Gusterson, 1996）的民族志区分开来，他们通过已有的人类学框架来研究科学。在医学人类学、STS、女性主义学术研究和文化研究的边缘地带，有几项关于医学的出色探索，然而，这些研究都考察了生物医学；例如，卡辛（Cussins, 1988）；哈维拉（Haraway, 1993）；马丁（Martin, 1987）；拉普（Rapp, 1997）；杨（Young, 1995）。

67　麦金太尔（MacIntyre, 1984）。

第二章　多元与综合

1　译文摘自埃姆斯（Ames, 1984）。在汉语中，每一个术语在具体类型的话语中都有额外的含义。例如，在新儒家思想中，"体"，事物的本质，与"用"相反，后者表示事物的表现形式或应用。

2　一些例子是关于"神"、"心"、"脑"关系的争论（例如，Deadman and Al-Khafaji, 1995: 32-33；马伯英等，1994: 480-85）；近来，新分支学科中医心理学的出现（例如，王米渠等，1986）；甚至在一种文献传统中，对身心关系存在着不同的看法（比如，邱，1986）。席文（Sivin, 1987: 81）和冯珠娣（Farquhar, 1994b）都认为这种开放性是由于中医关注身体过程而非结构。

3 《素问》8，《灵枢》18。

4 《难经》25 和 38；也参见《难经》31。

5 本斯基（Bensky, 1996: 64 n. 58, 105），波尔克特（Porkert, 1978: 158-62），席文（Sivin, 1987: 120, 125 n. 13），文树德（Unschuld, 1986b: 356）对这些争论做出了各种概括，这些争论的时间跨度从公元前 1 世纪的《史记》中第一次提到"三焦"的存在，到 20 世纪 70 年代末。

6 例如，张锡纯（《医学衷中参西录》2: 194-96）将"三焦"与大网膜　300 联系在一起，他遵循了唐宗海《中西汇通医经经义》中"脏腑之官"的说法（1: 22）。波尔克特（Porkert, 1978: 161）引用了两位德国针灸师巴赫曼（Bachmann）和施密特（Schmitt）的将"三焦"和内分泌系统联系起来的观点。

7 《素问》8 指出，三焦是"决渎之官，水道出焉"。《难经》46 指出，三焦是"原气之别使也"。关于后来在中医史上的争论，请参见张维耀（1994: 294-96）。

8 《灵枢》10 和 12 将三焦与心包配对。《灵枢》47 将之与膀胱配对。

9 好几位作者考察了中医疾病思想的历史多样性。埃普勒（Epler, 1977）阐述了 3 世纪中国学者官僚中关于疾病及其性质、病理学和病原学的多种观点。邱（1986）在《内经》传统中发现了至少三种不同的健康和疾病认知模型。弗思（Furth, 1988, 1999）详细研究了从宋代起源的中医妇科的发展。她认为，女性医学的形成是基于对"女性妊娠身体"（对应于传统医学的"男女同在的生育身体"）的特别关注。任何思想和实践的内在统一都必须从上层执行，正如辛里奇（Hinrichs, 1995）对北宋"南方习俗的转变"的研究所表明的那样。有关一般概述，请参见马伯英（1993）和文树德（1985）；以及辛里奇（Hinrichs, 1998）对近期中国和西方学术研究的文献综述。

10 "中医适应现代世界"，新华社，1992 年 11 月 2-11，引自《中医杂志》1993，1（1）。

11 这些是根据脏腑辨证；经络辨证；卫气营血辨证；六经辨证；三焦辨证；病因辨证；神气血津液辨证。更详细的讨论，参加冯珠娣，

1994a 第四章，邓铁涛，1987。也可参见本书第七章"辨证论治：作为当代中医的新兴核心"。

12 我在这里想到了一些方法，比如辨别"升"、"降"，根据假设的体质类型进行辨别，"辨病"与经常被描述的"辨证"是相区别的，以及"运气学说"。有关当前使用的诊断方法的详细讨论，请参见麻仲学（1991）。

301 13 尽管中国政府试图通过实施诊疗标准来建立这种统一和一致性。参见第七章，以及王致谱、蔡景峰（1999, 60）。

14 文树德（Unschuld, 1987）。

15 库里亚马（Kuriyama, 1986: 75-86）有关于脉诊的历史争论的简要概括。另见赵恩俭（1990）进行了更全面的讨论。

16 自 20 世纪 50 年代中期以来，中医理论这一分支学科一直致力于研究医学流派和学术争鸣。见裘沛然、丁光迪（1992）的序言，对此类传统和其当代中国研究的历史回顾。这一传统的出现可以追溯到民国早期，当时第一本关于中医史的书是在中医领域内产生的。1935 年在上海出版的谢观的《中国医学源流论》，经常被称为这一传统中的开创性文本。

17 文树德（1986b）收集的对《难经》的评注就提供了一个有说服力的例子。当代中国学者为我们提供了类似的对其他经典著作的不同评注集，如程士德（1987）对《黄帝内经》的评注；李培生、刘渡舟（1987）对《伤寒论》的评注；李克光（1989）对《金匮要略》的评注；许济群、王绵之（1995）的《方剂学》。出版的病例记录是过去和现在许多医生用来展示他们高超技能和知识的一种体裁。施杞、萧敏材（1993）中也可以找到大量的例子。

18 一个例子是被称为"补北方泻南方"的针灸法，最开始在《难经》75中被提及。我个人在实践中遇到过三种不同的解释。有关该论题的医学文献讨论，请参见王自强（1994: 336-41）。

19 席文（Sivin, 1987: 21）强调了这一点。

20 文树德（Unschuld, 1979: 118），另见博登夏茨（Bodenschatz）准备

中的工作；许小丽，1999；哈姆斯（Hymes, 1987）；吴，1993，对变化中的"成为一名中医师意味着什么"的概念的民族志和历史考察。

21 在这本书中，我用"Stream"这个词来翻译中文的"派"，它的原意是"像河流一样的分支"。我会在即将进行的研究中讨论这一重要术语。我很感谢马丁·汉森（Marta Hanson）与我讨论了它的含义。吴（1993，4: 37n.5）表明了在一个医派中如何能找到所有不同的传播模式。中医传统的当代学者医生不清楚医派的准确构成，以及如何定义和分析医派。例如，参见任应秋（1981），顾植山（1982），裘沛然、丁光迪（1992: 前言）。

22 第三章讨论了当代中国的中医发展。　　　　　302

23 郭铭信（1980）。

24 安德鲁（Andrews, 1996）；邓铁涛（1999: 31-100）；马伯英等（1994）；文树德（Unschuld, 1985）第二章提供了到民国时期的西医对中医的影响以及西医融合进中医的历史论述。

25 郭颖颐（1965）讨论了20世纪上半叶科学主义在中国的兴起，华（1995）则考察了其在后毛泽东时代中国的影响。根据华（同上: 145）的说法，"中国人对科学的痴迷在上个世纪只有两次被打破"——在"大跃进"和"文化大革命"期间。然而，汪晖（1997）表明，科学在中国所代表的含义是通过历史特殊性的阐释范式来传递的。

26 雷祥麟（1998）给出了英文中关于该过程最详细的分析。他认为，在民国时期，西医通过控制国家的医疗机构，成功地确立了对中医的统治地位。1929年，西医将国家医疗管理体系的建设转变为国家工程后，中医为了生存，被迫在这一体系内竞争，接受其对科学和现代性的认知。关于这场斗争的其他分析，请参见克罗齐耶（Croizier, 1968）；徐（1997）；和赵洪钧（1989）。

27 1949年后中医的变革是吉姆·泰勒（Kim Taylor）的剑桥大学博士论文的题目（泰勒，2000）。

28 安德鲁斯（Andrews, 1996, 1997）；邓铁涛（1999: 74-93, 228-68）；

许小丽（Hsu, 1996）；蒋熙德（Scheid, 1995a, 1999）；泰勒（Taylor, 2000）；怀特（White, 1993, 1999）分析了这一过程的各个方面。

29 张维耀（1994: 1）的前言包含一个从当代中国视角对这些术语的讨论。另参见泰勒（Taylor, 1999）。

30 这至少是席文（Sivin, 1987）和文树德（Unshuld, 1992）等西方评论家得出的结论。我自己的田野调查也证实了这一点。

31 有一个说明性的案例研究，参见利斯科姆（Liscomb, 1993）。这种影响在许多其他古代和当代医生的生活和工作中得到了证明，如薛生百（1681—1770），费伯雄（1800—1879），程门雪（1902—1972），秦伯未（1901—1970）和裴沛然（1916—），我的许多老师都强调了这一点。裴沛然（1995）讨论了艺术与中医之间的联系。这本小册子收录了作者，一位上海著名学者医生的诗歌和书法作品（见中国科学技术协会，1999: 263-80）。另请参见海（Hay, 1984）。这个论题显然值得更详细地研究。

32 参见巴恩斯（Barnes, 1998）；麦克弗森和卡普楚克（MacPherson and Kaptchuk, 1996）；蒋熙德（Scheid, 1995b）；文树德（Unschuld, 1997: 106-33）中的例子。

303 33 见许小丽（Hsu, 1995）一个引人入胜的案例研究。在下文中，我将"传统"和"现代"打引号，以表示我认为它们是建构的，而不是既定的分析类别。

34 例如，参见库布尼（Kubny, 1995）。

35 一些例子是，Ng（1990）讨论了在帝制中国晚期将精神失常从医学问题转变为法律问题；20世纪早期将神经衰弱融入中医，这得益于它与已确立的中医疾病类别的密切关系；李（Lee, 1999）讨论了目前神经衰弱已经被纳入西医疾病类别"抑郁症"；以及自宋代以来妇科作为中医专科的兴起（Furth, 1999）。

36 我在这里想到的是关于中医实践与经典文献的关系的争论，或人类学中文化和实践理论的倡导者之间的争论。因此，实践的多样性被以不同方式解释为失去了经典文本中固有的系统性（Porkert, 1978），或其尚未充分系统化（Lu and Needham, 1980），作为永恒文化美学的反映（Unshuld, 1990）或一系列实践（Farquhar, 1994）。

37　引自华（Hua, 1995: 145）。关于中国的科学主义，见上面的注释25。关于清代以来中国现代化历史概要，参见《剑桥中国史》（Twitchett et al., 1978: 10-15卷）。

38　"现代"和前现代中医是不同的，这是当今中国的一种正统观念，表现在用"古代医学"来指古老的中医，而用"中医"（官方翻译为"traditional Chinese medicine"）来指当代中医（Taylor, 1999）。似乎持这种观点的西方作者有安德鲁斯（Andrews, 1996）；许小丽（Hsu, 1999）；雷祥麟（1998）；席文（Sivin, 1987）；泰勒（Taylor, 2000）和文树德（Unschuld, 1992）。

39　有无数种方法可以定义现代性，我的清单绝不是完整的。韦伯（1968）提供了最常被引用的参考，指出了理性化、机械化、科层化、世俗化以及社会和宗教生活的祛魅等因素。最近试图定义现代性独特性的尝试包括伯曼（Berman, 1982）；福柯（1979）；吉登斯（1990、1991）；和哈贝马斯（1987）。

40　与中国背景相关的两项典型研究是关于警务（Wakeman, 1995）和教育（Bailey, 1990）。

41　有趣的是，安德鲁斯（Andrews, 1996）讨论了现代化，并特别将民族主义影响的研究推迟到后面，而克罗齐耶（Croizier, 1968）则强调后者。

42　例如，许小丽（Hsu, 1999）将与她所认为的现代理性和传统理性相关的三种不同类型的知识传递分开，而雷祥麟（1998）则挑出了一个不同的过渡点。

43　在文献中，"刺法"（指的是针的选择和插入）经常与"手法"（指的 304 是在插入后对针的操作，以取得"补"或"泻"的效果）区别开来。在对话中，"手法"似乎包括了这两个方面。

44　陈克正（1992）；贺普仁（1989）；张吉（1994）。

45　许小丽（Hsu, 1995）记录并分析了20世纪50年代在法国发展的耳部针灸迅速被吸纳进"传统"中医的现象。

46 非资本主义社会和非西方社会所提供的不同现代性对于源自西方启蒙运动和工业革命的现代性的统一认识提出了挑战。与中国的情况特别相关的此类批评的例子有翁（Ong, 1995、1997）；罗夫（Rofel, 1992，1999）；和杨（Yang, 1988）。

47 第七章详细讨论了这种构建的过程。关于辨证的详细描述和分析，请参见冯珠娣（Farquhar, 1994）。冯珠娣的立场和我的立场的区别在于，她认为作为实际实践的多元性基础的一种文化能动性的稳定形式，对我来说是一个趋向于这种实践标准化的过程。

48 上海的李鼎教授提供的个人信息。另参见曾特迈耶和斯科尔宗（Zehentmayer and Scorzon, 2000）。李教授自 20 世纪 50 年代以来一直致力于针灸的发展，比如用于学校和大学教学的经络图。

49 人类学文献中讨论这些问题基于几个理论框架。两个特别有影响力的观点是福柯（1980、1990）对权力／知识的概念化，以及对"次等的（subaltern）"（人民的声音，产生于殖民权力关系的实施，却被从官方历史中写出来）的后殖民考察，这源自一个主要由印度学者组成的小组，称为 subaltern 研究小组（见 Prakash, 1990）。有关中国的典型民族志，见 Dutton, 1998; Ong, 1987；莉拉·阿布·卢霍德（Lila Abu Lughod）于 1990 年对被称为"抵抗的浪漫"进行了批判性研究。

50 波尔克特（Porkert, 1998）、席文（Sivin, 1990）和文树德（Unshuld, 1992）是突出的例子。正如巴尼斯（Barnes, 1998）所证明的，许多西方中医师也意识到当代中国传统的缺失，需要在西方恢复。这些学术和专业立场的一致性表明，在其生产中，传统和现代的关系有着共同的但未被认识的背景假设。

51 拉图尔（Latour, 1990, 1993, 1997）；皮克林（Pickering, 1995）。关于一些批判性视角，参见阿姆斯特丹马斯卡（Amsterdamska, 1990）；布卢尔（Bloor, 1999）；金格拉斯（Gingras, 1995, 1997）；和谢弗（Shaffer, 1991）。

52 皮克林（Pickering, 1995）详细阐述了冲撞模型。关于其评论和批判，参见金格拉斯（Gingras, 1997）；哈金（Hacking, 1996）；林奇（Lynch, 1996）；平奇（Pinch, 1999）；莱茵贝格尔（Rheinberger, 1999）；沙兹基（Schatzki, 1999）；和特纳（Turner, 1999）。

53 皮克林（Pickering, 1995: 225）。

54 出处同上: 22。皮克林非常明确地说明了一个事实，即他的"抵抗"概念与经典社会理论中"约束"的语言截然不同。

55 在哲学、民族志和一些 STS 作者中，可以找到类似的模型，这些模型回避了世界的终极现实或真理的概念，最有影响的是拉图尔（1987、1988）的行动者-网络模型和哈拉威（Haraway, 1991）的赛博概念。皮克林的模型的特点是它关注的是变化的时间过程，而不是它们的结构表达。

56 赫斯（Hess, 1997: 108-9）。

57 劳斯（Rouse, 1997: 148-51）。

58 一些读者可能会反对我试图在皮克林的"冲撞"和中国的"气化"概念之间找到共鸣，认为文化研究的目的是通过社会理论来研究本土类型，而不是将社会理论转化成本土话语。在这种观点中，本土类型和社会科学文化中的类型之间的距离为有意义的解释提供了必要的空间。鉴于皮克林的冲撞模型的发展并没有参照中医药，这一空间并未受到侵蚀，同时，我指出的共鸣并没有对中医药有不适当的暴力。

59 何裕民（1987: 2）。我并不声称，我对能动性的解释是官方教科书式的，或是关于当代中国特定个人的。事实上，鉴于中医学界成员普遍存在的科学主义，有很多证据表明，中医试图向自然科学所支持的能动性模式靠拢。然而，正如以上引用和本书中呈现的其他材料所示，这从未被推到极限，我在这里讨论的认知能动性的其他可能性甚至从未远离入门教材的表面。

60 席文（Sivin, 1987: 47）。

61 波尔克特（Porkert, 1978: 167）；文树德（Unschuld, 1985: 67-73）。库布尼（Kubny, 1995）对中国思想史中的"气"的概念做了最广泛

305

的研究，包括将其翻译成西方思想和语言。

62 中医的脏腑功能系统的简要概述可参见冯珠娣（Farquhar, 1994a）；
波尔克特（Porkert, 1978: 107-96）；和席文（Sivin, 1987: 124-33）。
冯珠娣（Farquhar, 1994b）特别讨论了中国人身体观中固有的多样
性。

63 《素问》8，1992: 126-27。

64 海（Hay, 1983）。

65 冯珠娣（Farquhar, 1994a: 96 n. 39）；齐托（Zito, 1994: 121）。我由
衷地感谢席文指导我对此的理解。

66 本段和前面段落中的陈述是从各种口头和书面来源整理的。大多数可
以在入门教材或教学辅助工具中找到，如北京中医学院（1986）。参
见怀斯曼和博斯（Wiseman and Boss, 1990），以获得方便的清单。

306 67 《灵枢》8，1989: 83-84。我的翻译遵循本斯基（Bensky, 1996: 23）。

68 在中医的大量案例史文献中可以找到例子。例如，参见清代医生叶
天士（1959［1766］,6: 300-306）有影响力的《临证指南医案》在
"郁"的章节讨论的案例。

69 冯友兰（1953: 533）。

70 《北溪字义》第二章: 5b，引自李约瑟（Needham, 1956: 563-64）。

71 李约瑟（Needham, 1956: 565-70）。

72 同上: 567。

73 劳斯（Rouse, 1997: 152）。

74 这让我们意识到，事物"正是如此"的必然性，而无须将其还原为其
本身之外的任何东西。此外，这种观点有效地捍卫了一种新兴的文化
模式，以对抗相对主义或主观主义的指控，否则它将受到这些指控。
在这个意义上，"正是如此"建构了文化或实践，而没有将其简化。

75 我在这一分析中受到了塞尔托（Certeau, 1988）和塞尔斯（Serres,
1995）的启发。参见席文（Sivin, 1987）关于中国医学过去如何在现
在被改写的详细研究。

76 类似的批评是科学的文化研究或批判性 STS 出现的基础（Hess,

1997a, 1997b）。一方面，这种出现受到积极操纵科学如何在后现代世界中设置生活的政治愿望的驱动。另一方面，它源于认识论方面的考虑，认为早期科学实践的建构主义模式是不必要的限制。例如，哈拉维（Haraway）批评了库恩的范式转换模型和拉图尔的行动者-网络模型，认为科学的变革取决于更广泛的变革："即使设想不稳定，也必须在一个可能发生变革的社会时刻形成，当人们在生活的许多其他领域产生不同的意义时"（1989: 303）。

77 因此，"现代"科学的历史不仅仅是一个知识创造的过程，而是一个通过边界工作不断自我定义的过程。关于 STS 中的边界工作和科学史中的例子的回顾，请参见吉尔林（Gieryn, 1995, 1999）。当然，人类学和社会学一直非常重视如何构建和维护文化边界（Douglas, 1966; Berger and Luckman, 1967）。

78 "综合"（来自希腊语动词 *syn-tithēmi*，意思是"放在一起"）是一个过程，处于人类学研究的核心，这一点被一些作者阐述过，其中林肯（Lincoln, 1989）是一个恰当的例子，如果一个人的分析是基于话语（而不是展演）。

79 马库斯（Marcus, 1995: 102）。文章对多位点民族志的出现进行了有 307 益的总结，包括它与科学技术的社会研究的结合和借鉴。

80 可以说，皮克林强调单一实践与多重实践之间的区别是他自己的边界工作的反映，因为他试图将他对实践的个人关注与 STS 内部竞争研究传统所发展的实践分析区分开来。

81 正如我在第六章中将中医描述为由多个部分相关的网络组成的一样，我在第四章中描述了患者如何塑造医疗实践，并在第五章和第七章中分析了由于多个个人的但相互关联的选择而导致的中医药全球发展，例如，见哈拉维（Haraway, 1991）；和斯特拉森（Strathern, 1991）。

82 "基础设施"一词借用于加什（Gasché）的和德里达哲学相关的对文本的前本体论和前逻辑学性质的讨论。在加什那里，它被用于完全不同的研究背景和完全不同的内涵。这种综合的定义与传统的综合定义相反，它通过论题和对立进行，因此，顺便说一下，它也拒绝了作为现代性话语基础的目的论。

83 王琦（1993）；张维耀（1994: 14）。

84 "田野"的概念在人类学和社会学理论中有着悠久的历史，"田野工作"当然是民族志活动的典范。早期人类学对"政治田野"的概念化中隐含着一种明确的愿望，即远离作为理解政治行动基础的制度和规则，走向过程、冲突和变革（Swartz et al., 1966: 7–11）。最近，布迪厄（Bourdieu, 1993）以一种有影响力的方式应用了这一概念，不过比这本书中使用的方式是一种更为结构主义的阅读方式。然而，布迪厄确实提出了一个重要的观点，即一个"田野"是一个动态的实体，通过其内的行动者的立场来定义。

85 例如，参见方药中（1993a）。

86 皮克林（Pickering, 1995）在其书的最后一章详细讨论了这些问题。

87 关于送礼在中国的重要性，参见许平，1990；部分被翻译在达顿（Dutton, 1998: 40–41, 204–7）中；也可参见任柯安（Kipnis, 1997）；阎云翔（1996）；杨美惠（1994）。

88 正如我在第四章中更详细地讨论的那样，这导致了抵抗和适应框架的去中心化，这导致了更多有价值的人类学工作，这些工作是朝着和皮克林对这些术语的使用更相关的方向。

89 实践领域有两个特点。第一个是基础设施之间的整合。我用术语"地形学"来指称对这种整合的描述。《牛津英语词典》将拓扑学定义为参照物体下面的部分绘制物体表面，这使它成为我研究基础设施综合的一个特别合适的术语。然而，物体或领域的绘制不是一个客观的过程。我们（作为行动者／观察者）是将社会关系视为网络，视为从不同中心向外辐射的不断扩张的能动性波，还是视为不断扩张和收缩的流动空间，对我们的分析结果的重要性和其自身空间安排对结果的重要性一样。我对这种影响的认识是通过引用拓扑的概念来索引的。关键讨论见莫尔和劳（Mol and Law, 1994），塞尔斯和拉图尔（Serres and Latour, 1995: 60）。

90 马库斯（Marcus, 1995）。虽然马库斯认为方法论的改变表明其甚至导致了认识论的改变，但在我的整个论点中，这种影响总是同时是双向的。

第三章　霸权的多元性

1　本章所述材料主要来源于二手资料，仅在引用或提及具体人员或事件时才会进一步引证：蔡景峰等（2000）；克罗齐耶（Croizier, 1968）；兰普顿（Lampton, 1977）；马伯英（1993）；孟庆云（2000）；王致谱、蔡景峰（1999）；汪松葆（1987）；张维耀（1994）；甄志亚（1987）。在写作这部分时，剑桥大学有一篇研究中国毛泽东时代早期的中医药变革的博士论文正在准备中（Taylor, 2000）。我很感谢金·泰勒（Kim Taylor）在很多事情上给我指明了正确的方向。对这一时期也存在一些不精确的个人评价，如陈（1989）；赛德尔和赛德尔（Sidel and Sidel, 1974）。中华人民共和国卫生部中医司（1985）发布了 50 年代至 80 年代期间与中医药相关的官方文件。从这些来源获得的资料得到了采访和谈话中收集的信息的补充，这些采访和谈话是在我与参与所述变革的医生的田野调查中收集和进行的。

2　详细检查这些断裂和连续性超出了本书的范围。目前，我正在通过跟踪从晚清到现在的几个医学流派，对这一变革进行研究。总的来说，西方的医学历史学家倾向于强调断裂，关注具体历史时期的独特性，并认为 1949 年后的中医与之前的中医不同（例如，Andrews, 1996; Sivin, 1987; Unshuld, 1992; Taylor, 2000），而中国历史则强调历史唯物主义框架内的连续性（例如，邓铁涛，1999）。

3　参见张维耀（1994）：14-18；崔月犁（1980）。

4　例如，兰普顿（Lampton, 1977）将 1949—1977 年至少分为七个阶段。

5　关于郭沫若，见克罗齐耶（Croizier, 1968: 155）；路易（Louie, 1986）。郭沫若，正如当时其他杰出的现代化者和革命者一样，在日本学习过一段时间的西医。

6　民国时期许多有影响力的改革者和政治家（如孙中山和鲁迅）都曾学习过西医，这并非巧合。1929 年 2 月 26 日，民国政府中央公共卫生 309

部第一次立法会议通过了一项提案，最终取缔了中医药，但由于中医的有组织抗议，该提案后来被推翻。关于民国时期的中医史，见安德鲁苏（Andrews, 1996）；克罗齐耶（Croizier, 1968）；邓铁涛（1999）；雷祥麟（1988）；马伯英等（1993）：第十二章；徐（1997）；赵洪钧（1989）；甄志亚（1987）。

7 泰勒（Taylor, 2000: 251）。

8 例如，共产党在延安时期，建立模范卫生村的工作包括根除所有萨满信仰和迷信。

9 唐等（Tang et al., 1994）。1950 年 7 月的第一次会议，只提出了前三个方针。第四个方针，卫生工作必须与群众运动相结合，是在 1952 年 4 月的第二次会议上提出的（王致谱、蔡景峰，1999: 6）。

10 马伯英等（1993: 577）和泰勒（Taylor, 2000）都认为，共产党在这一点上的目标是建立一个将中西医完全结合起来的新医学。兰普顿（Lampton, 1977），特别是泰勒（Taylor, 2000）提供了对这一艰巨工作的详细研究。

11 克罗齐耶（Croizier, 1968: 158）。兰普顿（Lampton, 1977: 36）和泰勒（Taylor, 2000: 54-79）也持这种观点。

12 泰勒（Taylor, 2000: 63-64）。中国医学会上海分支医学史学会（1954）。关于余云岫在民国时期中西医斗争中的作用的评价，参见安德鲁斯（Andrews, 1996: 166-71）；雷祥麟（1999）；马伯英等（1993）: 547-55。值得注意的是，迟至 1954 年，余云岫才得以通过卫生部的出版机构人民卫生出版社出版作品。

13 郭桃美（1988），引自国家中医药管理局（1997: 218）。也参见余云岫的文章《团结》，最初发表在《医药世界》1950 年 10 月刊，再版于赵洪钧（1989: 281-87）。

14 阻碍中医行业发展的其他制约因素有，新建立的医疗保险制度没有纳入中医师的治疗、中药生产和分销方面的巨大问题，以及合格中医师的培训在抗日战争和解放战争时期的下降（Taylor, 2000: 第三章）。

310 15 我意识到至少有一门这样的课程在北京医学院被教授。参见中国科

学技术协会编《中国科学技术专家传略：医学编：中医学：卷1》
1999: 361 方药中，396 唐由之。

16 毛泽东，引自李致重（1997b: 155）。这句话的上下文更清楚地表
明了它的含义。毛泽东说，中国对世界有大贡献的，我看中医是一
项……中西医团结，西医一定要打破宗派主义。同样重要的是，进修
学校没有培训新的医生，而是对已经执业的医生进行再教育，增加他
们的西医知识和政治觉悟（Taylor, 2000: 111）。

17 中医在民间的代表性非常强，因为以前每个村庄都有一名中医师。迫
使这些医生不再工作（正如卫生部早期政策所做的那样）导致了广泛
的失业，并由此产生了社会后果（Taylor, 2000）。兰普顿（Lampton,
1977）和我认识的几乎所有中医一样，认为毛泽东对中医药的特殊
兴趣是其制度化的主要因素。然而，我认为这一观点需要从两个方向
进行修正。首先，毛泽东对中医药的兴趣似乎从未受到将其确立为一
种独立医学传统的愿望的引导，而是希望作为对一种对中国医疗的特
定贡献；第二，尽管毛泽东对中医药的支持看上去最为明显，但其他
高层领导人也同样支持中医药。通过文献和资深医生的个人回忆，可
以发现许多逸事中的证据。顺便说一句，人们可能会注意到岳美中，
该学院第一位加入共产党的医生，因此在领导层中享有盛誉，成为老
年医学专家。

18 刘少奇（1954 年 7 月 9 日）。王致谱、蔡景峰（1999: 9）。

19 李致重（1997b: 155）。

20 泰勒（Taylor, 2000: 112）。应该指出，促进"中国"医学在全世界的
传播并不是毛泽东或共产党的发明。早在 1929 年，秦伯未，1955 年
起担任北京卫生部顾问的中医师和教育家，开始出版《世界中医杂
志》。十多年来，该杂志的扉页展示了一幅世界地图，上面写着口号 311
"化中医为世界医"。

21 1955 年，被召集到北京的第一届学习班的两名学生的个人交流。另
见马伯英等人（1993: 583-84，一些学生的个人陈述）。

22 至少在过去的四个世纪中，中医药的知识中心一直位于江南，尤其是江苏和浙江。对于本段中提到的医生的传记，参见中国科学技术协会（1999）。

23 王致谱、蔡景峰（1999: 14）。

24 马伯英等（1993: 575）。

25 泰勒（Taylor, 2000: 168）。也参见楼绍来、任天洛（1998）。中医药能够逐渐确立其自主性还有其他原因。著名学者医生集中在北京，他们新获得的地位无疑使他们能够努力实现传统的独立，而不是与西医的结合。此外，西医师从结合政策中获益甚微。

26 汪松葆（1987: 20-26）。尽管有时有人声称 1949 年以前的中医教育完全是学徒制的，但事实并非如此。何时希（1997: 68-91）列出了 1885 年至 1945 年间在中国建立的 162 所学校、学院、学会和其他提供中医药教育的机构。

27 丁甘仁和施今墨的传记，参见中国科学技术协会（1999: 23-29 和 47-56）。

28 南京中医学院（1958）。第三次修订版的前言描述了这本重要教科书的编写情况（孟景春、周仲瑛，1994）。关于更多个人记忆，请参见吕炳奎从医 60 年文集编辑委员会（1993: 7）。根据参与者个人提供的信息，北京中医学院的最初两门课以及给西医师上的第一门课都是用原文授课，而不是教科书。由于这一原因和其他原因，他们通常认为自己比后来的毕业生更像一个真正的从业者。另见泰勒（Taylor, 2000: 第三章）。

29 关于完整的教学材料清单，以及产生这些教学材料的教研组，参见泰勒（Taylor, 2000: 224-31）。

30 泰勒（Taylor, 2000: 第三章）；吕炳奎从医 60 年文集编辑委员会，1993: 6。吕炳奎一共从南方带来了 40 多名教师，包括东直门医院的董建华和杨甲三、北京中医药大学的王绵之和颜正华、中日友好医院的印会河。

312

31 这封信被再版在任应秋（1984: 3-6）。

32 泰勒（Taylor, 2000: 226-27）。见第六章。也参见许小丽（Hsu, 1999）关于在知识传承上这种转变的影响的分析。

33 尽管毛泽东本人正式宣布"伟大的无产阶级文化大革命"于 1969 年结束，但今天的中国人将 1966 年至 1976 年的整个十年称为"文化大革命"或"失去的十年"（Ogden, 1992: 48）。

34 到目前为止，还没有对"文化大革命"期间的中医药的详细分析。怀特（White, 1993、1998、1999）提供了云南省的一些资料，但她的民族志是 20 世纪 80 年代末写的。希利尔和朱厄尔（Hillier and Jewell, 1983）是一个不精确的论述。

35 这些数字来自孟庆云（2000: 744）。从 1970 年起，中医学校和大学的教育按照左派路线恢复，课程时间大大缩短，内容也简化了。这一时期的毕业生现在不太受尊重，因为他们被认为学术成就水平很低。王致谱和蔡景峰（1999: 87）的观点也是我绝大多数信息提供者赞同的。

36 该辞典提供了 5767 种不同药物的词条。其中许多药物是从民间知识中吸收而来的，其中一些已经成为当代医学实践中的标准组成部分。

37 武进县卫生局编史修志领导小组（1985: 196-97）。

38 本段和前一段中的信息来自我自己的笔记。当然，应该记住的是，如果我的信息提供者记得——不论是为了我还是为了他们自己——1966 年前那个互信的年代，这样的记忆告诉我们关于现在的和关于当时的一样多。

39 鲍姆（Baum, 1982）；翁（Ong, 1995: 65）。

40 亨德森（Henderson, 1989）。我用"多元化的医疗卫生体系"一词来表明，在这一阶段，国家承认不同医学的共存，而不再暗示这些医学最终会合并为一种医学。当然，尽管事实上的多元医疗卫生体系在中国一直存在（不仅仅是从进口西药开始），但它在 20 世纪 80 年代才在法律上建立。也可能有人认为，20 世纪 50 年代将中医药纳入国家保险计划标志着中医药得到了官方认可。再次，我要指出，这标志着事实上而非法律上接受了实际的多元化。不过，这些区别终究是学术上的，我所追求的只不过是一个便利的命名。

41 吕炳奎从医 60 年文集编辑委员会（1993: 12-13）；张维耀（1994: 16-17）；中华人民共和国卫生部中医司（1985）。

313　42 吕炳奎从医 60 年文集编辑委员会（1993: 11）；俞慎初（1983: 510）。

43 《国民经济和社会发展十年规划和第八个五年计划纲要》，出版于 1991 年 4 月，引自国家中医药管理局（1997: 219）。

44 怀特（White, 1999）。

45 崔月犁（1980）。也参见李致重（1997a, 1997b）近期的文集，李致重是全国中医学会的高级别成员。

46 官方翻译是 "State Administration of TCM"。由于前述的原因，我避免使用 "TCM" 一词，而以我自己的翻译取代之，以避免不必要的困惑。

47 此前，中医药由卫生部办公厅的一个部门管理（Chen, 1984: 63-66）。

48 这封信的签名者有董建华、王绵之、任继学、施奠邦、刘渡舟、路志正、程莘农、方药中、邓铁涛、张琪，再版于崔月犁（1997: 30-32）。

49 Chen, 1984: 69-71；史宇广（1989: 1, 30, 34）。

50 史宇广（1989: 附录 1、2）；汪松葆（1987: 20-26）。

51 这是我 1999 年在上海的新观察。我在北京的第一段田野调查期间，当时刚刚开始收学费，并没有遇到这个问题。

52 在撰写本书时，卫生部即将推出一项新的考试，由所有执业医师参加，将他们分为三类：西医师、中医师以及中西医结合医师。只有第三类医师将来才能用中西医疗法开处方并进行治疗。

53 陈敏章（1997: 296-97）。

54 史宇广（1989）。

55 张维耀（1994: 17）。

56 关于此类机构的详细清单，参见史宇广 1989: 附录 4。

57 陈敏章（1995）。

58 王翘楚（1998: 68）；张明岛、邵洁奇（1998:136）。1997 年，北京有 22 家中医院，比任何其他城市都多（孟庆云，2000: 927）。1989 年，45.3% 的北京诊所（包括提供西医的诊所）是私营的。根据亨德森（Henderson）提供的数据，上海和安徽分别为 2.3% 和 85.5%。黄（1988）对 20 世纪 80 年代中国农村医疗改革的研究阐明并证实了我的信息提供者的观点。冯珠娣（Farquhar, 1996）、贾（Jia, 1997）和怀特（White, 1998）提供了中国农村私营医疗实践的详细民族志描述。我在北京遇到的作为一个连续体的不同端点的私营诊疗的例子 314 有：一位以治疗中风而闻名的满族针灸师，以及在大酒店为外国客户诊疗的名老中医。国有部门的许多医生在晚上（有时也在工作期间）治疗私人患者，以补充他们的收入。

59 孟庆云（2000: 923-33）；陈敏章（1997: 294-95）。

60 徐和范（Xu and Fan, 1980: 137）。

61 到 1995 年第八个五年计划末期，中医药产品生产总值达到 175.7 亿元，比 1990 年增长 212.6%，销售收入增长 122.6%，达到 15.73 亿元。

62 王致谱、蔡景峰（1999: 25-28）。

63 贝尔等人（Baer et al., 1986）；班纳吉（Banerji, 1985）；埃林（Elling, 1980）；福斯特（Foster, 1986）；格林鲍姆（Gruenbaum, 1981）；齐默尔曼（Zimmerman, 1978）。

64 洛克（Lock, 1990: 45）。

65 有关 20 世纪 80 年代和 90 年代中国医疗改革的其他相关概述，到目前为止查阅了但尚未引用的，参见亨德森等人（Henderson et al., 1994）；刘等人（Liu et al., 1994）；世界银行，1996；郑和希利尔（Zheng and Hillier, 1995）。

66 参见崔月犁（1997: 30-32）。

67 我在这里遵循詹姆斯·斯科特（James Scott, 1998）提出的一个论点，该论点在第九章中得到了更详细的阐述。将在后续章节中提供各个领域的国家集权的详细证据：关于教育（第六章）、医疗实践（第七章）和研究（第八章）。国家集权的证据也可以在其他作者的著作中找到，如许小丽（Hsu, 1999）关于教育的著作和邵京（Shao, 1999）有关医院实践的著作。

68　中华人民共和国卫生部中医司（1985）。

69　陈（Chen）（1984: 304-6）；汪松葆（1987）。

70　引自"全国高等中医院校函授教材"的自学材料的出版序言，湖南科学技术出版社（1985: 358）。

71　陈（Chen, 1984）。

72　同上: 1-33。

73　同上: 1-46。相比较，广州 23 个工作单位中有 11 个受卫生部管理；上海的 40 个中有 3 个受卫生部管理；天津所有 31 个工作单位均由地方管理。

74　引自史宇广（1989: 14）。

75　崔月犁（1990: 1）。

315　76　王致谱、蔡景峰（1999: 14）。1996 年，卫生部根据"正确引导、发挥优势、扬长避短、促进发展"这一口号，确定了在国外推广中医药的政策（陈敏章, 1997: 123）。

77　一个非常有用的例子是，1999 年夏天，我在修改本章时，在政府领导的反对法轮功运动的运动中动员了医疗卫生部门。这种动员被认为是必要的，原因有二。首先，因为该运动在医疗保健领域有许多信徒。据我的信息提供者说，每个部门至少有一名活跃的参与者。第二，因为通过"科学"手段维护健康是政府在其反对法轮功的意识形态运动中选择的主要策略之一。政府政策通过会议向下传达。所有医院工作人员都必须参加会议，在这些会议上，各部门负责人传达了他们在卫生部人员领导的特别会议上了解到的政府命令，卫生部人员又是由共产党干部领导的。

78　国家中医药管理局医政司（1991）；国家中医药局管理局政策法规司

（1992: 146-47）。

79 国家技术监督局（1994, 1995, 1997a, 1997b, 1997c）。另参见拉图尔（Latour, 1987）关于权力运作中记录的标准化系统的重要性。

80 陈敏章（1997: 122）。

81 杜如竹（1994）。

82 世卫组织西太平洋区域委员会（1994）。

83 穆尔（Moore, 1992），引自唐等人（Tang et al., 1994）。

84 没有中医药的统计数据。然而，对普通医疗改革的研究确实描绘了"高科技"药物的迅速采用，即使患者必须分担部分费用。参见亨德森（Henderson, 1989）；刘和肖（Liu and Hsiao, 1995）；和唐等人（Tang et al., 1994）。

85 丹·本斯基（Dan Bensky, 1996 年 8 月，个人交流）于 1985 年在重庆参加了此类讨论。也参见黄星垣，1985。

86 曼福德·波尔克特（Manfred Porkert, 1998）将整个问题归结为一个惊人的观察结果。他认为，在过去的一百年中，没有一位医生因根据中医标准被评估为不称职而被起诉。同时，根据西医标准评估的不称职指控对中医医师来说是一个持续的威胁。

87 总的来说，我发现中医研究生的士气不是很高。北京的年轻毕业生预计收入约为 1000 元人民币，而他们在私营企业或媒体的朋友预计起薪为 5000—6000 元人民币及以上。由于公共补贴的削减，稳定工作的承诺也不复存在。此外，许多学生认为，获得工作和职业发展更多地取决于他们的个人关系，而不是他们的成绩。毫不奇怪，在制药行业或中医行业以外的行业求职正成为许多毕业生的 316 首选。

88 这段话摘自 1996 年 9 月由国家中医药管理局主持的中医药专家咨询委员会第一次全体会议的报告。该报告总结了自国家中医药局成立以来对中医药的官方理解（陈敏章，1997: 119）。

89 国家中医药管理局医政司（1991）；国家技术监督局（1994, 1995,

1997a, 1997b, 1997c）。

90 国家中医药管理局医政司（1991, 11-12）。《中医病案书写规范》和《中医病案首页》于1992年2月1日生效。如王致谱、蔡景峰（1999: 60）阐明的，这些规则只能在国家管控的规范化和标准化的更大范围内理解，从穴位名称和位置的命名到医院管理和护理。

91 除了我的中国信息提供者，我还要感谢布伦达·胡德（Brenda Hood）和艾里克·卡克默（Eric Karchmer），他们向我介绍了当代中医院病例记录的组成和功能。

92 关于中医病例表述类型的历史发展，参见许小丽（Hsu, 2001）中安德鲁斯（Andrews）和卡勒斯（Cullen）的贡献。

93 邵京（Shao, 1998）。

94 邵京无疑进行了重要而正确的分析，但他似乎将住院记录的多个功能和层次（其多样性）简化为一个单一的解释方案。总的来说，病例记录也是医疗工具、法律文件和账单记录。感谢艾里克·卡克默（Eric Karchmer）向我指出了这些附加功能。

95 邵京，1998。虽然许多学生和实习生确实觉得写病例笔记很麻烦，尤其是因为它不会影响实际的治疗决策，但他们也很感谢它在培养他们分析病机的能力上的作用，这是中医诊断的主要目标。

96 毫无疑问，许多读者都会想到，中医史上的当前阶段，只是通过考察其与官方多元医疗体系的政治整合被部分表达的。越来越重要的是将中医药融入全球技术科学。对这一过程进行分析将是未来民族志的一项重要任务，但超出了本书的可能范围。这样的分析将表明，这种融合是一个由中国政府促成但肯定不受其控制的过程。从这个意义上说，它将支持这里提出的结论，即国家是一个强有力的规训行动者，在与中医药的接触中，它自己也受到了约束。

第四章　困境和策略能动性

1 北京市中医医院的研究引自《中医杂志》（1994: 5）。奥兹（Ots,

1990a: 140-44）基于在北京的田野调查，李（Lee, 1980: 359）基于在香港的田野调查，文树德（Unschuld, 1976: 311-15）基于台湾的田野调查，也持有同样的观点。也参见克莱曼（Kleinman, 1980: 184-85, 266, 273）。

2　奥兹（Ots, 1990a: 140-41）；许小丽（Hsu, 1992: 附录 6）。

3　贾（Jia, 1997: 84-86）；怀特（White, 1999）。患者在接受社会科学家采访时的观点与患者在开始治疗过程时所做的实际决定大相径庭。一天晚上，当我采访一位年轻的中医时，我最直接地意识到了这一点。在我们交谈的过程中，她重复了上述所有的刻板印象，并表示她绝不会用西医治疗慢性病。"那你的甲状腺机能亢进症呢？"她丈夫问，拿出一包他妻子显然经常服用的药片，"嗯，这完全不同。"他的妻子反驳道，解释说这不是她所说的慢性问题。

4　所有用文化概念作为观念系统的研究者，其工作基础是信念 / 行动模型。这一传统对社会理论和人类学最有影响力的理论家是塔尔科特·帕森斯（Talcott Parsons, 1968）。然而，在对人类现象的人类学理论的系统综述中，哈恩和克莱曼（Hahn and Kleinman, 1983b: 310-11），不仅将帕森斯的理论，而且将符号互动主义者的理论；维特根斯坦文化主义者，如温奇（Winch）、吉尔茨（Geertz）、萨林斯（Sahlins）和列维·斯特劳斯；以及现象学家如伯格（Berger）和拉库曼（Luckman）等，归列在"表面现象理想主义"（epiphenomenal idealism）和"理想主义"（idealism）的类别下。医学人类学中文化系统方法最有影响力的代表是认知主义者（古德 Good, 1994: 48-52 对此做了详细综述）和克莱曼（Kleinman, 1980: 104-18）的解释模型框架。杨（Young, 1981）批评了认知健康信念模型和克莱曼解释模型框架之间的趋同。古德（Good, 1994: 53n.31）反驳了这一批评。然而，正如鲁贝尔（Rubel, 1990: 123）、佩尔托和佩尔托（Pelto and Pelto, 1990）所表明的，许多人类学家坚持将解释模型视为认知结构；也就是说，作为"信念或理解的集合"。对于与中国研究相关的文化理论方法的批判，见冯珠娣和何伟亚（Farquhar and Hevia, 1993）。

5　**杞菊地黄丸**是针对这种情况的常用方剂，最开始出现于 1777 年的《医级宝鉴》，参见许济群、王绵之，1995: 269。

6　该方剂是妇科常用方剂，首次出现于《金匮要略》第二十章。孙医生已将该方剂的使用范围扩大到治疗各种血瘀症。

318　7　第六章讨论了中医中这种关系的重要性。

8　事实上，许多在病房工作的医生在患者出院后仍会继续以私人收费服务的方式为患者看病。然而，由于此类看诊必须在下班后或工作期间进行，因此安排此类看诊无论是对患者来说还是对医生来说都要困难得多。

9　在 20 世纪 80 年代以来实施的经济改革的过程中，中国各地的医疗机构越来越被迫产生自己的大部分收入，管理者被允许向员工发放奖金，并从他们赚取的盈余中投资设备。这意味着赚取奖金的愿望正在成为诊断和治疗决策的重要影响因素。参见布卢姆和顾（Bloom and Gu, 1997），了解医疗改革及其对医疗实践的影响。

10　其他种类有政府工作人员的公费医疗和农村居民的合作医疗。自 20 世纪 80 年代初以来，许多基于预付款的农村保险计划已经崩溃，因此，中国农村的农民自掏腰包支付大部分医疗费用。对于中国农村和城市的正规部门工人来说，情况则不同，他们仍然主要依靠保险计划获得资助。然而，越来越多的人受雇于私人或合资公司，也依赖私人基金或私人融资的健康保险（Liu and Hsiao, 1995）。正在进行的经济和政治改革使该部门处于持续的转型状态。在撰写本书时，劳动和社会保障部正在考虑一种新的医疗保险制度，旨在减轻现行制度给国家带来的负担，并计划于 1999 年底生效，据此，城市雇员将向保险基金支付其工资的 2%，雇主将支付相当于整个工资总额 6% 的金额。这笔资金中，30% 将用于创建个人账户，以支付门诊服务和较便宜的住院服务，而其他 70% 的资金用于所有其他治疗。见 EIU, 1998: 第五章。

11　流行病学数据表明，患者年龄越大，患慢性病的人数也越来越多

（Henderson, 1993: 117）。在 20 世纪 80 年代和 90 年代，医疗卫生部门的成本和工资大幅上升，反映了生活水平的普遍提高和消费者主导的向高科技医院医疗的转向。作为回应，卫生保健提供者提高了药品和服务的费用，并从预防性护理转向能产生高收入的诊疗服务。反过来，这也是为什么保险公司发现越来越难以满足其支出负担的原因（Liu and Xiao, 1995; Bloom and Gu, 1997）。与特定机构协商优惠费率，并限制这些机构的治疗，是保险公司应对这一系列力量的一种方式。

12 **银翘丸**可能是许多非处方药中最流行的治疗感冒和流感的经典方。它最早出现于 1789 年的《温病条辨》。参见许济群、王绵之（1995: 70-72）。　319

13 **藿香正气片**常用于治疗夏季感冒，来源于一个经典方剂，最初出现于 1078 年后出版的《太平惠民和剂局方》。参见许济群、王绵之（1995: 478-81）。

14 中国患者自行开中西药方是常见的做法。然而，不同地区之间以及城市和农村地区之间存在显著差异。例如，在广东，在普通烹饪中使用中药作为配料的情况远比北京或上海更为普遍。因此，在我有限的经验中，广东的患者在生病时也更愿意使用中药。

15 即使在重要的情况下，比如振南的例子，如果有更重要的考虑因素，信念也可能需要被放弃，或至少暂停。

16 这句话，也可以翻译为"如果一个医生不熟悉三个医学传统文献，就不要服用他开的药"，最初见于《周礼》，推测始于周，但实际上始于汉。这三个传统文献通常被认为是：《黄帝针灸》，一本已经不存在的针灸文献；《素女脉诀》，一本也已不复存在的脉诊手册；以及《神农本草》。参见裘沛然、丁光迪（1992: 3）。

17 另一个中医药经济活力恢复的迹象是专门经营中药产品的药店增加。1996 年我回到北京时，我注意到几家新店铺在短短一年的时间内就在重要的商业地段开业了。

18 此类挂号费，半天的工作可以达到 500 元人民币。相比之下，1994

年一名初级医生每月收入约 300 元，一名高级医师每月收入 1000 元，外加福利。

19 应该明确的是，我并没有声称患者的行为不受刻板的疗效归因、共同符号、制度安排等的影响。我想说的是，这些因素并不能决定行为，而且它们本身也很容易转变。

20 这种刻板印象植根于对中医的认知，认为其主要关注疾病预防。一个典型的例子是，中国患者在自己还健康时支付其医生费用，但在生病时却希望得到免费治疗的故事。老人对长寿的关注与养生之间有着有趣的重叠，1949 年后中国也强调预防医学。此外，虽然在国有部门执业的中医和其他生物医学领域一样，都专注于疾病的治疗，但是对养生的关注更为古老，并且通过借鉴经典但专门针对现代客户的医学文献持续影响着人们的行为。参见冯珠娣（即将出版）的示例。

21 这在面对西医时尤其如此，因为生物医学首次引入中国时，西医师享有极高的声誉，他们似乎具有神奇的力量。患者通常会对中医师感到更舒服，至少到目前为止，中医师在做出诊断时依赖于患者的合作。中医对生物医学技术的日益增长的使用正在迅速改变这一局面。虽然我没有对患者的观点进行任何有意义的调查，但我遇到了一些年轻的中医师，他们并不把患者作为人看待，反而当作由系统处理的物体看待。

22 参见中国中医研究院（1984，1987）；中医病名诊断规范课题组（1987）；张伯臾等人（1988）。

23 奥兹（Ots，1990b）。

24 冯珠娣（Farquhar，1994a: 45）。

25 奥兹（Ots，1990a: 147–48）。

26 冯珠娣（Farquhar，1994a: 41–44）提供了很好的关于中医典型临床遭遇的描述。

27 我的观察证实了奥兹（Ots，1990a: 144）的观点，他指出，20 世纪 80 年代，中医院购买和使用超声扫描仪是患者压力的直接结果。另见贾（Jia，1997）记录了患者购买医疗服务对医疗服务提供的影响。

28　一些作者如克莱曼（Kleinman, 1986）和奥兹（Ots, 1990a: 159-64,
1990b）认为，中国患者用来指代他们的不适的许多术语表达了"未
认识的普遍心理生物体验"或"基本情感"的文化特定认知次序。
"未认识的普遍心理生物体验"意味着什么以及我们如何获得它，是
更成问题的。冯珠娣（Farquhar, 1994a: 62-70）更简单地认为，中
国患者身体意识的重要性与这种意识在中国医疗实践中受到重视的
事实有关。从历史上看，中国文化中的知识获取与记忆有关（Liu,
1986）。例如，在认知测试中，中国受试者的记忆能力通常高于美国
人，因此，他们对身体的记忆更多的可能是总体记忆能力提高的结
果。

29　张锡纯，《医学衷中参西录》1: 167。

30　我不认为这些数据具有代表性。据我的同事丹·本斯基（Dan　321
Bensky, 1996）所述，他在 20 世纪 70 年代中期在台湾和澳门学习中
医，在那里遇到的患者中，这一比例要高得多。我确实遇到了一些对
中医理论有相当程度了解的老百姓。

31　"腰痛康"的产品信息由"黄东华天宝药店"提供。

32　钱自奋等人（1993: 17）；秦伯未（1983d）。

33　对这种创新的反对似乎来自文学导向的学者医生，如任应秋，例如，
任应秋（1984b）。

34　另见匿名（Anonymous, 1992）中所有中医师的名单。

35　相关民族志的详尽列表超出了本研究的范围。影响了我的思想，但
是在其他地方没有引用的研究包括科马罗夫（Comaroff, 1985）；法
布雷加（Fabrega, 1973）；弗兰克尔和刘易斯（Frankel and Lewis,
1989）；刘易斯（Lewis, 1975）；和齐默尔曼（Zimmerman, 1978）。

36　从社会学中的现象学的和互动主义模型衍生出的关于寻求意义的求医
行为的探索，也加深了我们对个人行为及其在文化意义网络中的嵌入
性的理解。然而，这一研究传统对个体生活世界的有限关注往往掩盖
了全球权力体系对这些世界的影响。相反的问题适用于医疗卫生系统
的结构分析。这些成功地通过医疗卫生系统的全球特征描绘了个人行

为决定，代价是详细探索地方的能动性构成。像所有此类标签一样，"批判性医学人类学"这个标签被不同的作者赋予了不同的含义。在当前背景下讨论这些定义及其政治并无太多价值。在我应用于这一类别的意义上，典型的民族志有古德（Good, 1977）、马丁（Martin, 1987）、洛克（Lock, 1993）、舍佩尔·休斯（Scheper Hughes, 1992）和杨（Young, 1980, 1995）。

37 尽管福柯经常被抵抗论者引用，但正如塔拉尔·阿萨德（Talal Asad, 2000: n.15）所言，他对这一概念的使用相当独特，因为它代表了权力的一种"限度"。"在社会身体中，在阶级、群体和个人自身中，确实总是有某种东西在某种意义上逃脱了权力的关联，这种东西绝不是温顺或被动的原始物质，而是离心运动、反向能量、逃离。"引自福柯（1980: 138）。

38 我在这里想到的是绿色和平组织领导的行动，它迫使壳牌公司不沉没布伦特斯巴达石油平台；对转基因食品的普遍抵制；近几年来，西方医疗卫生系统越来越多元化，消费者在这一过程中投入了大量的精力。例如，西方的中医药之所以受人尊敬，并不是因为生物医学医生提倡中医药，而是因为患者选择了看中医来解决他们的健康问题。关于将反抗话语浪漫化的危险，见阿布-卢赫德（Abu-Lughod, 1990）。

39 一个可能的例外是经济或政治强人（如毛泽东）的影响，或综合的个人力量的影响，如在政治运动的形成中。

40 对此类论题的讨论，见汉森（Hanson, 1997）。

41 《费绳甫医话医案》中关于伤寒的章节，重印于张元凯等人（1985: 273）。

42 《冷庐医话》，63。

43 《丁甘仁医案》，曹颖甫作序。

44 关于战术的使用及其与策略的区别，请参阅德·塞托（de Certeau, 1988: 29-44）。拉德曼（Laderman, 1996）的论文集，表明将表演（performance）作为医学人类学研究的前沿可以获得什么。关于"意识形态困境"的概念，请参见比利希等人（Billig et al., 1988），特别是第六章"健康与疾病"。有关人类学文献中患者行为的各种模型的简要概述，请参见古德（Good, 1994: 25-65）。

45 请注意，抵抗和适应的概念仍然是这个模型的基础，但现在每个概念都可以同时从不同角度来认识。这种认知多元主义使多元化的观念与世界体系视角的一元论相对立。但是，参见麦克伦南（McLennan, 1995）关于区分描述性和规范性（方法论的、认识论的）多元主义的概念问题。皮克林（Pickering, 1995）的"实践的冲撞"明确讨论了适应和抵抗的概念，而马库斯（Marcus, 1995）展示了放弃对与全球体系对立的本地生活世界的人类学关注，是如何包含了放弃广泛持有的次等性观点的。

46 参见伯明翰和布鲁尔（Bermingham and Brewer, 1995）一系列关于文化消费的调查，这些调查反映了文学批评中的最新理论，关注读者对文本的消费。

第五章　塑造中医药

1 冯珠娣（Farquhar, 1994a: 228）。我要感谢许小丽（Elisabeth Hsu）的支持，她对案例 5.4 的前一版本以及导言和结论进行了精心编辑，这对本章的写作大有裨益。参见许小丽（Hsu, 2000: 370-404）。

2 谢佩尔-休斯和洛克（Scheper-Hughes and Lock, 1987）；洛克和谢佩尔-休斯（Lock and Scheper-Hughes, 1990）。

3 关于"不受时间影响的文化绘制"的"多重实践"与标示为兴趣在"文化扩展的时间性"的"单一实践"之间的区别，参见皮克林（Pickering, 1995: 4）。

4 例如，奥兹（Ots, 1990a: 176-77）认为，国家运营的中医对心身疾病 323 患者几乎没有帮助。

5 该术语是当代中医中术语使用含混不清的一个例子。心肾在这里指的是心脏病学和泌尿学，也指的是中医话语中的心脏和肾脏。

6 在我 1994 年的观察期间，对朱教授的服务需求相当大，但他特别指示接待台将患者人数限制在最多 10 人（最终总是超过这个数字），因为他希望每次看诊都有充分的时间。

7　马伯英等人（1994: 580）。

8　朱教授知道，中药当然会有副作用。但与生物医学治疗截然不同的是，在生物医学治疗中，这种副作用被认为是治疗的正常现象，他认为在中医中这些副作用是不当使用药物的表现。

9　参见海（Hay, 1994）；利斯科姆（Liscomb, 1993）；裘沛然，1995，关于中国传统中医学和艺术之间关系的研究。

10　冯珠娣（Farquhar, 1994a: 190）。

11　中国医生可用的方剂总数不详。南京中医学院（1997）编纂的《中医方剂大辞典》，共 11 卷，列出了 96,572 个方剂。临床性辞典，如江克明、包明蕙（1989）的《简明方剂辞典》也包含超过 7500 个方剂。我询问的学生和医生声称，他们平均能记住 200 种方剂，不过有些人知道的要多得多，而很多人则少得多。在实践中，一些医生因其整个实践仅基于少数方剂而闻名（而其他一些人则臭名昭著）。一些人以大量背诵的方剂为依据。

12　这里的两个极端是，那些倾向于使用汉代经方的人，和那些使用现代时方（通常是自己的方子）的人。

13　根据我的一些信息提供者的说法，他们的用法来源于施今墨。参见吕景山（1982）的详细研究。然而，秦伯未（1983b）对此进行了单独的讨论，可能还要追溯到很久以前。因此，施今墨是一个重要的普及者，而不是发明者。

14　朱教授使用了古老的发音 bo，而不是现代口语 bai。虽然朱教授是一位彻底的现代医生，但他在书写中也经常使用不简化的字符。他的病人和学生多次向我指出他漂亮的字迹。

15　《伤寒论》34. 参见李培生、刘渡舟（1987）。

16　北京四大名医是肖龙友（1870—1960），因 1924 年成功治疗了孙中山而闻名；施今墨（1881—1969），是为中西医结合铺平道路的一位重要人物，无论是在知识上还是政治上；孔伯华（1885—1955），1929 年与汪逢春（1882—1948）在北京建立了中医药联合会。证实朱教授主张的简要传记和案例研究可见董建华（1990，第 3 卷）。另见贾得道（1993: 359-60）。

17《金匮要略》12.5。参见李克光（1989: 328）。

18 "补中益气汤"是李杲《脾胃论》的最重要方剂，因此也是中医易水学派最重要的方剂。参见裘沛然、丁光迪（1992: 145, 154-65）；许济群、王绵之（1995: 235-43）。

19 同上。

20《伤寒论》141。参见李培生、刘渡舟（1987）；许济群、王绵之（1995: 538-40）。

21 张锡纯，《医学衷中参西录》，特别是 1: 5-11, 181-83, 以及 3: 122-24, 132-34。调节升降是张的一个重要关注点。他显然受到了易水学派的影响，因而也影响了朱教授。参见裘沛然、丁光迪（1992）: 708-22 和蒋熙德（1995a）。

22 江克明、包明蕙（1989: 23）。

23 理中丸，也出自《伤寒论》，被该学生记住用来治疗胃虚寒证，这是《内科学》教科书里提到的；例如，张伯臾等人（1988: 271）。

24 爱德华兹和鲍奇尔（Edwards and Bouchier, 1991: 770）。

25 许济群、王绵之（1995: 522-25）；张伯臾等人（1988: 334-35）。

26 这一组合被张锡纯用来治疗痹症，如他的名方"活络效灵丹"。参见张锡纯，《医学衷中参西录》1: 185-87。

27 高渌纹（1993: 75-81）；颜正华（1991: 304-5）。

28 许济群、王绵之（1995: 227-31）。

29 张锡纯，《医学衷中参西录》（1: 383-85）。

30 孙思邈的生平和著作，参见裘沛然、丁光迪（1992: 497-512）；席文（Sivin, 1968: 81-144）；文树德（Unschuld, 1994）。孙思邈的文章《大医精诚》的译文可见文树德（Unschuld, 1979: 29-33）。

31《新唐书》的原文，以及后来张介宾对其引证，参见段逸山（1986: 62, 196-97）。

32 方剂"承气汤"是一种泻剂，始见于《伤寒论》。《医宗必读》："行 325

方智圆心小胆大论"1.14: 87。

33 当然，他顺便也通过谨慎和"心小"，以及勇气和"胆大"之间的关系，重申了中医对身体／人的看法。

34 爱德华兹和鲍奇尔（Edwards and Bouchier, 1991: 843）。

35 李安民、尤玉荣（1993）；张伯臾等人（1988: 439-50）。

36 对于眩晕，不同的教科书有着不同的证候分类。例如，《中医大辞典》（1987: 286）阐述了至少八种可以进一步细分的主要证候：风晕、湿晕、痰晕、中暑眩晕、燥火眩晕、气郁眩晕、肝火眩晕、虚晕。

37 在以生物医学疾病类别为出发点的临床论文中，使用"型"而不是更经典的"证"很常见。在实践中，"证"也经常被命名为"型"，尽管"型"的稳定的，"证"是短暂的。因此，临床研究通常根据"型"进行。参见第七章。

38 邓铁涛（1987: 426-39）。现代对肝脏疾病的理解主要来源于肝气、肝火和肝风的三纲辨证。参见李晓海（1988）对叶天士肝病理论及其对其他清代医生的影响的概述。

39 关于升降理论，参见寇华胜（1990）。

40 在口语和书面语中，当他们意指脏腑系统及其经络时，严格来说，中医师会有时使用术语用来指某个特定的经络或（和）伤寒论模型中六经中的一个，如本例所示。当然，如果他们选择的话，他们可以对两者进行必要的区分。

41 "善治痰者，不治痰而治气。气顺则一身之津液亦随气而顺矣。"这句话今天被广泛引用，要归功于《证治准绳》（第 1 卷，第一部分：第 203 页）对庞安时的介绍。

42 邓铁涛（1987: 377）。

43 有形和无形之间的对立，是中医中经久不衰的论题，但在 20 世纪50 年代末的中医教科书中首次应用于痰。史蒂夫·克莱维（Steve Clavey），1996 年：个人交流。

44 冯兆张，《锦囊秘录》12.9: 383。

45 通常的做法是不指定金额，而是由个体从业者自行决定。 326

46 朱教授经常使用的一个重要祖传方剂是"镇肝熄风汤"，其中有代
赭石，用于此目的。该方剂的作者是张锡纯（《医学衷中参西录》1:
312-18，和 2: 42-55）。关于药物在中药方剂中的不同作用，请参
见许济群、王绵之（1995: 14-15）；冯珠娣（Farquhar, 1994a: 181-
84）。

47 这里主要的祖传方剂是"二陈汤"及其变体"导痰汤"。前者始见于
《太平惠民和剂局方》4.19: 141，1078 年后出版，此后成为燥湿化痰
的代表性方剂。后者是一个变体，始见于 1253 年的《济生方》，引
自许济群、王绵之（1995: 529-32）。

48 这些类别之间有一定程度的重叠。例如，瓜蒌果是一种治痰的药物，
半夏也能降气。我的表述简化了更复杂的关系。

49 程绍恩等人（1990: 154-55）；颜正华（1991: 334-36）；臧坤堂、
吴克强（1990: 59-61）。

50 例如，邓铁涛（1987: 37），引用了清代《存存斋医话稿》的第一章：
"痰属湿，为津液所化。"

51 张伯臾等人（1988: 146）。这是当今最普遍的观点，尽管有很多不同
的解释，其中上海中医学院前院长程门雪（1902—1972）的著作，
是一个突出的例子（1986: 76-83）。

52 中山医院"中医方剂选讲"编写组（1983: 232）。

53 爱德华兹和鲍奇尔（Edwards and Bouchier, 1991: 843）。

54 颜正华（1991: 327）。

55 许济群、王绵之（1995: 531）。

56 同上，445-46。

57 关于生物医学药物，参见张锡纯，《医学衷中参西录》2: 141-65。张
用生物医学理论来理解三焦，以及为消渴制定新方剂。他将消渴等同
于糖尿病。参见 1: 76-78。

58 拉斯特（Last, 1992）；席文（Sivin, 1987, 1990）；文树德（Unschuld,
1992）。

59 关于中国和阿育吠陀医学实践发展融合的相关民族志，参见奥贝塞克拉（Obeysekere, 1992）；许小丽（Hsu, 1995、1996）。

327 60 我在这里所称的"西医"同样（虽然我没有研究过）不是一种普遍的抽象实践，而是朱教授在具体的制度和历史背景下对生物医学理论、药物、工具等的独特使用。

61 克里丝塔·博登夏茨（Christine Bodenschatz）对这一变革的详细讨论构成了在慕尼黑的路德维希-马克西米利安大学医学史系即将发表的博士论文的一部分。丁光迪（1999）从中国的角度对同样的变革进行了分析。另见米亚希塔（Miyashita, 1986）。

62 出于经济原因，我在这里没有详细描述连续治疗过程中个人病例史的展开。然而，在冯珠娣（Farquhar, 1992a, 1992b, 1994a: 46-55）的中医民族志研究中，有几个这样的描述。我们可以观察到，中医实践是一种展开的互动，对目前所述疾病的解释导致了治疗方案，方案的效果又导致了新的解释，等等。

63 裴沛然、丁光迪，1992: 19-112；严（Yan, 1993: 34-55）；博登沙茨（Bodenschatz，即将出版）。

64 汉森（Hanson, 1997）讨论了清代温病流派出现的社会史。现代调和尝试的例子，被称为"寒温统一"，其政治必要性在第七章中进行了简要讨论。另见孟澍江（1985: 14-15）的简要概述。

65 关于这些方剂的组成、作用以及来源，参见许济群、王绵之（1995: 509-12, 532-34, 546-47）；李克光（1989: 328-31, 340-41）。

66 我的讨论基于李安民、尤玉荣（1993: 329-33）的概述。

第六章　学生、徒弟和社会交往的艺术

1 冯珠娣（Farquhar, 1994a）创建了"认识实践（knowing practice）"一词来描述中医临床遭遇。

2 亨里克斯等人（Henriques et al., 1984: 204）。普遍启蒙自我的概念受到各种研究传统的挑战，这些研究传统揭示了身体的社会构成（例如，Dissanayake, 1993; Lock, 1993b）；认知（例如，Schleifer et al.,

1992; Varela et al., 1995）；情绪（例如，Harré, 1986; Lutz, 1988）；以及个人和自我（例如，Shweder and Bourne, 1982、1985; Taylor, 1989）。历史和人类学研究进一步挑战了这一点，这些研究表明，个人从来都不是一个稳定的研究焦点，在 20 世纪末越来越难以定义为这样的人（例如，Dodds, 1973; Geertz, 1977; Haraway, 1993; Rabinow, 1996; Shore, 1982; Strathern, 1992a, 1992b; White and Kirkpatrick, 1985; Young, 1990）。

3 洛克（Lock, 1993b: 138）。图尔敏（Toulmin, 1990）描述了启蒙论题建立的历史过程。关于研究对象的主体性的定义，见哈利克斯等人（Henriques et al., 1984）。关于与中国研究特定相关的定义，参见冯珠娣和何伟亚（Farquhar and Hevia, 1993）；齐托和巴洛（Zito and Barlow, 1994b）。 328

4 这里的开创性研究是摩尔和劳（Mol and Law, 1994）。另见塞雷斯和拉图尔（Serres and Latour, 1995: 60）。

5 也存在其他途径。这些途径包括一方面通过使用民间疗法和现成的方剂来自学，另一方面是在太医院里接受培训。

6 一个很好的例子是丁甘仁在 1916 年创办了上海中医专门学校，后来改名为上海中医学院。该学院的学生在完成了两年的课堂教学之后，跟着一名医生做徒弟，完成一年的实习（《名医摇篮》编审委员会，1998）。

7 其原因是希望更快地增加中医师的数量，而不仅仅是通过新成立大学来实现。例如，在上海，1957 年至 1960 年间，1447 名医生通过各种学徒课程接受了培训（王翘楚，1998: 83）。

8 王致谱、蔡景峰（1999: 32）提供了所有医生和学生的名单。也参见克罗齐耶（Croizier, 1968: 181-82）；泰勒（Taylor, 2000: 第三章）。从那时起，这一方案一直以各种方式继续。

9 《史记》（公元前 100 年）105: 45，中有医生淳于意（全盛时期在公元前 180 年）的传记，记录了他跟着他的老师公乘阳庆学习的事情。参见席文（Sivin, 1995: 177-82）的翻译。也参见基冈（Keegan, 1988:

222-36)。

10　席文（Sivin, 1995: 200 ）。

11　参见赵元玲（Chao, 1995 ）；吴（Wu, 1998 ）对该论题的讨论。我自己对江苏和上海的晚期帝国和民国医学传统的研究表明，即使对最典型的文人医生来说，个人传播也至关重要。

12　孟子（3a.4, 3b.9, 4a.2 ）第一次以规范顺序列举了这些关系，他也将适当的情感要旨加入这些关系。虽然这些关系是在家庭亲属关系的背景下制定的，但其内容同样适用于家庭以外的关系。参见伊斯曼（Eastman, 1988: 35 ）。

13　参见埃伯哈特（Eberhardt, 1971: 6 ）的名言（引用于 Eastman, 1988: 35），即中国社会基于"没有两个人是平等的"的假设；总是一个比另一个高。

14　史密斯（Smith, 1983: 115 ）。

15　沃森（Watson, 1982 ）；杨（Yang, 1961 ）。

16　关于"面子"和"脸"的概念，参见何（Ho, 1975 ）；胡（Hu, 1944 ）；黄国光（Hwang, 1987 ）。权力距离"是社会成员接受机构和组织中权力分配不均的程度"（Hofstede, 1980: 83, 1983 ）。关于中国文化现代化中的价值观变化，参见《代达罗斯》1991 年春季特刊的稿件。

17　与徒弟谈论他们的老师并不容易，因为以任何评判的方式评论他或透露亲密的知识都可能是对这种关系的背叛。例如，我不可能和荣教授的弟子说很多话。不过，我和他的学生以及另外三位著名北京医生的私人徒弟关系很好。我还与许多中医谈论了他们对徒弟的看法，我与那些不太著名的医生的门徒和在家庭传统中学习的医生，以及被接受为中医门徒的西方人进行了交谈。另见方药中（1983）和刘渡舟（1983）等当代医生的传记，其中包括对旧式学徒制的描述。

18　我对徒弟的了解是基于文献中的记载，以及与 1930 年代和 1940 年代作为徒弟的年长医生的交谈。周凤梧等人（1981-85）收集的传记呈现了许多中国当代最著名医生的自传，其中包含了他们学徒生涯的细节。

19　席文（Sivin, 1995）。

20　王致谱、蔡景峰（1999: 41）。我花了相当长的时间试图查实一个人是如何成为名老中医的，但无法得出一套明确的标准。1978 年，卫生部统计了 85 名老中医，其中 28 名是名老中医（中华人民共和国卫生部中医司，1985: 294），不过后来这个数字增加到了 500 多。虽然这一论题显然值得进一步调查，但似乎除了家世、临床疗效（大量客户提供的，可以被看到）以及作为文章和书籍作者对中医文献档案的贡献之外，政治联系和评价也发挥了作用。

21　有利于赵医生的五个因素是赵医生本人在明确提问时向我指出的。

22　任柯安（Kipnis, 1997）和杨美惠（Yang, 1994）详细讨论了当代中国的**人情**、**感情**及其与"主体化"和"主体性"的关系。

23　然而，他们与大学的其他一些教员分享了这一点。

24　我知道其他一些北京名老中医的孩子在国外传承家世。许多民国时期著名医生的孩子学习西医而不是中医。据我的信息提供者说，至少一些原因是家庭认为西医是未来更好的选择。

25　这似乎是当代变化的普遍现象。在我的田野调查期间，我遇到了三位女医生（来自辽宁、山西和北京），她们继承了家族医学传统。我还遇到了来自中国台湾、日本和马来西亚的女学生，她们是家庭医疗传统的继承人，被家人送到中国大陆学习中医。　330

26　这不应被解读为意味着所有教师只要求与自己有联系。许多老师积极鼓励他们的徒弟到其他地方学习，还有许多著名医生（如叶天士）师从许多不同老师的例子。在做出任何概括之前，需要对这些关系进行更多的考察，特别是考察它们所包含的职业的、家庭的、情感的和经济的纽带的结合。

27　例如，在荣教授的医疗线中，有一个著名的处方，由荣教授的父亲制定，其成分仍然保密。

28　《后汉书》，引自马伯英（1993: 778）。郭玉的传记可见杜志豪（DeWoskin, 1983: 74-76），我遵循了其翻译。

29 关于这些争论的概要，参见马（Ma, 1993: 778-85），何裕民（1987: 15-16），廖育群（1999）。在这些讨论中，"意"的概念不仅被用来表达传授医学知识的手艺方面的困难，而且被作为医学惯习的组成部分，医学惯习是临床成功和医学创新的基础。正如富勒（Fuller, 2000: 139-53）所示，波兰尼（Polanyi, 1958）将科学探究融入隐性的个人知识，这来源于争论的一个完全不同的背景。

30 在作为合法的外围参与的情境学习的背景下，一种学习视角是在维果茨基（Vygotskian）的活动理论的框架内发展起来的，参见雷夫和温格（Lave and Wenger, 1991）和雷夫（Lave, 1993）。这种视角与知识的概念相悖，即知识可以简单地从一个人传递到另一个人，但知识本身不变。像徐大椿（1693—1771）这样的文人医生描述了通过外围参与学医，也即通过学徒制学医，是绝对必要的，正如像外科这样的动手操作的分支学科一样。参见《医学源流论》，1757，6.12: 216-1。

31 参见许小丽（Hsu, 1999: 102-4）。许小丽用了一整本书来考察当代中医中的知识传播，区分了三种不同的背景和传播形式：个人师徒关系中的秘密知识传播；学习作为传统学问的一个方面；以及现代中国大学的本科课程。她的描述和分析比这里介绍的要详细得多，构成了我自己著作的重要背景。从某种意义上说，正是许小丽将这些形式和学习背景做出区分，让我得以关注它们体现在荣教授身上的错综复杂的相互联系。

32 何裕民（1987）；汪松葆（1987）。

331 33 竞争似乎越来越激烈。据我的信息提供者透露，在1999年，只有6名本科生成功地进入北京中医药大学攻读硕士学位。

34 关于中医国家教育的代表性考试种类，见全国高等教育自学考试指导委员会（1986）。

35 宋代的医学考试同样是模式化的，指出了一个重要的历史连续性，这也可能影响到现代考试的构成（Lu and Needham, 2000: 95-113）。我感谢席文（Nathan Sivin）指出了这种联系。祝谌予，北京中医学院第一任院长，在他的传记中强调，背功构成了一种传统而且必不可少的中医学习方法（钱自奋等人，1993: 21）。我询问过的所有资深医生都同意这一观点。

36 通过对文本和民族志来源的详细考察，许小丽（Hsu, 1992）指出了这一过程导致了中医本科生的教学方式的五个重要变化：（1）理论与临床实践的日益分离；（2）明显强调了材料的系统呈现，概念的呈现方式从助记技巧转变为描述和命题，因此事实和矛盾变得明显有问题；（3）在一些关键概念如"血"和"津液"的解释上，反转性地强调物质而不是功能；（4）将源自各种欧洲传统（马克思主义、生物医学、自然科学）的概念与传统知识相融合，以及（5）改变学生获得传统知识的方式（经典文本的摘录取代了对原文的仔细阅读，对话被独白取代）。

37 李经纬、邓铁涛（1995: 1282）。

38 我的信息提供者（北京中医学院 1950 年代和 1960 年代的学生）告诉我，围绕这些骨干教师形成的各种网络关系非常友好，但仍有明显的界限。

39 详见席文（Sivin, 1987）。

40 这些教材由上海科学技术出版社出版，在卫生部的指导下由特定的委员会编写。第八个五年计划（1990—1995）期间编写的最新系列教材包括 38 门专业课程，从基础理论到药理学。

41 方剂是荣教授宣称的理论专长领域。临床上，荣教授自称专攻"内科、儿科和妇科领域的疑难病症治疗"以及"外感热病"（摘自其诊所的个人介绍）。

42 冯珠娣（Farquhar, 1994a, 1996: 246）详细讨论了"灵活"体现在实践上的疗效。王斯福（Feuchtwang, 1992）讨论了台湾寺庙游客对"灵"的类似运用，指的是神的神奇力量以及神、人和其他行动者的具体行动的灵验。动词"变通"表达了同样的一个人适应环境的 332 能力。关于中西方对于"效力"的认知的本质差异，另参见朱利安（Jullien, 1997, 1999）。

43 学生记忆的某种方剂相关的症状的明确证候，如果在患者身上发现，可以提供诊断。这种做法在今天通常被称为辨方。它允许医生同意使用某种方剂，而不必同意构成其基础的病机或方剂的作用。然而，正如冯珠娣（Farquhar, 1994a）、秦伯未（1983a）和秦伯未等人（1961）明确指出的，这种做法不能等同于简单的经验主义，而是必须在更广泛的辨证背景下看待，在辨证背景下，诊断病制和治疗策略的决定是相互促进的。

44 关于中国教育如何帮助学生体现社会认可的美德模式的讨论，请参见肖恩哈斯（Schoenhals, 1993）。

45 在北京，我在临床培训期间观察了一些学生群体，人数从一个到十二个不等。学生很少跟随同一位医生超过两到三个月。

46 例如，1994 年，在北京攻读儿科博士学位是不可能的，因为没有教授有权指导这样的学位。

47 研究秘方在当代和传统中医中的作用和意义远远超出了我目前的研究范围。这里提到它们只是出于两个原因：作为不同学习环境之间的一个交互点的例子，作为旧工具如何适应新环境的例子。关于中医中秘密知识和秘方的传播的更复杂和详细的研究，见李（Li, 1997）；以及许小丽（Hsu, 1999）。

48 我在这里遵循了阎云翔（Yan, 1996: 74）和金耀基（King, 1994: 114）的观点，即"关系"的任何英文翻译都不能理解其在中文中的丰富内涵，因此不应进行翻译。

49 费孝通的《乡土中国》（1992）是其中最有趣、最有影响力的。这一点尤为重要，因为它代表了一种真正的尝试，即提供一种基于本土而非西方社会学范畴的中国社会学。另见王松兴，《汉人的血统》（Wang Songxing, "The Lineage of the Han People"，未发表的手稿），引自金耀基（King, 1994: 115）。雅各布斯（Jacobs, 1979）给出了建立网络最常见的特征：地缘、血缘、同事、同学、结拜兄弟、姓氏和师生关系。金耀基（King, 1994: 115）将基于个人关系的中国家庭伦理与基于群体成员关系的日本家庭伦理进行了比较，从而效仿了费孝通的做法。

50 奥伊（Oi, 1989: 131, 228）；瓦尔德（Walder, 1986: 6-7）。

333

51 任柯安（Kipnis, 1997）；阎云翔（Yan, 1996）；杨美惠（Yang, 1994）。另见内森（Nathan, 1993）的一般性讨论。

52 阎云翔（Yan, 1996: 75, 88）；杨美惠（Yang, 1994: 第三章）。

53 任柯安（Kipnis, 1997: 7）。

54 此列表是根据史宇广（1981）和李云（1988）的传记条目建立的。

55 陈（Chen, 1989: 182）；马伯英等人，1994: 574-76。可以在这些医生的传记中找到政治领导人和著名中医学者医生之间的个人接触和非正式联系的证据。例如，1953 年，岳美中向国务院提交了他与李定明的儿子李振三共同撰写的关于中医药发展的纪念书。据说岳还治疗过许多政治精英，包括毛泽东和周恩来（中国科学技术协会，1999: 132）。施今墨曾多次与高层政治家会面，包括毛泽东和周恩来（同上：54）。周恩来似乎认识了许多著名的中医师。根据其女儿的传记（朱良春，2000: 420），另一位医生章次公，1955 年至 1959 年担任卫生部顾问，治疗过毛泽东、周恩来、朱德、邓小平、贺龙，以及当时政治局的其他高层领导人。何时希（1997）于 1956 至 1966 年在中医研究院工作，他将中医研究院与帝制时代的太医院相比较，后者是为皇室提供医疗服务的。

56 这种决定的主观性质经常导致中医期刊对教科书内容的争论。例如，见顾植山（1982）；陆中岳、洪胜林（1988）。据我的信息提供者说，这种争论发生在关系网络中彼此没有关联的参与者之间，因此交换意见不受制于权力的影响或义务。

57 南京中医学院（1958: 146-47）。

58 邓铁涛（1987: 426-38）。

59 我的案例研究是基于 1984 年至 1995 年间发表在中医期刊上的文章，以及与医生和学生的对话。有关中医史上相关争论的概述，请参见胡玉伦（1986）；陈宝明、赵进喜（1994）。

60《医宗必读》1: 1.11, 1999: 85。赞同这一观点的作者认为，补肝必须通过补肾间接进行。

61 胡玉伦（1986）引用了《素问》1、2、9、58 和 80,《灵枢》8、10
  和 54 以及汉代以后的其他经典著作中的段落。

334 62 张介宾（张景岳文集），引用于陈宝明、赵进喜（1994: 6）。

63 王秦林的"三十法"可见《西溪书层夜话》，重印于黄自立（1988:
  43-45）。

64 参见李晓海（1988）关于叶天士的理论及其对清代医生的影响。

65 席文（Sivin, 1987: 113）。

66 中医病名诊断规范课题（1987）；国家技术监督局（1995: 38-40）。

67 唐在《血证论》1.3 和 7: 76-77 的一段有影响力的文字中讨论了肝气
  的作用。张锡纯在《医学衷中参西录》中讨论了肝气的作用以及在
  很多情况下的肝气虚。这些被韩智荣 、刘金声（1990）以及张英才
  （1993）分析过。

68 胡玉伦（1986: 52）。

69 国家技术监督局（1997b）。

70 第五版（邓铁涛，1984）和第六版（朱文锋，1995）依然保持这种
  状况。

71 陈家旭（1992, 1993, 1994a, 1994b）的著作在这里就是一个典范，我
  与杨教授的一个以前的研究生讨论了这个问题，并证实了我的分析。

72 杨维益（1988: 105）。尽管我试图亲自联系朱文锋教授，并通过他的
  两名学生联系，但我未能成功获得有关官方教科书或委员会内部讨论
  和审议过程中排除这些模式的原因的信息。

73 例如，这并没有在邓铁涛（1987）；张伯臾等人（1988）中讨论。

74 国家技术监督局（1995）。

75 裘沛然、丁光迪（1992: 607）。

76 **补中益气汤**是中医中最重要的补剂之一。它是金代的李杲在《脾胃
  论》中制定的。许济群、王绵之（1995）讨论了**升陷汤**，但是杨医
  亚（1994）并没有讨论。我在蒋熙德（1995）中详细讨论了这个论
  题。

77 比较赵绍琴等人（1982）和孟澍江（1985）。根据其他信息提供者的信息，教科书写作的过程比我的老师说得更复杂、更多变。它也可能随着时间的推移而改变。有人告诉我，今天委员会主任的角色往往是纯粹的礼仪性角色（反映了中医作为国家机构的地位），没有实权或影响力。因此，许多教科书的主编可能在其编写中没有任何作用，而是由年轻的医生和学者在国家行政部门的指导下执行这项任务。

78 马斯欧西亚（Maciocia, 1996）。

79 关于绘画与中医临床实践之间关系的历史案例研究，请参见利斯科姆（Liscomb, 1993）。

335

80 任柯安（Kipnis, 1997）、阎云翔（Yan, 1996）和杨美惠（Yang, 1994）讨论了中国社会中关系学的新重要性及其历史变革。

81 见第七章。

82 例如，我在这里想到的是，吴（Wu, 1993—1994）阐明了从金代到明代早期刘完素及其徒弟们的韵律学研究。搜集中国医生们的（自）传记或许可以得到更多，比如周风梧等人（1981—1985）收集的传记，冯珠娣（Farquhar, 1992b）已经开始了这项工作。

83 齐托（Zito, 1994）。

84 海（Hay, 1983b, 1983c）。

85 “脉”的繁体字“脈”和“派”有着相同的音素。关于汉字的音素及其意义之间的关系，见博尔茨（Boltz, 1994: 95–99）。

86 德·塞尔托（de Certeau, 1988: 117）。

87 冯珠娣（Farquhar, 1994a: 96 n. 39）；海（Hay, 1983a）；齐托（Zito, 1994: 121）。

88 埃姆斯（Ames, 1994）；许小丽（Hsu, 1971）；涂（Tu, 1994）。关于在社会影响的社会心理模型中捕捉这种关系效力的尝试，见拉塔内和沃尔夫（Latané and Wolf, 1981）；以及坦福德和彭罗德（Tanford and Penrod, 1984）。

89 舍恩豪斯（Schoenhals, 1993）对中华人民共和国教育的详细研究证实了这一观点。基于参与者在中国一所中学的观察，舍恩豪斯认为，

在中国这样的面子和耻感文化中，存在着一种权力悖论。尽管制度具
有等级特征，但这还是让下级对上级拥有一定的权力。上级有更多的
脸面，一直在舞台上，必须符合对其期望的标准。根据舍恩豪斯的说
法，这使得每节课都具有表演的特点。

90 埃姆斯（Ames, 1994）。

91 拉图尔（Latour, 1987）。

92 对于拉图尔的行动者网络模型相关的网络隐喻的批判，参见摩尔和劳
（Mol and Law, 1994）；和皮克林（Pickering, 1995: 11，221）。

93 综合的概念（在更大程度上得到了阐述）在德勒兹和瓜塔里
（Deleuze and Guattari, 1983）的著作中占重要地位，这为我自己的思
考提供了很多启发，并从中借用了连接性综合和联系性综合之间的区
别。

94 德·塞尔托（de Certeau, 1988: 201）。

95 塞雷斯和拉图尔（Serres and Latour, 1995: 60）。

第七章　辨证论治

1 我关注的是来自中医界的声音，这充分缩小了我的探索范围，使之切
实可行，并直接扩展了第五章和第六章的讨论。它与西方的中医学术
文献对于辨证的研究有关，特别是冯珠娣（Farquhar, 1994a）和席文
（Sivin, 1987），也与西方中医界的争论（Flaws, 1992; Hammer, 1991）
有关。最后，这一方法符合第一章中概述的本研究的具体目标。我觉
得我选择的代表人物（1995 年做的选择）是充分有理的，因为他们都
来自 1999 年中国科学技术协会出版的传记的 37 位中医学者医师。此
外，他们最近被认为是孟庆云（2000: 81）的辨证模式的主要影响者，
孟庆云是该实践持续发展的重要贡献者。

2 例如，柯雪帆（1987: 31-38）区分了十种不同的辨证类型，还有更多
的子类型。

3 另一个术语，"征"，表示由某种情况引起的表现，存在但在医学话语
中较少使用。

4　例如，邓铁涛（1987: 295）；柯雪帆（1987: 9-24）；欧阳琦（1993: 2-5）；中国中医研究院（1984: 1-7, 1987: 1-17）。

5　对于我观察到的大多数医生来说，"病"的概念，用艾森伯格（Eisenberg, 1977: 11）的话来说，包括"存在状态和社会功能的变得贬值的经验"，而不仅仅是"身体器官和系统的结构和功能的不正常"。此外，"病"的语义范围不仅包括疾病，还包括骨折和受伤等状态。席文（Sivin, 1987）因此将"病"翻译为"disorder"，而冯珠娣（Farquhar, 1994a）将"illness"对应"病"，"disease"对应"疾病"。不过，我还是将"病"翻译成"disease"，这是为了明确这个词现在在专业和公共讨论中与生物医学疾病（disease）概念的密切联系。

6　冯珠娣（Farquhar, 1994a: 58）将"征"翻译成"sign"，以区别于"症"symptom。然而，"症"既包括主观症状，也包括客观体征，因此，我将之翻译为"symptoms and signs"。

7　裴学义、孔祥琦（1981: 102）。关于北京四大名医，参见第五章的注释6。

8　席文（Sivin, 1987: 106-15）；冯珠娣（Farquhar, 1987, 1992a, 1992b, 1994a, 1994b）。

9　冯珠娣（Farquhar, 1994a: 第五章）。

10　何裕民（1987: 160）。在很多其他文献中也可以找到类似陈述，例如，胡欣、葛秀梅（1994: 1）；柯雪帆（1987: 9-24）。

11　张伯臾等人（1988: 22）。

12　典型的例子有方药中（1979: 第三章）；柯雪帆（1987: 9-24）。

13　中国中医研究院（1987: 1）。很多西方评论家也赞同这种观点，比如阿格伦（Ågren, 1986），冯珠娣（Farquhar, 1994a），波尔克特（Porkert, 1983: 1-15），席文（Sivin, 1987: 109-15）。冯珠娣、波尔克特、席文都认为辨证的精通程度和疗效相关。 337

14　陈离（1991）；贾得道（1993: 101）；胡欣、葛秀梅（1994: 6-31）；马伯英（1993: 285）；史兰化（1992: 63）；中医病名诊断规范课题组（1987: 2）。

15 见杨（Yang, 1995）。

16 王旭东（1989: 204）。

17 其他地区中医药的发展证实了这一说法。例如，在台湾，中医的官方考试仍然以《内经》和《难经》等经典文本为基础，并没有将辨证作为核心要素。在 20 世纪 80 年代当代中医药普及之前，欧洲也是如此，例如苏利耶·德莫朗（Soulié de Morant, 1994）就证明了这一点。

18 冯珠娣（Farquhar, 1994a: 171）。也参见文树德（Unschuld, 1985: 258）。

19 即使是从历史唯物主义的目的论角度来看，在当代中医话语中也承认了这一点。例如，胡欣 、葛秀梅（1994: 6-31）将"辨证论治"的发展分为三个阶段：(1)《内经》中基本概念的出现，(2) 一直到清代，其理论的逐步发展，以及 (3) 其当代系统化和对以前不同传统和实践的调和。柯雪帆（1987: 3-8）提供了类似的历史描述。

20 柯雪帆（1987: 2）将《辨证论治》的起源再往前追溯了两步。柯不仅在《内经》中找到了张仲景六经诊断体系的来源，还在马王堆墓出土的手稿中发现了"虚""实"的区别，这些手稿可以追溯到西汉。

21 该书今天被分成了两本书：《伤寒论》和《金匮要略》。李培生、刘渡舟（1987: 4-9）和李克光（1989: 4-10）提供了这些文本中提倡的治疗方法的当代阐释。

22 《伤寒论》1 ;《金匮要略》13、20。

23 《伤寒论》149。

24 《伤寒论》2。

25 《伤寒论》18。

26 《伤寒论》14。

27 比较《伤寒论》96, 103, 104，和 107。

28 例如，《伤寒论》138 将"小结胸病"作为太阳病的一个子证，以"小陷胸汤"治疗，"小陷胸汤"以讨论其他证的相同的方式表示。

338 29 《伤寒论》48。

30《金匮要略》7。

31《金匮要略》9。

32《金匮要略》1。

33 这些都归入"伤寒学派"。参见裘沛然、丁光迪（1992: 19-112）。有关未解决问题的讨论，请参见李培生、刘渡舟（1987）；李克光（1989），这也为历史争论提供了充分的证据。

34 见第二章注释 11 和 12。另一种方法的一个很好的历史例子是五步脏腑辨证，见于陈士铎的《辨证录》（1989〔1687〕），几乎每一家医学书店都能找到的经典文本。

35 一个例子是黄疸病类型下的"湿疸候"。

36 根据中医病名诊断规范课组（1987: 2-3），每种书列出的疾病数量分别为 1061，381 和 714。

37 弗思（Furth, 1999: 65-66）将证候诊断称为北宋的一项发明，在 12 世纪和 13 世纪逐渐传播开来。这里不能详细讨论我更喜欢称之为出现（emergence）而非发明（invention）的原因，但必须谈及以下内容。首先，宋代政府资助《伤寒论》的出版，从而帮助确立了这本书成为药物治疗的基础。第二，在宋代，士绅成为医生变得越来越普遍，逐渐产生了一批新的学者医生，他们将更复杂的推理和审美过程引入医学，但也需要将自己与普通治疗者的做法区分开来（陈元朋，1997; Hymes, 1987; Bodenschatz, 即将出版）。

38 参见汪昂（1957〔1682〕）《医方集解》的前言。其他有影响力的作者/文献强调临床证候的诊断和治疗是医疗实践的核心方面，包括王肯堂的《证治准绳》（1602）、叶天士的《临证指南医案》（1766），以及下面引用的张景岳和徐大椿的著作，这些文献经常被当代文献以及我在与医生和学生的个人讨论时引用。

39 例如，《景岳全书: 传忠录阴阳篇》1991〔1637〕，1.2: 4，引自岳美中（1978: 3）。我非常感谢克里斯蒂·博登夏茨（Christine Bodenschatz）和史 339 蒂夫·克拉维（Steve Clavey）提醒我注意张介宾的重要性。

40《医学源流论》1988〔1757〕，1.19: 173。文树德（Unschuld, 1991:

114-16）翻译。

41 任应秋（1984a: 103-4）。关于传记和书目，参见中国科学技术协会
（1999: 229-43）。

42 关于清代温病学派的出现，参见汉森（Hanson, 1997）。此后，为调
和温病学派和伤寒学派之间的差异，人们做出了大量努力。有关当
代的一些例子，请参见秦伯未（1983c）；和李培生、刘渡舟（1987:
777-81）的论文集。

43 引自陈小野（1997: 499）。这篇文章提供了许多其他的例子，说明了
中医史上疾病和证候之间的变化的区别。

44 林佩琴，《类证治裁》，作者自序（1988［1839］: 11）。

45 同上，《心痛论治》（1988［1839］，6.8: 337-39）。

46 丁光迪（1999）；雷祥麟（1998）；赵洪钧（1989）。

47 张锡纯《医学衷中参西录》3: 1-7。我将第 3 卷中的正式病例史与张
锡纯在其各种论文中使用的更为非正式的案例笔记区分开来，以举例
说明特定方剂和治疗原则的使用。

48 关于民国时期病例史书写的变化，参见安德鲁斯（Andrews, 1996）
第七章。

49 张是"汇通学派"中有影响力的一员，他成功地将西医思想融入了
传统医学。见裘沛然、丁光迪（1992: 708-722）和赵洪钧（1989:
196-206）。与许多所谓的流派一样，这一流派既是由当时的形成它
的医生创建的，也是由后来的评论者创建的。

50 这个词的意思一直模糊不清，在前现代文献中，通常指的是症状，而
非疾病（Sivin, 1987）。

51 张锡纯，《医学衷中参西录》3: 103, 121。

52 张维耀（1994: 352）。最近出版的其他历史记述承认了隐藏在大多
数临床教科书中的当代中医辨证的建构性质。例如，蔡景峰等人
（2000: 287-88）；孟庆云（2000: 1-92）。

340 53 祝谌予（1982），引自张维耀（1994: 352-53）。我不清楚为什么张
以这种方式挑出施今墨，因为他那个时代的许多其他医生都支持类似

的观点。另一方面，在民国时代存在的各种学院中，施今墨的北平医药学校似乎是唯一一个教授**辨证论治**课程的人。参见邓铁涛（1999：204），列出了当时其他主要中医学院教授的课程。施在解放后加入了共产党，成为了卫生部的顾问。他在中医界具有巨大的个人影响力和知识影响力（我曾与之学习的许多医生都使用他的方剂），这体现在他好几次受邀与毛泽东和周恩来会面，以及参加了第二次和第三次中国人民政治协商会议。关于施今墨的传记，参见祝谌予（1985）。毛泽东时代关于症状和辨证的最早讨论之一是朱彦（1954）。

54 这段陈述提到了徐大椿的《医学源流论》（1757［1988］，2.40：185-86）中的著名一章"用药如用兵论"。讨论见马伯英（1993：785-91）。

55 安德鲁斯（Andrews, 1996：266）。关于施今墨在民国时期中医药改革中的作用的简要讨论，请参见丁光迪（1999：84-86）。施倾向于让西医在中医现代化中发挥重要作用。"经验"被西医倡导者们策略性地用来作为"彻底改造"（例如，科学化）中医的词汇，关于相关历史，见雷祥麟（1998）。

56 作为一名来自南方的学者医师，秦伯未补充了体现在我的叙述中的施今墨和祝谌予的北方视角。秦伯未是一位学者、医生和教育家，著有50多本书和许多文章。秦伯未的简要传记，见吴大真、王凤岐（1984）；吴伯平（1985）。另参见何时希（1997：197-207）一个以前学生的个人叙述。丁甘仁是本世纪初中医现代化的领军人物。见何时希（1991：1-4，1997：1-17）和漳笑平（1991：32-40）。

57 秦伯未（1983a：36）。朱彦（1954）已经指出"规律"一词的使用。

58 秦伯未等人（1961）。到了20世纪80年代初，秦的陈述出现在有关这一主题的文献中，例如焦树德（1982：17）——没有引用，这是一个明显的标志，表明它已经成为经典。

59 这一点已由文树德（Unschuld, 1985：252-60）提出。20世纪50年代初建立的中医进修学校在第三章中进行了讨论，这些学校不仅提高了中医师的西医知识水平，而且使他们熟悉毛泽东思想内容。

60 冯珠娣（Farquhar, 1994a: 171, n.33）。20 世纪 30 年代，杨则民首次
341　 提出了中医的基本分析模式实际上与西方哲学阐述的辩证法相兼容，
　　　 如董汉良、陈天详（1981a, 1981b）所示。

61 这里所暗示的原则是在中国共产党的政治指导下发展起来的，该党将
　　　 辩证唯物主义定为中医系统化的指导原则之一，包括辩证（柯雪帆，
　　　 1987: 26）。它们逐渐发展成为关于中医辩证本质的实质性理论（例
　　　 如，陆干甫、谢永新，1986）。一些专门编写的教学工具（如刘汝琛，
　　　 1983）促进了中医辩证法的教学。

62 秦伯未（1983a: 27）。

63 岳美中（1981a: 10）。我将岳美中的观点纳入我的叙述中，因为他实
　　　 际上是自学成才的，体现了中医的另一个视角。众所周知，他是一位
　　　 非常受欢迎的教师和一位有效的医生。作为中医研究院第一位加入共
　　　 产党的成员，他在政治精英中享有相当大的影响力。岳美中治疗了
　　　 许多高级干部和外国政要，包括毛泽东、周恩来和叶剑英。1962 年，
　　　 他帮助印尼总统苏哈托清除了肾结石。他是为数不多的在"文化大革
　　　 命"期间继续活跃的知名医生之一，并于 1972 年开始向卫生部领导
　　　 请愿，允许他为高级学生组织一个班，最终于 1976 年实现。关于其
　　　 传记和书目，参见中国科学技术协会（1999: 130-46）。关于非常个
　　　 人的叙述，见何时希（1997: 176-92）。

64 这句格言在晚清时期已经被张锡春和其他学者医师使用，我在北京的
　　　 老师不止一次地使用这句话，给我留下了深刻印象，在许多中国现代
　　　 学者医师的传记中都可以找到这句格言。学者医师的传记，如方药
　　　 中、秦伯未、任应秋，以及其他许多我没有包括在本书中的人，提供
　　　 了证据，证明我在文中主张的主体性转变并不局限于少数杰出医生。

65 钱自奋等人（1993: 14-15）；祝谌予（1981）。据我的信息提供者透
　　　 露，作为新成立的北京中医学院院长，祝谌予是一位特别擅于融合的
　　　 人物，他努力用政治法令将不同派别和传统结合在一起。这表明了他
　　　 的现代性和辩证法。

66 方药中（1993: 3）。1952 年至 1957 年，随着中西医结合的政治要求，

方药中决定在北京学习西医，当时他已经是重庆的一名老中医。从1957 年起，他在中医研究院工作。他是一位著作颇丰的作者，通过 342 自己的创新思想以及提出难题，为中医药的发展做出了贡献。他比我在叙述中提到的其他大多数学者医生都年轻，他代表了在毛泽东时代的中国走向成熟的一代的观点。关于其传记和可用的书目，参见中国科学技术协会（1999: 359-69）。

67 通过竞争性考试，一些年轻但已经立足的医生被选入北京医学院，参见中国科学技术协会（1999: 361、396）关于方和唐的传记。

68 在 20 世纪早期，和西方科学相比，五行理论已经成为中国传统思想的无用的象征。参见安德鲁斯（Andrews, 1996）；丁光迪（1999: 257-68）；文树德（Unschuld, 1985: 242-60）。

69 方药中（1953），再版于（1993: 1-5）。

70 参加过进修学校的老医生的学生指出了进修学校的影响。在之前引用的几部著作中讨论了民国时期西方对中医的影响。反过来，这些转变是由中国历史学家现在将其归类为"汇通学派"的医生促成的。根据我的观察，我敢说，其中最重要的无疑是张锡纯。见安德鲁斯（Andrews, 1996）；丁光迪（1999）；雷祥麟（1998）；和赵洪钧（1989）。

71 中医中"单方"的使用是罕见的。大多数方子都是 4 到 12 种药物的组合。其思想是，单一药物的作用过于不平衡，而不同的药物组合使用可以相互侧重和调和，就像在烹饪中使用不同的口味来达到整体效果一样。

72 丁光迪（1999: 290-322）；赵洪钧（1989: 213-20）讨论了这段中描述的事件。

73 《辨证与识病》，再版于杨则民（1985: 53-55）。

74 姜春华在 1985 年出版的杨则民文集的前言中，解释了将杨则民从中医公众记忆中删除的原因。不过，他没有说明是谁为杨则民扣上了反动派的帽子。杨则民的平反是在 20 世纪 80 年代由董汉良和陈天祥（1981a, 1981b）的两篇简短期刊文章发起的，董汉良和陈天祥还编辑了其文集。杨则民在民国时期对中医药发展的影响在两个主要的中文文献中得到了承认，即邓铁涛（1999: 398）；赵洪钧（1989: 188-196）。然而，迄今为止，关于辨证的任何主要文献都没有引用他。

343　这一事件以另一种方式展示了国家对中医药发展的强大影响。只有能够准确追踪国家权力对医生个人生活的渗透，才能对这种影响进行详尽的描述。

75　施今墨的建议是在一份名为《中央国医馆学术整理委员会统一中医病名建议书》的文件中提出的。杨则民是国医馆浙江分馆的代表。他的分析作为对这份提议的回复发表，题为《对于中央国医馆统一中医病名建议书》。因此，施今墨和许多其他人肯定知道杨则民的分析。董汉良、陈天祥（1981b）；赵洪钧（1989: 188-196）；中医病名诊断规范课题组（1987: 前言）。

76　祝谌予（1981: 266-71）；另见钱自奋等人（1993）。

77　方药中（1955），再版于（1993b: 16-26）。然而，应该强调的是，祝、方和其他人在这里并不是提倡创造一种全新的医学，而是他们认为有必要通过吸收西医的特定和严格的方面来发展中医。例如，见方药中（1993b: 3-5）。

78　关于蒲辅周的传记，见高辉远（1983）；蒲志孝（1985）；中国科学技术协会（1999: 68-79）。

79　**白虎汤**最初见于伤寒论，但吴鞠通的《温病条辨》（1.2: 29）将其用于暑温。

80　三仁汤，也最初列于吴鞠通的《温病条辨》1.4: 34，表明用于湿温。但该方剂的起源，像白虎汤一样，源自叶天士（1667—1746）。

81　蒲辅周，引自中国科学技术协会（1999: 74）。在这里，我将“症”翻译成“pattern”，因为“变证（transmuted pattern）”在治疗伤寒类疾病中有特定含义。见柯雪帆（1987: 5）承认这一事件在辨证理论形成中的重要性。

82　许多不同的医生在不同的场合向我讲述了蒲辅周的成功故事。然而，蒲辅周的名字经常被省略，这表明了对中医的肯定，而不是对医生个人技能的肯定，就像西方科学知识中省略了名字一样（Latour, 1987）。

83　例如，比较周味辛（1954）与林乾良（1960），人们逐渐意识到，在短短六年的时间里，辨证的这一新地位日益自然而然了。柯雪帆　344（1987: 5）明确承认，为了中医教学，有必要创建一个理论上逻辑清楚的辨证模型。

84　柯雪帆（1987: 9）是将现代意义引入传统文本的一个典型例子，由于其权威地位（编委会由著名医生组成），我反复引用这篇文章。例如，作者认为，"症"这个字在汉代并未使用，医生只用"证"这个字。因此，我们的任务是凭直觉判断某个作者指的是"症"还是"证"（南京中医学院，1958: 130）。中医研究院在卫生部的明确支持下出版了三本书，证明了它现在的正统地位：《中医症状鉴别诊断学》（1984）；《中医证候鉴别诊断学》（1987）；《中医疾病鉴别诊断学》（即将出版）。已出版文献的前言包含对该论题的详细讨论。

85　朱子青（1963）。在这里，我们不妨着重强调一下冯珠娣（Farquhar, 1994a: 70 n.11）的评论，即在现代医学话语中使用"辨证论治"一词，"似乎坚持了一种非常深刻的认识论分歧：存在于西医的结构性、本质主义和表征性偏见与中医的实践性、集体性和相对主义偏见之间"。

86　这段中的分析是基于与 1955 年和 1956 年北京中医学习班的参与者的交谈。另参见柯雪帆（1987: 5）。在附录 1 中详细讨论的重庆市西医离职学习中医研究班（1959），是学习中医的西医们对这一过程做出贡献的一个例子。参见泰勒（Taylor, 2000）的更为详细的讨论。

87　重庆市西医离职学习中医研究班（1959: 1）。

88　蔡景高（1962）。

89　孙世重（1962）；朱良春（1962）。

90　这些有脏腑辨证；经络辨证；卫气营血辨证；六经辨证；三焦辨证；病因辨证；神气、血、津液病理辨证。关于更详细的讨论，参见冯珠娣（Farquhar, 1994a: 第四章）；邓铁涛（1987）。

345　91　邓铁涛（1987: 295）等当代诊断学教科书将"八纲"描述为最重要
　　　　的辨证体系，并将其形成追溯至《内经》和《伤寒论》。实际上，正
　　　　如王怀美等人（1998）所示，从明代晚期以来，不同的作者如张介
　　　　宾、程国彭、徐大椿就强调，阴阳、表里、寒热、虚实这八项原则是
　　　　医疗实践的基本原则。而术语"八纲"直到1947年才由祝味菊创建，
　　　　祝味菊来自四川，在日本学习西医，后来在上海教书和行医。

　　92　南京中医学院（1958: 8-9）。当代中医评论者证实了这一点。例如，
　　　　胡欣、葛秀梅（1994: 86-88）指出，"八纲"具有双重意涵。从第
　　　　一种意义上说，它们"辨证的多种原则的典范"，其他方法和"八
　　　　纲"具有从属关系。然而，从第二种意义上说，"八纲"只不过是一
　　　　种辨别一组具体疾病的方法，即"杂病"。这些疾病被认为是内因
　　　　引起的，而伤寒病或温病则被认为是由于外部病原体侵入机体引起
　　　　的。由于后一类疾病经常表现出季节性特征，或被认为是由非季
　　　　节性气候因素引起的，因此它们有时被共同称为"时病"或"季节性
　　　　疾病"。胡和葛的表述，试图调和看上去根植于《伤寒杂病论》中的
　　　　八纲辨证和辨证实践的现代多样性，清楚地表达了"八纲"在辨证
　　　　论治当代发展的过程中的变化。

　　93　引自中国科学技术协会（1999: 51）。鉴于他的博学，施可能意识
　　　　到在他之前的其他人已经有了这个想法。例如，李中梓（1588—
　　　　1655），在其《医宗必读》1.12（1999［1637］: 85）中将血和气作为
　　　　他的"七种辨治大法"中的两种。这些方法中的每一种都相当于一
　　　　对原则。除了施的十大原则，李提出的四大原则是"阴阳"脏腑和
　　　　"本标"。

　　94　除了已经引用的文章，参见蔡景高（1962）；李连达（1959）；李连
　　　　达、靖雨珍（1963）；朱子青（1963）。从一个不同的角度来看，这
　　　　场讨论可以被解释为中医为维护对其执业的控制权而进行的斗争，以
　　　　回应来自上层的中西医结合的要求，以及来自下层的西医学习中医，
　　　　此举是为了形成更系统的中医从而适应西医的要求。尽管这些斗争
　　　　具有毋庸置疑的历史意义，但详细描述这些斗争超出了当前讨论的

范围。

95 秦伯未等人（1973）。当然，秦伯未是牢固扎根于自身实践的独立中医传统的主要支持者之一。

346

96 一些著名医生主张中医"辨病"的重要性，包括岳美中（2000a），蒲辅周（中国中医研究院，1979），姜春华。另见北京中医研究所（1962）对于孙世重（1962）文章的回复。此类争论的总结，见吕光荣（1980）。金寿山（1978）提供了一个最有说服力的论据，证明了在医疗实践中中医辨病的临床应用和必要性。赵洪钧（1989: 213-19）描述并分析了 20 世纪 30 年代关于中医统一疾病名称的争论，他认为杨则民从长远来看是成功的。对赵来说，这"是学术发展的必然"（1989: 219）。我认为这是基础设施历史性具体结盟的结果。毕竟，在 20 世纪 30 年代，中医领域的主要行动者与 50 年代大致相同。改变的是与之结盟的其他行动者（人的和非人的）和他们所从事的实践领域。这些变化的结盟可以被解读为激发这些行动者的"学术思想发展"，不过这并非不可避免。事实证明，关于辨证论治的话语是在毛泽东时代的中国产生的，而不是在台湾、香港或旧金山，1949 年后，许多民国时期的著名学者都移民到了这些地方。

97 任应秋（1966, 1980）。另参见任应秋（1954）的早期开创性贡献。

98 岳美中、陈可冀（1962）。陈可冀是当代中国最杰出的中医师之一。关于其传记和书目，参见中国科学技术协会（1999: 406-25）。

99 相关的例子有方药中（1979）；任应秋（1984b）；岳美中（1984a, 1984b）。本段所述的讨论主题性地概括了本章一开始所述的施今墨发起的 20 世纪 30 年代的辩论。甚至有些参与者都是一样的。变化的是参与者具有的西医知识和证候诊断的新框架，这些构成了所有参与者都接受的稳定背景。

100 1962 年起，《上海中医杂志》以"临证辨证施治概要"为题发表了一系列概述这些工作的文章。

101 上海中医学院（1964）。

102 北京中医院革命委员会（1971）。这本书据称是 1961 年在医院编辑 347

的第二版，我一直无法查到。感谢内森·席文引导我阅读此书。上海中医学院（1972）。关于从当代中国的角度对此书进行的批判性评价，参见张维耀（1994: 355）。

103 秦伯未（1983a, 1983b）；任应秋（1984b）。

104 第六章引用的赵绍琴等人（1982），作为北京温病教学的非官方教材，是后来保留"辨证论治"的一个例子。当然，各种名称的持久性及其含义的细微差异是中医本质多元性的额外证据。

105 《张仲景在医学上的成就》，再版于朱良春（2000: 9–19）。

106 章次公思想的发展比这里所讨论的要复杂得多。它不仅反映了有关中医的科学地位的问题，而且吸收了多方面的辩论和讨论，这些辩论和讨论结合在一起，这里仅提及一小部分——日本对中医的影响、印度哲学、西医、民族主义、中国医学界长期存在的争议以及大量的临床经验。

107 上海中医学院（1972: 182）。

108 张锡纯，《医学衷中参西录》；中国中医研究院（1979）；祝谌予（1982）。现代医生所提供的明确论述本身就是对病例史体裁的现代重新表述，这些病例史体裁以前依赖于隐性暗示和隐性知识，正如安德鲁斯（Andrews, 1996 第七章）和邵京（1998）所论述的。

109 沈自尹（1973）。

110 关于传记，参见史宇广（1991: 17）。

111 岳美中（1981b: 7）。从历史上看，这一讨论可能与过去二十年中关于证候与疾病关系的讨论相关，并被解释为一个重要的中医群体为了维护其传统的独立性而做的努力，避免西医的过度侵犯和重新定义。我拒绝给岳美中为代表的这些医生贴上"传统"或"保守"的标签，因为他们从未对中医药的发展和变革闭口不谈。然而，他们确实坚持认为，中医应该吸收西医，而不是被西医完全改造。

112 这场争论的其他稿件，见于《山东医学》（1980.6）和《上海中医药杂志》（1981.12），作者有张奇文，朱鸿铭，消骏，高迪旭，王志成。

113 本段引文摘自岳美中（2000b）。这篇文章并不是作为辨型争论的　348
稿件而写的，而是帮助我们理解了为什么岳美中将辨型看成对"死
的处方"的使用，我认为岳使用"死的处方"这个词并不是偶然
的。在毛泽东思想的话语中，"锻炼"指的是通过运动和训练来强
健身心。它唤起了坚持和艰苦的努力。此外，毛泽东（1968）明确
将变革和持续变化定义为生命的特征，这些特征只能通过辨证方法
来把握，必须通过同样灵活和不断变化的实践来应对。任何熟悉中
医史的人都会在这一类比中找到多层参照：从中国生理学的气化到
对治疗当代疾病的老方子的排斥，这是自金元以来中医话语反复讨
论的论题（丁光迪，1999）。因此，岳对辨型的批评可以被解读为
现代化者的失败，他们不仅没有坚持中医的基本原则，也没有坚持
毛泽东思想的辩证法。因此，在许多方面，从辨证到辨型的转变代
表着中医在"古为新用，洋为中用"（引自北京中医院革命委员会，
1971: 2）的口号下从毛泽东思想现代化到坚持将其融入全球市场
和技术科学网络的转变。

114 典范性的教科书有李安民、尤玉荣（1993）；王祖德等人（1992）。
姜春华的书目可见董建华（1990, 2: 90），中国科学技术协会
（1999: 183-96），周风梧等人（1981, 1: 45-61）。

115 沈自尹认为，他的研究开创了中医中理解和治疗肾脏疾病的全新
视野。例如，参见沈自尹、王文健（1988）。思想更为保守的医生
认为，沈在提升自己方面做了很多工作，但对中医的益处却微乎
其微。关于沈自尹研究的概述，参见马伯英（1994: 584-86, 595-
96）。

116 梁茂新等人（1998）是一个特别有价值的例子。另参见蔡景峰
（2000: 287-89）；孟庆云（2000: 72-92）的概述。

117 这一陈述是基于对1984年以来发表在中医期刊上的关于辨证论治
的文章的广泛综述。关于这些争论的性质，参见方药中（1993a）；
王玉玺（1985）；南征（1986）。胡欣（1994）；柯雪帆（1987）是

20 世纪 90 年代国家支持的辨证论治话语的系统化正统学说的典型模板。

349 118 一个典型的例子是《中医系统论》，作者是祝世讷、孙桂莲，出版于 1990 年，是"当代中医丛书"中的一本。这一系列书籍的编者是董建华，北京最负盛名和最受尊重的中医师之一，也是共产党员。这一系列的书籍从各种现代科学角度分析了中医和辨证（目前两者几乎可以互换）。系统论、控制论和信息学是反复出现的论题。

119 关于相关研究及其相关问题的有用概述，参见杨维益（1997）；孟庆云（2000: 125-43）。

120 在辨证领域最具典范性的辞典是中国中医研究院编写的（1984 和 1987）。

121 中医病名诊断规范课题组（1987）。

122 国家技术监督局（1994, 1995, 1997a, 1997b, 1997c）。另参见新华社，1994 年 10 月 11 日。

123 国家技术监督局（1995: 72）。

124 岳美中（1981b: 13）。

125 从很多稿件到崔月犁（1997，前卫生部长）最近发表的一系列文章中，我们能够搜集到在很多资深中医师中的一种情绪，即并非所有人都对自己的医学发展方向感到满意。

126 正如雷祥麟（1998, 1999）所示，关于中医经验作用的论述由来已久。它通过日本和汉方药进入 20 世纪的中国，并在 20 世纪早期被用作使中医合法化的工具，而脱离传统医学文献的理论。尽管现代用法取决于早期的论述，但在其所涉及的内容和所寻求实现的目标方面，它也有着显著的不同。

127 我只举一个例子来说明这个过程的不同影响。1976 年，岳美中在北京组织了第一届全国中医研究班。这将来自中国各地的名老中医聚集在一起，他们与自 20 世纪 60 年代初毕业的年轻医生分享了自己的个人经验。尽管参加者非常重视经验，但岳的第一次课也是最后一次课。根据几位信息提供者的说法，到了 20 世纪 70 年代末，已经不可能将几位知名人士聚集在一起进行另一个这样的项目。

128　吕炳奎从医 60 年文集编辑委员会（1993: 13-14, 141）。

129　刘越（1998a, 1999）。

130　许小丽（Hsu，即将出版，第 5 部分）探讨了中医病历体裁的发展和变革。安德鲁斯（Andrews, 1996: 第七章）表明，为了使中医 350 "现代化"，一位医生的病历被另一位医生改写和重述是民国时期已经采用的策略。

131　刘越（1998b, 1998c）。刘引用了几条支持性证据，例如中成药可以分为治疗"证"的和治疗"病"的。

132　刘越（1999）。附录 2 详细比较了张锡纯本人对一个病例的陈述和刘越的重述。有趣的是，冯珠娣（Farquhar, 1994a）反复地使用图表来呈现辨证过程的时间线。

133　一个典型的例子是甘麦大枣汤的使用。这是《金匮要略》中的名方，被用来治疗"脏躁"的证候，该证候被认为主要见于女性。该方剂适用于精神恍惚，常悲伤欲哭，不能自主。到目前为止，对于该方剂实际治疗的是何种病机或方剂的运作原理，评论者们几乎没有达成一致意见。一本当代教师教材简洁地指出，"在整个中医史上，医生对脏躁的病位存在相当大的分歧"，"关于方剂的主要药物问题，并非所有历史上的方剂论述都是一致的。"参见许济群、王绵之（1995: 314-16）。尽管理论上存在分歧，医生在实践中诊断脏躁几乎没有问题。这正是因为是方剂及其记忆的适应症定义了证候并导致诊断，而不是证候（定义为病机）导致了方剂。

134　例如，柯雪帆（1987: 31-39）列出了辨证的十种不同方法，包括辨型和凭借方剂。陈可冀、史载祥（1999）是辨证和辨型的现代混合的一个典型例子，在"中医辨证分型"的标题下讨论了各种情况的疗法。

135　例如，参见中国中医药学会（1997a）中李致重的文章。

第八章　创建知识

1 "经络"是比西方广为人知的"经线（meridians）"更精确的术语。

2 参见张锡纯，《医学衷中参西录》1: 306-37，关于中医治疗中风的概
述，以及西医对于治疗方法的早期影响。波尔克特（Porkert, 1978:
162-63）描述并分析了在经典解剖学和生理学中大脑的地位。

3 根据拉图尔（Latour1987: 68）的说法，一种记录设备，是"在科学
文本中提供任何形式的视觉展示的任何设施"。实验室生活的民族志
学者，如克诺尔·塞蒂娜（Knorr Cetina, 1981）、拉图尔和伍尔加
（Latour and Woolgar, 1986: 64）和特拉韦（Traweek, 1988: 72），提供
了充分的证据，证明了技术设备在制造技术科学的人造现实中所起的
建设性作用。

4 泰勒（Taylor, 2000）令人信服地证明，自 20 世纪 50 年代以来，中医
的发展，包括将"传统中医（traditional Chinese medicine）"一词作
为原初的"中医"的官方英语翻译，受到了向外界展示中国独特风景
的愿望的影响。尽管半个世纪以来，这种愿望一直保持不变，但它的
具体综合却在不断变化。

5 中国大学为学生提供住宿，但不为他们的家人提供住宿。缺乏负担得
起的住处和毕业后在北京找工作的不确定性是林医生在研究生学习期
间没有举家搬到北京的主要原因。毕业后，他成功地在北京一家医院
获得了一份工作，从而获得了户口。他的家人现在住在北京。

6 杜如竹（1994）。

7 然而，林医生是在他的论文中讨论了"中风"疾病分类的多词义历史。

8 高素荣（1993: 265-80）。

9 爱德华兹和布希耶（Edwards and Bouchier, 1991: 821-22）。

10 详细比较林医生的工作与他的传统祖先的工作，会对研究当代中国综
合的出现有启发。孙思邈对"风懿"和"风痱"（1993: 132-36）的
各种表现的论述——仅给出一个例子——虽然没有表现出林医生项目
的定义的严谨性，但是对不同证候的描述要详细得多。例如，比较一

351

下"秦艽散"证的生动描述——这是孙思邈的简短描述之一——和林医生在表 5 和图 37 中的分析："秦艽散是一种用于治疗偏瘫、言语错乱、(间歇)交替兴奋和悲伤、背部弯曲僵硬和皮肤风痒的方剂。"

11 传统文献，如《医学心悟》——被林医生向我提及作为他的主要灵感来源之一，这本书又从更早的文献如上文引用的《素问》《灵枢》中的章节中获得灵感。《医学心悟》从邪气入侵身体具体部位（如经络和脏腑系统）的角度讨论了这些疾病的本质和疗法。

12 这些证候都涉及肝脏功能系统，因为中医的"风"就涉及肝脏。　　　352

13 虽然这一点不能在这里讨论（因为篇幅不够，也因为我不想冒犯信息提供者的信心），但像林医生这样我非常熟悉的医生，以及我与之详细讨论过这些问题的医生，在中医变革的过程中，他们个人也都发生了变化。

14 拉图尔（Latour, 1993）完成了详述其他启蒙批判的缺点的关键工作。

15 我的模型的一个特别优点是，它可以与探索情境学习的大研究传统联系起来：例如，雷夫（Lave, 1993）、雷夫和温格（Lave and Wenger, 1991）。俄罗斯心理学家维果茨基（Vygotsky）的工作，以及俄罗斯和西方学者将其发展为"活动理论（activity theory）"和"中介行动（mediated action）"理论，尤其值得注意，并极大地影响了我自己的思考。维果茨基作品的介绍性文集可见科组林（Kozulin, 1990）；范德维尔和埃尔西纳（van der Veer and Elsiner, 1994）。维果茨基心理学在西方最杰出和最有影响力的代表人物是沃茨（Wertsch）。关于其介绍，参见沃茨（Wertsch, 1985, 1991）；沃茨等人（Wertsch et al., 1995）。沃茨将工具中介行为作为分析的主要单元，这是根据维果茨基的合作者、活动导向的哈尔科夫学派（activity-oriented Kharkov school）成员彼得·津琴科（Peter Zinchenko）的儿子弗拉基米尔·津琴科（Vladimir Zinchenko）的工作。科组林（Kozulin, 1986）提供了活动理论的简要知识史。另见贝克赫斯（Bakehurst, 1990: 208）；和沃茨（Wertsch, 1985: 196-98, 205-8）。

16 参见拉图尔（Latour, 1987, 1988）关于"力量的试验（trials of

strength）"的内容，即建立网络的试验；以及布朗和李（Brown and Lee, 1994）对模型的尼采特性（Nietzschean character）的研究。再次参见皮克林（Pickering, 1995: 209-12），它将一个类似的论点延伸到了现在不断分裂到未来的视角中。

17　本杰明（Benjamin, 1982: 83），翻译来自巴克-莫尔斯（Buck-Morss, 1991 : 8）。

18　纳德（Nader, 1996 : 11）。

19　参见克莱曼（Kleinman, 1995: 31）关于医学人类学的视角；和瓦鲁西（Valussi, 1997）从医疗实践的角度进行的考察。

第九章　中医的未来

1　我的模型显然建立了一个概述，而不是一个全面发展的社会实践理论。诸如实践领域之间边界的形成和控制过程、不同层次的分析以及生产和再生产的相互渗透过程仍然是粗略的。其他方面，例如不同类型的综合之间的区别，几乎没有被提及。这些都是需要填补的重要空白。阐述社会理论从来不是我的首要目标，而是在撰写多元民族志的过程中出现的，除了这一点之外，我没有理由为这些缺点辩解。

353　2　我在文中提到的文章的标题是:《我看"河图洛书"》,《灵枢: 经脉部分原文考订》,《孔光一教授学术思想和临床经验简介》,《和肝助脾饮对"脾虚" CCl4 损伤大鼠体重和胃肠黏膜变化的影响》,《中医药治疗子宫颈溃烂 190 案》。

3　泰勒（Talor, 2000: 55）清楚地表明，中国共产党关于中医药的政策是在对党的领导人，特别是毛泽东的思想进行解释的过程中产生的，通过一个"政策翻译者和执行者"的中间层。

4　任继学（1997: 9）。许小丽（Hsu, 1999）论述了"心悟"以至"恰恰懂得（just know）"和建立在后启蒙世界基础上的阐释性认知之间的区别。

5　最初的《广瘟热论》的作者是戴天章，始于 1722 年。陆九芝将之编辑，并于 1866 年以《广温热论》的书名出版。最终，何廉臣将之再编辑，并于 1909 年以《重订广温热论》的书名出版。见 1960 年版本的编者前言。

6 所有引文都出自任继学（1997: 116-17）。

7 符有丰（1999）。《内外伤辨惑论》1.1（1993〔1247〕: 15-20）讨论了**补中益气汤**。

8 例如，我在北京中医药大学学习温病期间，通过我的老师和他的老师们的治疗急症病例的生动往事，我被指导认识到正确辨证的重要性和有效性。我的老师还指出，在他看来，许多年轻医生缺乏做出正确辨证的经验。请注意，他并不责怪缺乏知识，而是缺乏实践。

9 事实上，它只是代表了这种创新的某些主导模式。其他类型的创新更接近于传统的知识扩展模型。一个很好的例子是陆拯（1997）治疗毒症的创新体系，这一体系是模仿叶天士的温病治疗体系的，但成功地开辟了全新的领域。

10 我在这里使用"全球"，既在一般意义上使用，指的是整个世界，也
在人类学或社会科学意义上使用，指的是与当地形式的自然-文化相对立的自然-文化实例。 354

11 斯科特（Scott, 1999）。

12 这些集中在比如"势"或"意"之类的概念上。参见朱利安（Jullien, 1995, 1999）；廖育群（1999）；匡萃璋（1997）。

13 该引文来自马里兰州贝塞斯达国家卫生研究所所长、医学博士斯蒂芬·E. 斯特劳斯（Stephen E.Straus），他是最直接参与替代医疗的生物医学医生的代表。参见戈德史密斯（Goldsmith, 1999: 2287）。人们不妨评论一下作者巧妙的修辞，这种修辞成功地描述了一种标准化和常规化的医疗实践，这种实践已经变得如此同质化，以至于它不再知道作为"治疗艺术"的替代医疗。

附录

1 南京中医学院编，《中医学概论》，北京：人民卫生出版社，1958。

2 重庆市西医离职学习中医研究班，《中医辨证术语的深讨》，重庆：重庆人民出版社，1959。

3　秦伯未等人，《十四纲要辨证》,《中医杂志》1（1961）: 5-9，2: 38-46，3: 35-41。

4　方药中，《辨证论治研究七讲》，北京：人民卫生出版社，1979: 101-76。

5　北京中医学院（1990）。

6　将委员会转移到南京的原因很复杂。学校的制度结构看上去发展得很好。这所学校成立于20世纪50年代初，由吕炳奎领导，他当时是卫生部中医药局的负责人。此外，南京中医学院被公认为当时全国领先的中医学院。

7　例如，参见吕炳奎的评论，其全面负责《概论》的编写，第七章有引用。

8　这些包括丁光迪、任应秋、许济群、王绵之、颜正华。

9　参见印会河（1999: 前言）。

10　重庆市西医离职学习中医研究班（1959: 1）。

355　11　这里有外部、内部和各种各样的原因。外因一般指气候因素；内因一般指情绪；各种各样的原因包括创伤和不适当的生活方式。这三重辨因的中心古典主义是陈言（约1174年）的"三因极一病源论粹"，被《概论》引用作为一个例子。

12　这些被冯珠娣（Farquhar, 1994a: 86）翻译为"病因（illness factors）"。

13　张维耀（1994: 352）认为，《概论》的模型并不足够详尽。

14　参见席文（Sivin, 1987: 112），他发现当代中医将脏腑表现作为决定证候的重点，从而对传统实践进行了简化。

15　许小丽（Hsu, 1999: 198-206）；席文（Sivin, 1987: 208-12）。

前现代中医文献

这一部分的文献是根据书名而非作者标识的。只包括具体参考的文献（即不包括仅从二手来源引用的）。所使用的现代版本在书名、作者和日期后面列出。对原文的引用按卷、章和／或节（视情况而定）（即 2.1 可指卷 2 第一章，或第二章第 1 节）。参考页码是根据现代版本。

Bianzheng lu 辨证录 (*A Record of Differentiating Patterns*). Attributed to Chen Shiduo 陈士铎. 1687. Edition used is Wang Yongqian 王永谦 et al., eds. 1989. Beijing: Renmin weisheng chubanshe.

Ding Ganren yi'an 丁甘仁医案 (*Ding Ganren's Case Records*). Edited by Ding Jiwan 丁济万. 1927. Edition used is 1960. Shanghai: Shanghai kexue chubanshe.

Feng Zhaozhang miannang milu zazheng daxiao hecan 冯兆张绵囊秘录杂证大小合参 (*Feng Zhaozhang's Secret Records of the Cotton Bag: Complete Consultation of Major and Minor Miscellaneous Patterns*). Feng Zhaozhang. 1702. Edition used is Tian Sisheng 田思胜, ed., *Feng Zhaozhang yixue quanshu* 冯兆张医学全书 (*The Complete Medical Works of Feng Zhaozhang*). Beijing: Zhongguo zhongyiyao chubanshe.

Huangdi neijing 黄帝内经 (*The Inner Classic of the Yellow Lord*). Anonymous [probably Warring States and Han]. Editions used are Ren Yingqiu, ed. 1986. *Huangdi neijing zhangju suoyin* 黄帝内经章句索引 (*A Concordance of The Inner Classic of the Yellow Lord*). Beijing: Renmin weisheng chubanshe. Guo Aichun 郭霭春, ed. 1989. *Huangdi neijing lingshu jiaozhu yuyi* 黄帝内经灵枢校注语译 (*The Inner Classic of the Yellow Lord Spiritual Pivot with Annotations and Translation into Modern Chinese*). Tianjin: Tianjin kexue jishu chubanshe. Guo Aichun 郭霭春, ed. 1992. *Huangdi neijing suwen jiaozhu* 黄帝内经素问校注 (*The Inner Classic of the Yellow Lord Simple Questions with Annotations*). Beijing: Renmin weisheng chubanshe.

Jingyue quanshu 景岳全书 (*Collected Treatises of [Zhang] Jingyue*). Zhang Jiebin 张介宾. 1624. Edition used by Xiao Lixun 逍立勋, ed. 1991. Beijing: Renmin weisheng chubanshe.

Leizheng zhicai 类证治裁 (*Tailored Treatments According to Patterns*) Beijing: Renmin weisheng chubanshe. Lin Peiqin 林佩琴. 1851. Edition used is Liu Jinwen 刘荩文, ed. 1988. Beijing: Renmin weisheng chubanshe.

Linzheng zhinan yi'an 临证指南医案 (*A Case Record Compass of Clinical Patterns*). Ye Tianshi 叶天士, compiled and edited by Hua Xiuyun 华岫云. 1766. Edition used is Gao Huiyun 高慧筠 et al., eds. 1995. Beijing: Huaxia chubanshe.

Lenglu yihua 冷庐医话 (*Medical Stories from Cold Cottage*). Lu Yitian 陆以恬. Foreword 1857. Edition used is Zhu Weichang 朱伟常, ed. 1993. *Lenglu yihua kaozheng* 冷庐医话考注 (*Annotated Medical Stories from Cold Cottage*). Shanghai: Shanghai zhongyi xucyuan.

Maijing 脉经 (*Pulse Classic*). Wang Shuhe 王叔和. ca. A.D. 280. Edition used is Chen Yannan 沈炎南, ed. 1993. *Maijing yuyi* 脉经语译 (*The Pulse Classic with Translation into Modern Chinese*). Beijing: Renmin weisheng chubanshe.

Nanjing 难经 (*Classic of Difficult Issues*). Attributed to Qin Yue 秦越. Warring States. Edition used is *Nanjing benyi* 难经本义 (*Original Meaning of the Classic of Difficult Issues*). Hua Shou 滑寿. 1361. Chen Hong 陈虹 and Ni Qinyi 倪秦一, eds. 1994. Chongqing: Xinan shiyuan daxue chubanshe.

Neiwaishang bianhuo lun 内外伤辨惑论 (*Clarifying Doubts about Inquiries from Internal and External Causes*). Li Gao 李杲. 1247. Edition used is Ding Guangdi 丁光迪 and Wang Kui 王魁, eds. 1993. *Dongyuan yiji*. 东垣医集 (*The Collected Medical Works of [Li] Dongyuan*). Beijing: Renmin weisheng chubanshe.

Qianjin yaofang 千金要方 (*Important Formulas Worth a Thousand*). Sun Simiao 孙思藐. 650–659. Edition used is Liu Gengsheng 刘更生 and Zhang Ruixian 张瑞贤, eds. 1993. Beijing: Huaxia chubanshe.

Shanghan zabing lun 伤寒杂病论 (*Discussion of Cold Damage and Various Disorders*). Zhang Zhongjing 张仲景. Eastern Han. Contemporary versions are usually based on the edition of Wang Shuhe 王叔和. Song, 1065. Editions used are Li Peisheng 李培生 and Liu Duzhou 刘渡舟, eds. 1987. *Shanghan lun* 伤寒论 (*Discussion of Cold Damage*). Beijing: Renmin weisheng chubanshe. Li Keguang 李克光, ed. 1989. *Jingui yaolue* 金匮要略 (*Essentials of the Golden Casket*). Beijing: Renmin weisheng chubanshe.

Taiping huimin hejiju fang 太平惠民和剂局方 (*Prescriptions of the Public Pharmacy of the Era of Great Peace and of the Bureau of Medicines*). 1078. Edition used is Liu Jingyuan 刘景源, ed. 1985. Beijing: Renmin weisheng chubanshe.

Waitai biyao 外台秘要 (*Arcane Essentials from the Imperial Library*). Wang Tao 王焘. 752. Edition used is Gao Wenzhu 高文铸, ed. *Waitai biyao fang* 外台秘要方 (*Arcane Essentials from the Imperial Library Formulary*). 1993. Beijing: Huaxia chubanshe.

Wanbing huichun 万病回春 (*Restoration of Health from the Myriad Diseases*). Gong Tingxian 龚廷贤. 1588. Edition used is Li Shihua 李世华 and Wang Yuxue 王育学, eds. *Gong Tingxian yixue quanshu* 龚廷贤医学全书 (*The Collected Medical Works of Gong Tingxian*). 1999. Beijing: Zhongguo zhongyiyao chubanshe.

Wenbing tiaobian 温病条辨 (*Systematic Differentiation of Warm [Pathogen] Disorders*).

Wu Jutong 吴鞠通. 1798. Edition used is Li Liukun 李刘坤, ed. *Wu Jutong yixue quanshu* 吴鞠通医学全书 (*The Collected Medical Works of Wu Jutong*). 1999. Beijing: Zhongguo zhongyiyao chubanshe.

Xuezheng lun 血证论 (*Discussion of Blood Patterns*). Tang Rongchuan 唐容川. 1884. Edition used is Wang Mimi 王咪咪 and Li Lin 李林, eds. *Tang Rongchuan yixue quanshu* 唐容川医学全书 (*The Collected Medical Works of Tang Rongchuan*). 1999. Beijing: Zhongguo zhongyiyao chubanshe.

Yifang jijie 医方集解 (*Medical Formulas Collected and Analyzed*). Wang Ang 汪昂. 1682. Edition used is 1957. Shanghai: Shanghai weisheng chubanshe.

Yilin gaicuo 医林改错 (*Correction of Errors among Physicians*). Wang Qingren 王清任. 1830. Edition used is Shanxisheng zhongyi yanjiuyuan 陕西省中医研究院, eds. 1976. *Yilin gaicuo pingzhu* 医林改错评注 (*Correction of Errors among Physicians with Notes and Annotations*). Beijing: Renmin weisheng chubanshe.

Yimen falü 医门法律 (*Laws for Physicians*). Yu Chang 喻昌. 1658. Siku yixue congshu 四库医学丛书. Reprinted 1991. Shanghai: Shanghai guji chubanshe.

Yizong bidu 医宗必读 (*Essential Readings from the Medical Ancestors*). Li Zhongzi 李中梓. 1637. Edition used is Bao Laifa 包来发, ed. *Li Zhongzi yixue quanshu* 李中梓医学全书 (*The Collected Medical Works of Li Zhongzi*). 1999. Beijing: Zhongguo zhongyiyao chubanshe.

Yixue xinwu 医学心悟 (*The Awakening of the Mind in Medical Studies*). Cheng Guopeng 程国彭. 1732. Reprinted 1991. Zhongguo yixue dacheng 中国医学大成 (*Great Compendium of Chinese Medicine*), vol. 46. Shanghai: Shanghai kexue jishu chubanshe.

Yixue yuanliu lun 医学源流论 (*Discussions on the Origin and Development of Medicine*). Xu Dachun 徐大椿. 1757. Edition used is *Xu Dachun yishu quanji* 徐大椿医书全集 (*Complete Collected Medical Books of Xu Dachun*). 1988. Beijing: Renmin weisheng chubanshe.

Yixue zhongzhong canxi lu 医学衷中参西录 (*Records of the Assimilation of the Western to Chinese in Medicine*). 1900–34. Zhang Xichun 张锡纯. Edition used is Wang Yunkai 王云凯, Yang Yiya 杨医亚, and Li Binzhi 李彬之, eds. 1991. Shijiazhuang: Hebei kexue jishu chubanshe.

Zhengzhi zhunsheng 证治准绳 (*Indispensable Tools for Pattern Treatment*). Wang Kentung 王肯堂 1602–8. Edition used is Ni Hexian 倪和宪, ed. 1991. Beijing: Renmin weisheng chubanshe.

Zhongding guang wen re lun 重订广温热论 (*Newly Revised Expanded Discussion of Warm [Pathogen] Heat [Disorders]*). He Lianchen 何廉臣. 1909. Reprinted 1960. Beijing: Renmin weisheng chubanshe.

Zhongxi huitong yijing jingyi 中西汇通医经经义 (*The Essential Meaning of the Medical Classics from the Perspective of the Convergence of Chinese and Western Medicine*). Tang Rongchuan 唐容川. 1892. Edition used is Wang Mimi 王咪咪 and Li Lin 李林, eds. *Tang Rongchuan yixue quanshu* 唐容川医学全书 (*The Collected Medical Works of Tang Rongchuan*). 1999. Beijing: Zhongguo zhongyiyao chubanshe.

Zhubing yuan hou lun 诸病源候论 (*On the Origins and Symptoms of All Disorders*). Chao Yuanfang 巢元方. Completed 610. Edition used is Ding Guangdi 丁光迪 ed. 1992. *Zhubing yuan hou lun jiaozhu* 诸病源候论校注 (*On the Origins and Symptoms of All Disorders. Corrected and Annotated Edition*). Beijing: Renmin weisheng chubanshe.

现代中文和西方文献

Abu-Lughod, Lila. 1990. "The Romance of Resistance—Tracing Transformations of Power through Bedouin Women." *American Ethnologist* 17: 41–55.

Ågren, Hans. 1974. "Patterns of Tradition and Modernization in Contemporary Chinese Medicine." In *Medicine in Chinese Cultures: Comparative Studies in Chinese and Other Cultures*, edited by Arthur Kleinman, Peter Kunstadter, E. Russell Alexander, and James L. Gale, 37–59. Washington: U.S. Dept. of Health, Education, and Welfare Public Health Service.

———. 1986. "Chinese Traditional Medicine: Temporal Order and Synchronous Events." In *Time, Science, and Society in China and the West*, edited by J. T. Fraser, N. Lawrence, and F. C. Haber, 211–18. Amherst: University of Massachusetts Press.

Ahmed, Akbar S., and Chris N. Shore, eds. 1995. *The Future of Anthropology: Its Relevance to the Contemporary World*. London: Athlone Press.

Ames, Roger T. 1984. "The Meaning of Body in Classical Chinese Thought." *International Philosophical Quarterly* 24, no. 1: 39–54.

———. 1994. "The Focus-Field Self in Classical Confucianism." In *Self as Person in Asian Theory and Practice*, edited by Roger T. Ames, Wimal Dissanayake, and Thomas P. Kasulis, 187–212. Albany: SUNY Press.

Amsterdamska, O. 1990. "Surely You Are Joking Monsieur Latour!" *Science, Technology, and Human Values* 15: 495–504.

Andrews, Bridie J. 1996. "The Making of Modern Chinese Medicine, 1895-1937." Ph.D. diss., University of Cambridge.

———. 1997a. "TB and the Assimilation of Germ Theory in China, 1895-1937." *Journal of the History of Medicine and Allied Sciences* 52, no. 1: 114–57.

———. 1997b. "Another Kind of Miracle: Medical Achievements of Pre-revolutionary China." *Times Literary Supplement*, no. 4925: 26–27.

Anonymous. 1992. *Beijing ge yiyuan zhuanjia zhuanke menzhen zhinan* 北京各医院专家专门诊指南 (*A Guide to Specialists and Specialist Outpatient Departments in Beijing*). Beijing: Neibu ziliao 内部资料.

Appadurai, Arjun. 1986. "Theory in Anthropology: Center and Periphery." *Comparative Studies in Society and History* 28: 356–61.

362 ——. 1990. "Disjuncture and Difference in the Global Cultural Economy." *Public Culture* 2: 1–24.

——. 1995. "The Production of Locality." In *Counterworks: Managing the Diversity of Knowledge*, edited by Richard Fardon, 204–25. London: Routledge.

Archer, Margaret S. 1996. *Culture and Agency: The Place of Culture in Social Theory*. Rev. ed. Cambridge: Cambridge University Press.

Asad, Talal. 1973. *Anthropology and the Colonial Encounter*. London: Ithaca.

——. 2000. "Agency and Pain: An Exploration." *Culture and Religion* 1, no. 1. <http://www.stir.ac.uk/Departments/Arts/ReligiousStudies/C&R/cr/asad.html>.

Baer, Hans A., Merrill Singer, and Ida Susser. 1997. *Medical Anthropology and the World System: A Critical Perspective*. Westport: Bergin and Garvey.

Baer, Hans A., Cindy Jen, Lucia M. Tanassi, Christopher Tsia, and Helen Wahbeh. 1998. "The Drive for Professionalization in Acupuncture: A Preliminary View from the San Francisco Bay Area." *Social Science and Medicine* 46, nos. 4–5: 533–37.

Bailey, Paul J. 1990. *Reform the People: Changing Attitudes towards Popular Education in Early Twentieth-Century China*. Edinburgh: Edinburgh University Press.

Bakehurst, David. 1990. "Social Memory in Soviet Thought." In *Collective Remembering*, edited by D. Middleton and D. Edwards, 203–26. London: Sage.

Barnes, Linda L. 1998. "The Psychologizing of Chinese Healing Practices in the United States." *Culture, Medicine and Psychiatry* 22: 413–43.

Baum, John Alan. 1979. *Montesquieu and Social Theory*. Oxford: Pergamon.

Baum, Richard. 1982. "Science and Culture in Contemporary China." *Asian Survey*, December, 1170.

Beijing zhongyi xueyuan 北京中医学院 (Beijing College of Chinese Medicine). 1980. *Essentials of Chinese Acupuncture*. Beijing: Foreign Languages Press.

——. 1986. *Zhongyi jichu lilun* 中医基础理论 (*Basic Theory of Chinese Medicine*). Beijing: Zhongyi guji chubanshe.

Beijing zhongyi yanjiusuo 北京中医研究所 (Beijing Academy of Chinese Medicine). 1962. "Guanyu 'Bianzheng lunzhi he jiti fanyingxing wenti' yi wen shi yijian" 关于 "辨证论治和机体反应性问题" 一文时意见 (Objections to "A Pattern differentiation and treatment determination and the problem of organismic reaction" based on classical and contemporary sources). *Zhongyi zazhi*, no. 4: 14–15.

Beijing zhongyiyuan geming weiyuanhui 北京中医院革命委员会 (Beijing Hospital of Chinese Medicine Revolutionary Committee). 1971. *Bianzheng shizhi gangyao* 辨症施治纲要 (*Differentiating Symptoms and Applying Treatment: An Outline*). Beijing: Renmin weisheng chubanshe.

Benjamin, Walter. 1982. *Gesammelte Schriften*. Vol. 5: *Das Passagenwerk*. Edited by Rolf Tiedeman and Hermann Schweppenhäuser. 6 vols. Frankfurt am Main: Suhrkamp.

Bensky, Dan. 1996. "Dialogues on the Processes of Life: Selected Translations from the Huangdi Neijing." M.A. thesis, University of Washington.

——. 1998. *Eastland Press Draft Glossary of Chinese Medical Terminology*. Seattle: Eastland Press.

Bensky, Dan, and Randy Barolet. 1990. *Chinese Herbal Medicine: Formulas and Strate-*   363
gies. Seattle: Eastland Press.

Bensky, Dan, and Andrew Gamble.1993. *Chinese Herbal Medicine: Materia Medica*.
Rev. ed. Seattle: Eastland Press.

Berg, Marc, and Annemarie Mol, eds. 1998. *Differences in Medicine: Unraveling Prac-*
tices, Techniques, and Bodies. Durham: Duke University Press.

Berger, Peter L., and Thomas Luckmann. 1967. *The Social Construction of Reality: A*
Treatise in the Sociology of Knowledge. London: Pelican Books.

Berman, Marshall. 1982. *All That Is Solid Melts into Air: The Experience of Modernity*.
New York: Penguin.

Bermingham, Ann, and John Brewer, eds. 1995. *The Consumption of Culture, 1600–*
1800: Image, Object, Text. London: Routledge.

Billig, Michael, Susan Condor, Derek Edwards, Mike Gane, David Middleton, and Alan
Radley. 1988. *Ideological Dilemmas*. London: Sage.

Bloch, Maurice. 1985. "From Cognition to Ideology." In *Power and Knowledge: Anthro-*
pological and Sociological Approaches, edited by Richard Fardon, 21–48. Edin-
burgh: Scottish Academic Press.

Bloom, Gerald, and Gu Xingyuan. 1997. "Health Sector Reform: Lessons from China."
Social Science and Medicine 45, no. 3: 351–60.

Bloor, David. 1976. *Knowledge and Social Imagery*. London: Routledge and Kegan Paul.

———. 1999. "Anti-Latour." *Studies in History and Philosophy of Science* 30, no. 1: 81–112.

Bodenschatz, Christine. "Medizin als neokonfuzianische Praxis." Ph.D. diss., Ludwig-
Maximillian Universität Munich, forthcoming.

Boltz, William G. 1994. *The Origin and Early Development of the Chinese Writing Sys-*
tem. New Haven: American Oriental Society.

Bourdieu, P. 1993. *The Field of Cultural Production: Essays on Art and Literature*. Edited
and introduced by Randal Johnson. New York: Columbia University Press.

Bray, Francesca. 1993. "Chinese Medicine." In *Companion Encyclopedia of the History*
of Medicine, edited by W. F. Bynum and Roy Porter, 728–54. London: Routledge.

Brodwin, Paul. 1996. *Medicine and Morality in Haiti: The Contest for Healing Power*.
Cambridge: Cambridge University Press.

Brown, Steve, and Nick Lee. 1994. "Otherness and the Actor-Network: The Undiscov-
ered Continent." *American Behavioral Scientist* 36: 772–90.

Buck-Morss, Susan. 1991. *The Dialectics of Seeing: Walter Benjamin and the Arcades*
Project. Cambridge: MIT Press.

Cai Jingfeng 蔡景峰, Li Qinghua 李庆华, and Zhang Binghuan 张冰浣, eds. 2000. *Zhong-*
guo yixue tongshi: xiandai juan 中国医学通史: 现代卷 (*History of Medicine in*
China: The Contemporary Period). Beijing: Renmin weisheng chubanshe.

Cai Jinggao 蔡景高. 1962. "Bianzheng yu bianbing de jiehe" 辩证与辨病的结合 (The inte-
gration of pattern differentiation and disease differentiation). *Zhongyi zazhi*, no. 9:
31–33.

Chao, Yuan-Ling. 1995. "Medicine and Society in Late Imperial China: A Study of Physi-
cians in Suzhou." Ph.D. diss., University of California at Los Angeles.

364   Chen Baoming 陈宝明 and Zhao Jinxi 赵进喜. 1994. *Gu fang miao yong* 古方妙用 (*Ancient Formulas That Are Wonderfully Useful*). Beijing: Kexue tongji chubanshi.

Chen, C. C. 1989. *Medicine in Rural China: A Personal Account*. Berkeley: University of California Press.

Chen, Haifeng, ed. 1984. *Modern Chinese Medicine*. Vol. 3: *Chinese Health Care*. Lancaster: MTP Press, in association with Renmin weisheng chubanshe, Beijing.

Chen Jiaxu 陈家旭. 1992. "Ganqixu zheng zhenduan tanxi" 肝气虚证诊断探析 (An exploratory analysis regarding the diagnosis of liver *qi* depletion patterns). *Beijing zhongyi xueyuan xuebao* 15, no. 6: 6–8.

——. 1993. "Qixu yu yangxu zhi luan, mouguo yu gan" 气虚与阳虚之乱, 莫过于肝 (Confusions about *qi* and *yang* depletion pertain particularly to the liver). *Zhongyi zazhi* 34, no. 3: 183–85.

——. 1994a. "Ganqixu zheng de linzhuang zhenduan ji bianzheng guilü yanjiu" 肝气虚临床证诊及辨证规律研究 (Research regarding regularities in the clinical diagnosis and pattern differentiation of liver *qi* depletion). *Zhongguo yiyao xuebao* 9, no. 1: 12–14.

——. 1994b. "Hushi ganqixu zheng ruogan yuanyin de tantao" 忽视肝气虚证若干原因的探讨 (A reminder not to overlook the varied causes of liver *qi* depletion). *Zhongyi yanjiu* 7, no. 3: 6–8.

Chen, Jirui. 1988. *Acupuncture Case Histories from China*. Translated by Nissi Wang. Seattle: Eastland Press.

Chen Kezheng 陈克正, ed. 1992. *Gu jin zhenjiu zhiyan qinghua* 古今针灸治验精华 (*The Essence of the Clinical Experience of Classical and Contemporary Acumoxa Practitioners*). Beijing: Zhongguo zhongyiyao chubanshe.

Chen Li 陈离, ed. 1991. *Zhongguo yixue shi* 中国医学史 (*History of Medicine in China*). Hunan: Hunan kexue jishu chubanshe.

Chen Keji 陈可冀 and Shi Zaixiang 史载祥, eds. 1999. *Shiyong xueyuzhengxue* 实用血瘀证学 (*A Practical [Approach] to Blood Stasis Patterns*). Beijing: Renmin weisheng chubanshe.

Chen Minzhang 陈敏章, ed. 1997. *Zhongguo weisheng nianjian* 中国卫生年签 (*Year Book of Health in the People's Republic of China*). Beijing: Renmin weisheng chubanshe.

Chen, William Y. 1961. "Medicine and Public Health." In *Sciences in Communist China*, edited by Sidney H. Gould, 383–408. Westport, Conn.: Greenwood Press.

Chen Xiaoye 陈小野. 1997. "Lun zhongyi binglixue zheng, bing gainian de tongyi" 论中医病理学证, 病概念的同意 (On the sameness of pattern and disease concepts in Chinese medicine pathology). *Zhongyi zazhi* 38, no. 8: 499–501.

Chen Youbang 陈佑邦 and Deng Liangming 邓良明, eds. 1987. *Dangdai zhongguo zhenjiu linzheng jingyao* 当代中国针灸临证精要 (*Essentials of Contemporary Chinese Acupuncturists' Clinical Experiences*). Tianjin: Tianjin kexue jishu chubanshe.

Chen Yuanpeng 陈元朋. 1997. *Liang Song de 'shangyi shiren' yu 'ruyi': jianlun qi zai Jin Yuan de liubian* 两宋的'尚医士人' 与 '儒医': 兼论其在金元的流变 ("*Elites Who Esteemed Medicine*" and "*Literati Physicians*" in the Northern and Southern Song

Dynasties: With a Discussion of Their Spread and Transformation During the Jin and Yuan Dynasties). Taibei: Guoli Taiwan daxue chubanshe.

Chen Ziyin 沈自尹. 1973. "Neike zhongxiyi jiehe de chubu tantao" 内科领域里中西医结合的初步探讨 (A First Outline of the Integration of Chinese and Western Medicine within Internal Medicine). *Xinyiyao zazhi* 新医药杂志, no. 4: 2.

Chen Ziyin 沈自尹 and Wang Wenjian 王文健. 1988. "Achievements in the Investigation of the Kidney in TCM." *Zhongxiyi jiehe zazhi* Special Issue 2: 96–99.

Cheng Menxue 程门雪. 1986. *Jingui bianjie* 金匮篇解 (*Explanations on the [Essentials of the] Golden Casket*). Beijing: Renmin weisheng chubanshe.

Cheng Shao'en 程绍恩, Xu Baofeng 徐宝丰, Mei Guohui 美国辉, and Xia Yuehui 夏月辉. 1990. *Zhongyao xinfa* 中药心法 (*The Essence of the Chinese Materia Medica*). Beijing: Beijing kexue jishu chubanshe.

Cheng Shide 程士德, ed. 1987. *Neijing* 内经 (*The Inner Classic*). Teaching Reference Works for Tertiary-Level Chinese Medicine. Beijing: Renmin weisheng chubanshe.

Chi, C., J. L. Lee, J. S. Lai, et al. 1996. "The Practice of Chinese Medicine in Taiwan." *Social Science and Medicine* 43: 1329–41.

Chiu, Martha Li. 1986. "Mind, Body, and Illness in a Chinese Medical Tradition." Ph.D. diss., Harvard University.

Chongqingshi xiyi lizhi xuexi zhongyi yanjiuban 重庆市西医离职学习中医研究班 (Chongqing Research Class of Western Medicine Physicians Seconded from Work to Study Chinese Medicine). 1959. *Zhongyi bianzheng shuyu de shentao* 中医辨证术语的深讨 (*An In-Depth Discussion of Chinese Medicine Pattern Terminology*). Chongqing: Chongqing renmin chubanshe.

Clarke, J. J. 1997. *Oriental Enlightenment: The Encounters Between Asian and Western Thought.* London: Routledge.

Clifford, James. 1988. *The Predicament of Culture: Twentieth-Century Ethnography, Literature, and Art.* Cambridge: Harvard University Press.

Collins, Harry, and Trevor Pinch. 1982. *Frames of Meaning.* London: Routledge.

Comaroff, Jean. 1983. "The Defectiveness of Symbols or the Symbols of Defectiveness? On the Cultural Analysis of Medical Systems." *Culture, Medicine and Psychiatry* 7: 3–20.

———. 1985. *Body of Power, Spirit of Resistance: The Culture and History of a South African People.* Chicago: University of Chicago Press.

Cooper, William C., and Nathan Sivin. 1973. "Man as Medicine: Pharmacological and Ritual Aspects of Traditional Therapy Using Drugs Derived from the Human Body." In *Chinese Science: Explorations of an Ancient Tradition,* edited by Shigeru Nakayama and Nathan Sivin, 203–72. Cambridge: MIT Press.

Croizier, Ralph C. 1968. *Traditional Medicine in Modern China.* Cambridge: Harvard University Press.

———. 1976. "The Ideology of Medical Revivalism in Modern China." In *Asian Medical Systems: A Comparative Study,* edited by Charles Leslie, 341–55. Berkeley: University of California Press.

366   Cui Yueli 崔月犁. 1980. "Jicheng fazhan zuguo yiyaoxue, jiakuai zhongxiyi jiehe bufa, wei sihua jianshe zuochu geng dade gongxian" 继承发展祖国医药学, 加快中西医结合步伐, 为四化建设作出更大的贡献 (Developing the medical and pharmacological inheritance of our motherland and stepping up the pace of integration of Chinese and Western medicine is yet another great achievement of carrying out the four modernizations). Beijing: Quanguo zhongyi he zhongxiyi jiehe gongzuohui.

——. 1990. Foreword to Dong Jianhua 董建华 1990.

——, ed. 1997. *Zhongyi chensi lu* 中医沉思录 (*Pondering Core Issues of Chinese Medicine*). Beijing: Zhongyi guji chubanshe.

Cussins, Charis M. 1998. "Ontological Choreography: Agency for Women Patients in an Infertility Clinic." In M. Berg and A. Mol, 184–222. Durham: Duke University Press.

de Certeau, Michel. 1988 [1984]. *The Practice of Everyday Life*. Translated by Steven Rendall. Berkeley: University of California Press.

Deadman, Peter, and Mazin Al-Khafaji. 1995. "The Treatment of Psycho-emotional Disturbance by Acupuncture with Particular Reference to the Du Mai." *Journal of Chinese Medicine* 47: 30–34.

Deleuze, Gilles, and Félix Guattari. 1983. *Anti-Oedipus: Capitalism and Schizophrenia*. Translated by Robert Hurley. Minneapolis: University of Minnesota Press.

Deng Tietao 邓铁涛, ed. 1984. *Zhongyi zhenduanxue* 中医诊断学 (*Chinese Medical Diagnosis*). Teaching Materials for Tertiary Medical and Pharmaceutical Schools and Colleges. Shanghai: Shanghai kexue jishu chubanshe.

——, ed. 1987. *Zhongyi zhenduanxue* 中医诊断学 (*Chinese Medical Diagnosis*). Teaching Reference Works for Tertiary-Level Chinese Medicine. Beijing: Renmin weisheng chubanshe.

——, ed. 1999. *Zhongyi jindai shi* 中医近代史 (*A History of Chinese Medicine in the Modern Era*). Guangzhou: Guangdong gaodeng jiaoyu chubanshe.

DeWoskin, Kenneth J. 1983. *Doctors, Diviners, and Magicians of Ancient China: Biographies of Fang-shih*. New York: Columbia University Press.

Ding Guangdi 丁光迪, ed. 1999. *Jin Yuan yixue pingxi* 金元医学评析 (*A Critical Analysis of Jin-Yuan Medicine*). Beijing: Renmin weisheng chubanshe.

Dissanayake, Wimal, ed. 1996. *Narratives of Agency: Self-Making in China, India, and Japan*. Minneapolis and London: University of Minnesota Press.

Dodds, E. A. 1973. *The Greeks and the Irrational*. Berkeley: University of California Press.

Dong Hanliang 董汉良. 1986. "Yang Zemin shengping shilue yu qi dui zhongyi tongyi bingming de jianjie" 扬则民生平事略与其对中医统一病名的见解 (A short biographical account of Yang Zemin's life and his views on the unification of Chinese medical disease names). *Zhonghua yishi zazhi* 16, no. 1: 35–37.

Dong Hanliang 董汉良 and Chen Tianxiang 陈天详. 1981a. "Yang Zemin xiansheng ji qi xueshu sixiang" 扬则民先生及其学术思想 (Mr. Yang Zemin and his scholarly thought). *Zhejiang zhongyiyao zazhi*, no. 7: 293–294.

——. 1981b. "Yang Zemin xiansheng yanjiu 'Neijing' xueshu sixiang jianjie" 扬则民先 **367**
生研究《内经》学术思想间介 (A brief introduction to Mr. Yang Zemin's scholarly
thought regarding research into the "Neijing"). *Zhejiang zhongyi xueyuan xuebao*,
no. 4: 23–24.

Dong Jianhua 董建华, ed. 1990. *Zhongguo xiandai mingzhongyi yi'an jinghua* 中国现代
名中医医案精华 (*Essential Case Histories of Famous Contemporary Physicians of
Chinese Medicine*). 3 vols. Beijing: Beijing chubanshe.

Douglas, Mary. 1966. *Purity and Danger*. London: Routledge and Kegan Paul.

Downey, Gary Lee, and Joseph Dumit, eds. 1997. *Cyborgs and Citadels: Anthropo-
logical Interventions in Emerging Sciences and Technologies*. Santa Fe: School of
American Research Press.

Du Ruzhu 杜如竹. 1994. "Zhongyiyao 'ba wu' kezhi zheng guan xinxi" 中医药'八五'科
技政关信息 (Information on TCM research programs in the Eighth Five-Year Plan).
Zhongguo zhongyiyao xinxi zazhi 1, no. 1: 35–36.

Dunn, Fred L. 1976. "Traditional Asian Medicine and Cosmopolitan Medicine as Adap-
tive Systems." In *Asian Medical Systems: A Comparative Study*, edited by Charles
Leslie, 133–58. Berkeley: University of California Press.

Dutton, Michael. 1998. *Streetlife China*. Cambridge: Cambridge University Press.

Eastman, Lloyd E. 1988. *Family, Fields, and Ancestors: Constancy and Change in
China's Social and Economic History, 1550–1949*. Oxford: Oxford University Press.

Eberhardt, Wolfram. 1971. *Moral and Social Values of the Chinese: Collected Essays*.
Taipei: Chinese Materials and Resource Centre.

Edwards, C. R. W., and I. A. D. Bouchier, eds. 1991. *Davidson's Principles and Practice
of Medicine*. 16th ed. Edinburgh: Churchill Livingstone.

Eisenberg, Leon. 1977. "Disease and Illness." *Culture, Medicine and Psychiatry* 1: 9–23.

EIU (Economist Intelligence Unit). 1998. *Healthcare in China into the Twenty-first
Century*. London: Economist Intelligence Unit, 17 July.

Epler, Deane C. Jr. 1977. "The Concept of Disease in Two Third Century Chinese Medi-
cal Texts." Ph.D. diss., University of Washington.

Fabrega, H., and D. B. Silver. 1973. *Illness and Shamanistic Curing in Zinacantan*. Stan-
ford: Stanford University Press.

Fang Yaozhong 方药中. 1955. "Guanyu xuexi Shanghan lun yu Jingui yaolue jidian jiben
gainian" 关于学习伤寒论与金匮要略的几点基本概念 (Some basic concepts concern-
ing the study of the *Shanghan lun* and the *Jinkui yaolue*). *Jiangxi zhongyiyao* 5,
no. 6.

——. 1979. *Bianzheng lunzhi yanjiu ji jiang* 辨证论治研究七讲 (*Seven Lectures on Pat-
tern Differentiation and Treatment Determination Research*). Beijing: Renmin wei-
sheng chubanshe.

——. 1983. "Xue yi sishi nian de huigu" 学医四十年的回顾 (Reviewing forty years of
studying medicine). In Zhou Fengwu 周凤梧 et al., 1981–85, 1: 172–89.

——. 1993a [1977]. "Tan bianzheng lunzhi de qiben jingshen ji qi zai linzhuang yunyong
zhong de buzhou he fangfa" 谈辨证论治的基本精神及其在临床运用中的步骤和方法

368　　　　(On the basic spirit of pattern differentiation and treatment determination and procedures and methods regarding its clinical application). In 1993b, 203–8.

———. 1993b. *Yixue chengqi ji* 医学承启集 (*Collected Writings concerning Continuation and Innovation in Medicine*). Beijing: Zhongyi guji chubanshe.

Fardon, Richard. 1995. "Latticed Knowledge: Eradication and Medical Dispersal of the Unpalatable in Islam, Medicine and Anthropological Theory." In *Counterworks: Managing the Diversity of Knowledge*, edited by Richard Fardon, 143–63. London: Routledge.

Farquhar, Judith. 1986. "Knowledge and Practice in Chinese Medicine." Ph.D. diss., University of Chicago.

———. 1987. "Problems of Knowledge in Contemporary Chinese Medical Discourse." *Social Science and Medicine* 24: 1013–21.

———. 1992a. "Objects, Processes and Female Infertility in Chinese Medicine." *Medical Anthropology Quarterly* 14: 370–99.

———. 1992b. "Time and Text: Approaching Chinese Medical Practice through Analysis of a Published Case." In Charles Leslie and Allan Young 1992, 62–71.

———. 1994a. *Knowing Practice: The Clinical Encounter in Chinese Medicine*. Boulder: Westview Press.

———. 1994b. "Multiplicity, Point of View, and Responsibility in Traditional Chinese Healing." In Angela Zito and Tani E. Barlow 1994a, 78–99.

———. 1996a. "Market Magic: Getting Rich and Getting Personal in Medicine after Mao." *American Ethnologist* 23, no. 2: 239–57.

———. 1996b. "'Medicine and the Changes are One': An Essay in Divination Healing with Commentary." *Chinese Science* 16: 107–34.

———. *Appetites: Food and Sex in Post-socialist China*. Durham: Duke University Press, forthcoming.

Farquhar, Judith, and James L. Hevia. 1993. "Culture and Postwar American Historiography of China." *positions* 1, no. 2: 486–525.

Featherstone, Mike. 1990. *Global Culture, Nationalism, Globalisation, and Modernity*. London: Sage.

Fei Xiaotong. 1992. *From the Soil: The Foundations of Chinese Society. A Translation of Fei Xiaotong's Xiangtu zhongguo with an introduction and epilogue by Gary Hamilton and Wang Zheng*. Berkeley: University of California Press.

Feuchtwang, Stephen. 1992. *The Imperial Metaphor*. London: Routledge.

Flaws, Bob. 1992. "Thoughts on Acupuncture, Internal Medicine and TCM in the West." *Journal of Chinese Medicine* 38: 1–7.

Foucault, Michel. 1979. *Discipline and Punish: The Birth of the Prison*. Harmondsworth: Penguin.

———. 1980. *Power/Knowledge: Selected Interviews and Other Writings, 1972–1977*. Edited and translated by C. Gordon. Brighton: Harvester Press.

———. 1990 [1976]. *The History of Sexuality*. Vol. 1: *An Introduction*. Harmondsworth: Penguin.

Frankel, Stephen, and Gilbert Lewis, eds. 1989. *A Continuing Trial of Treatment: Medical Pluralism in Papua New Guinea*. Dordrecht: Kluwer.　369

Franklin, Sarah. 1995. "Science as Culture, Cultures of Science." *Annual Review of Anthropology* 24: 163–84.

Fu Youfeng 符有丰. 1999. "Dongyuan 'piwei neishanghing' jinhuan kao" 东垣 "脾胃内伤病" 急缓考 (Investigating the acute or chronic nature of Dongyuan's "spleen stomach internal damage disorder"). *Yiguwen zhishi*, no. 3: 28–29.

Fuller, Steve. 2000. *Thomas Kuhn: A Philosophical History for Our Times*. Chicago: University of Chicago Press.

Fung, Yu-lan. 1953. *A History of Chinese Philosophy: The Period of Classical Learning*. Translated by Derk Bodde. 2 vols. Princeton: Princeton University Press.

Furth, Charlotte. 1988. "Androgynous Males and Deficient Females: Biology and Gender Boundaries in Sixteenth Century China." *Late Imperial China* 9, no. 2: 1–31.

———. 1999. *A Flourishing Yin: Gender in China's Medical History, 960–1665*. Berkeley: University of California Press.

Galison, Peter, and David J. Stump, eds. 1996. *The Disunity of Science: Boundaries, Contexts, and Power*. Stanford: Stanford University Press.

Gao Dixiu 高迪旭. 1981. "Shitan fenxing lunzhi baobian wojian" 试谈分型论治亵贬我见 (A personal appraisal of type discrimination and treatment determination). *Shanghai zhongyiyao zazhi*, no. 12: 4–6.

Gao Huiyuan 高辉远. 1983. "Xiansheng Pu Fuzhou de zhixue jingshen yu yixue chengjiu" 先生蒲辅周的治学精神与医学成就 (The dynamism of Mr. Pu Fuzhou's clinical studies and his medical achievements). *Shangdong zhongyi zazhi*, no. 1: 40–42.

Gao Luwen 高渌纹. 1993. *Shiyong youdu zhongyao linchuang shouce* 实用有毒中药临床手册 (*Clinical Handbook of Practically Applied Poisonous Chinese Medical Drugs*). Beijing: Xueyuan chubanshe.

Gao Surong 高素荣. 1993. *Shiyuzheng* 失语症 (*Aphasia*). Beijing: Zhongguo xiehe yike daxue lianhe chubanshe.

Gasché, Rodolphe. 1986. *The Tain of the Mirror: Derrida and the Philosophy of Reflection*. Cambridge: Harvard University Press.

Gauld, Robin D. C. 1998. "A Survey of the Hong Kong Health Sector: Past, Present and Future." *Social Science and Medicine* 47, no. 7: 927–39.

Geertz, Clifford. 1977. "On the Notion of Anthropological Understanding." In *Annual Editions in Anthropology*. Guildford, Conn.: Dushkin.

Gergen, Kenneth J. 1989. "Social Psychology and the Wrong Revolution." *European Journal of Social Psychology* 19: 463–84.

———. 1990. "Social Understanding and the Inscription of Self." In *Cultural Psychology: Essays on Comparative Human Development*, edited by James W. Stigler, Richard A. Shweder, and Gilbert Herdt, 569–606. Cambridge: Cambridge University Press.

Giddens, Anthony. 1990. *Modernity and Self Identity*. Cambridge: Polity Press.

———. 1991. *The Consequences of Modernity*. Cambridge: Polity Press.

Gieryn, Thomas F. 1995. "Boundaries of Science." In *Handbook of Science and Tech-

370	*nology Studies*, edited by Sheila Jasanoff, Gerald E. Markle, James C. Petersen, and Trevor Pinch, 393–443. London: Sage.

———. 1999. *Cultural Boundaries of Science: Credibility on the Line.* Chicago: University of Chicago Press.

Gingras, Yves. 1995. "Following Scientists through Society? Yes, but at Arms' Length!" In *Scientific Practice*, edited by Z. Buchwald, 123–48. Chicago: University of Chicago Press.

———. 1997. "The New Dialectics of Nature." *Social Studies of Science* 27, no. 2: 317–34.

Goldsmith, Marsha S. 1999. "2020 Vision: NIH Heads Foresee the Future." *Journal of the American Medical Association* 282: 2287–90.

Golinski, Jan. 1998. *Making Natural Knowledge: Constructivism and the History of Science.* Cambridge: Cambridge University Press.

Good, Byron J. 1977. "The Heart of What's the Matter: The Semantics of Illness in Iran." *Culture, Medicine and Psychiatry* 1: 25–28.

———. 1994. *Medicine, Rationality, and Experience: An Anthropological Perspective.* Lewis Henry Morgan Lecture Series. Cambridge: Cambridge University Press.

Greenwood, Bernard. 1992. "Cold or Spirits? Ambiguity and Syncretism in Moroccan Therapeutics." In *The Social Basis of Health and Healing in Africa*, edited by Steven Feierman and John M. Janzen, 285–314. Berkeley: University of California Press.

Gu Zhishan 顾植山. 1982. "Ye tan zhongyi gejia xueshuo de yanjiu fanchou ji liupai wenti" 也谈中医各家学说的研究范畴级流派问题 (A further discussion of the scope of research in doctrines of schools of Chinese medicine: Regarding the problem of [medical] streams). *Zhongyi zazhi*, no. 3: 10–13.

Guo Mingxin 郭铭信. 1980. "Sanjiao gainian de yantao ji qi linchuang de yingyong" 三焦概念的研讨及其临床的应用 (A discussion of the concept of the *sanjiao* and its clinical applications). *Zhongyi zazhi*, no. 8: 567.

Guojia jishu jianduju 国家技术鉴督局 (State Bureau of Technical Supervision). 1994. *Zhongyi bing zheng zhenduan liaoxiao biaozhun* 中医病证诊断疗效标准 (*Standards of Diagnosis and Therapeutic Effect for Diseases and Patterns in Chinese Medicine*). Zhonghua renmin gongheguo guojia biaozhun 中华人民共和国国家标准 (National Standards of the People's Republic of China). ZY/T001-94. Beijing: Zhongguo bioazhun chubanshe.

———. 1995. *Zhongyi bing zheng fenlei yu daima* 中医病证分类与代码 (*Classification and Codes for Diseases and Patterns in Chinese Medicine*). Zhonghua renmin gongheguo guojia biaozhun 中华人民共和国国家标准 (National Standards of the People's Republic of China). GB/T15657-1995. Beijing: Zhongguo bioazhun chubanshe.

———. 1997a. *Zhongyi linchuang zhenliao shuyu jibing bufen* 中医临床诊疗术语疾病部分 (*Clinical Terminology of Chinese Medical Diagnosis and Treatment—Diseases*). Zhonghua renmin gongheguo guojia biaozhun 中华人民共和国国家标准 (National Standards of the People's Republic of China). GB/T16751.1-1997. Beijing: Zhongguo bioazhun chubanshe.

———. 1997b. *Zhongyi linchuang zhenliao shuyu zhenghou bufen* 中医临床诊疗术语证

候部分 (*Clinical Terminology of Chinese Medical Diagnosis and Treatment — Patterns*). Zhonghua renmin gongheguo guojia biaozhun 中华人民共和国国家标准 (National Standards of the People's Republic of China). GB/T16751.2-1997. Beijing: Zhongguo bioazhun chubanshe.

———. 1997c. *Zhongyi linchuang zhenliao shuyu zhifa bufen* 中医临床诊疗术语治发部分 (*Clinical Terminology of Chinese Medical Diagnosis and Treatment — Therapeutic Methods*). Zhonghua renmin gongheguo guojia biaozhun 中华人民共和国国家标准 (National Standards of the People's Republic of China). GB/T16751.3-1997. Beijing: Zhongguo bioazhun chubanshe.

Guojia zhongyiyao guanliju 国家中医药管理局 (State Administration of Chinese Medicine and Pharmacology). 1997 [1992]. "Jianshe zhongguo teyoude zhongyiyao guanli tizhi" 建设中国特有的中医药管理体制 (Constructing a regulatory system of Chinese medicine and pharmacology with Chinese characteristics). In Cui Yueli 崔月犁 1997a, 213-26.

Guojia zhongyiyao guanliju yizhengsi 国家中医药管理局医政司 (State Administration of Chinese Medicine and Pharmacology, Bureau of Medical Administration). 1991. *Zhongyi bing'an shuxie guifan* 中医病案书写规范 (*Standards for Writing Up Chinese Medicine Case Histories*). Beijing: Guojia zhongyiyao guanliju yizhengsi.

Guojia zhongyiyao guanliju zhengce faguisi 国家中医药管理局政策法规司 (State Administration of Chinese Medicine and Pharmacology, Bureau of Policy and Laws). 1992. *Zhonghua renmin gongheguo xianxing zhongyiyao fagui huibian 1949-1991* 中华人民共和国现行中医药法规汇编 *1949-1991* (*Edited Collection of Currently Effective Laws on Chinese Medicine and Pharmacology of the People's Republic of China 1949-1991*). Beijing: Zhongguo zhongyiyao chubanshe.

Gusterson, Hugh. 1996. *Nuclear Rites: An Anthropologist among Weapon Scientists.* Berkeley: University of California Press.

Habermas, Jürgen. 1987. *The Philosophical Discourse of Modernity.* Oxford: Polity Press.

Hacking, Ian. 1996. "Matter over Mind." *Times Literary Supplement,* 10 May, 15.

Hahn, Robert A., and Arthur Kleinman. 1983. "Biomedical Practice and Anthropological Theory: Frameworks and Directions." *Annual Review of Anthropology* 12: 305-33.

Hammer, Leon. 1991. "Duelling Needles: Reflections on the Politics of Medical Models." *American Journal of Acupuncture* 19, no. 3.

Hammes, Michael, and Thomas Ots. 1994. *33 Fallbeispiele zur Akupunktur aus der VR China: Ein klinisches Kompendium.* Stuttgart: Hippokrates Verlag.

Han Zhirong 韩智荣 and Liu Jinsheng 刘金声. 1990. "Zhang Xichun wenbu ganqi sixiang chutan" 张锡纯温补肝气思想初探 (An introduction to Zhang Xichun's theories on the warming and supplementing of liver *qi*). *Hebei zhongyi zazhi* 12, no. 1: 5.

Hannerz, Ulf. 1992. *Cultural Complexity: Studies in the Social Organization of Meaning.* New York: Columbia University Press.

Hanson, Marta E. 1997. "Inventing a Tradition in Chinese Medicine: From Universal

371

372   Canon to Local Medical Knowledge in South China, the Seventeenth to the Nineteenth Century." Ph.D. diss., University of Pennsylvania.

Haraway, Donna. 1989. *Primate Visions: Gender, Race, and Nature in the World of Modern Science.* New York: Routledge.

———. 1991. "A Cyborg Manifesto: Science, Technology and Socialist Feminism in the Late Twentieth Century." In *Simians, Cyborgs, and Women: The Reinvention of Nature,* 149–81. London: Free Association Books.

———. 1993. "The Biopolitics of Postmodern Bodies: Determinations of Self in Immune Systems Discourse." In *Knowledge, Power and Practice: The Anthropology of Medicine and Everyday Life,* edited by Shirley Lindenbaum and Margaret Lock, 364–410. Berkeley: University of California Press.

Hare, Martha L. 1993. "The Emergence of an Urban U.S. Chinese Medicine." *Medical Anthropology Quarterly* 7, no. 1: 30–49.

Harré, Rom, ed. 1986. *The Social Construction of Emotions.* Oxford: Basil Blackwell.

Hay, John. 1983a. "The Human Body as a Microcosmic Source of Macrocosmic Values in Calligraphy." In *Theories of the Arts in China,* edited by Susan Bush and Christian Murck, 74–102. Princeton: Princeton University Press.

———. 1983b. "Values and History in Chinese Painting (I)." *Res* 6: 72–111.

———. 1983c. "Values and History in Chinese Painting (II)." *Res* 7–8: 102–36.

———. 1994. "The Body Invisible in Chinese Art?" In Angela Zito and Tani E. Barlow 1994a, 42–77.

He Puren 贺普仁, ed. 1989. *Zhen ju zhen fa* 针具针法 (*Acupuncture Tools and Methods*). Beijing: Kexue jishu wenzai chubanshe.

He Shixi 何时希. 1991. "Menghe Dingshi sandai mingyi" 孟河丁氏三代名医 (Three Generations of Famous Physicians in the Menghe Ding Family). In *Haishang yilin* 海上医林 (*Physicians of Shanghai*), edited by Shanghaishi wenshi ziliaohui 上海市文史资料会 (Shanghai Literary and Historical Materials Committee), 1–11. Shanghai: Shanghai renmin chubanshe.

———. 1997. *Jindai yilin yishi* 近代医林轶事 (*Anecdotes from the World of Medicine in the Modern Era*). Shanghai: Shanghai zhongyiyao daxue chubanshe.

He Yumin 何裕民. 1987. *Zhongyixue daolun* 中医学导论 (*Guide to Chinese Medicine*). Shanghai: Shanghai zhongyi xueyuan chubanshe.

Henderson, Gail. 1993. "Public Health in China." In *China Briefing, 1992,* edited by William A. Joseph, 103–24. Boulder: Westview Press.

Henderson, Gail, et al. 1994. "Equity and the Utilization of Health Services: Report of an Eight Province Survey in China." *Social Science and Medicine* 39, no. 5: 687–700.

Henriques, J., W. Hollway, C. Urwin, C. Venn, and V. Walkerdine. 1984. *Changing the Subject: Psychology, Social Regulation and Subjectivity.* London: Methuen.

Hess, David J. 1997a. *Science Studies: An Advanced Introduction.* New York: New York University Press.

———. 1997b. "If You're Thinking of Living in STS: A Guide for the Perplexed." In Gary Lee Downey and Joseph Dumit 1997, 143–64.

Hillier, Sheila M., and J. A. Jewell. 1983. *Health Care and Traditional Medicine in China, 1800-1982.* London: Routledge and Kegan Paul.

373

Hinrichs, T. J. 1995. "Official Responses to Epidemics in the Song and the Medical Civilising of the South." Paper presented at the Liu-Gweidjen Memorial Workshop. Cambridge: Needham Research Institute.

——. 1998. "New Geographies of Chinese Medicine." *Osiris* 13: 287-325.

Ho, D. Y. F. 1975. "On the Concept of Face." *American Journal of Sociology* 81: 867-84.

Hoizey, Dominique, and Marie-Joseph Hoizey. 1993. *A History of Chinese Medicine.* Edinburgh: Edinburgh University Press.

Horton, Richard. 1967. "African Traditional Thought and Western Science." *Africa* 38: 50-71, 155-87.

Hsu, Elisabeth. 1991. "The Reception of Western Medicine in China: Examples from Yunnan." In *Science and Empires*, edited by P. Petitjean et al., 89-101. Amsterdam: Kluwer.

——. 1995. "The Manikin in Man: Culture Crossing and Creativity." In *Syncretism and the Commerce of Symbols*, edited by Goran Aijmer. Goteborg: Institute for Advanced Studies in Social Anthropology.

——. 1996. "Innovations in Acumoxa: Analgesia, Scalp and Ear Acupuncture in the People's Republic of China." *Social Science and Medicine* 42, no. 3: 421-30.

——. 1999. *The Transmission of Chinese Medicine.* Cambridge: Cambridge University Press, 1999.

——. 2001. *Innovation in Chinese Medicine.* Cambridge: Cambridge University Press.

Hsu, Francis L. 1971. "Psychological Homeostasis and Jen: Conceptual Tools for Advancing Psychological Anthropology." *American Anthropologist* 73: 23-44.

Hu, Hsien-chin. 1944. "The Chinese Concept of Face." *American Anthropologist* 46: 45-64.

Hu Xin 胡欣 and Ge Xiumei 葛秀梅. 1994. *Zhongyi bianzheng lunzhi jiaocheng* 中医辨证论治教程 (*A Course in Chinese Medical Pattern Differentiation and Treatment Determination*). Beijing: Huayi chubanshe.

Hu Yulun 胡玉伦. 1986. "Guanyu gan yang (qi) xu de jige wenti" 关于肝阳（气）虚的几个问题 (Some questions concerning liver *yang* and *qi* depletion). *Xin zhongyi* 18, no. 5: 51-54.

Hua, Shiping. 1995. *Scientism and Humanism: Two Cultures in Post-Mao China.* Albany: SUNY Press.

Huang, Shumin. 1988. "Transforming China's Collective Health Care System: A Village Study." *Social Science and Medicine* 27, no. 9: 879-88.

Huang Xingyuan 黄星垣. 1985. *Zhongyi neike jizheng zhengzhi* 中医内科急症证治 (*Pattern Treatment of Akute Symptoms in Internal Chinese Medicine*). Beijing: Renmin weisheng chubanshe.

Huang Zili 黄自立. 1988. *Zhongyi baijia yilun huicui* 中医百家医论荟萃 (*A Collection of Medical Writings from Diverse Medical Schools*). Chongqing: Chongqing chubanshe.

374

Hui, Wang. 1997 [1995]. "The fate of 'Mr. Science' in China: The Concept of Science and Its Application in Modern Chinese Thought." In *Formations of Colonial Modernity in East Asia*, edited by Tani E. Barlow, 21–81. Durham: Duke University Press.

Hwang, Kwang-Kuo. 1987. "Face and Favour: The Chinese Power Game." *American Journal of Sociology* 92, no. 4: 944–74.

Hymes, Robert P. 1987. "Not Quite Gentlemen? Doctors in Song and Yuan." *Chinese Science* 8: 9–76.

Ilg, Renate. 2001. "Famous Contemporary Chinese Physicians: Professor Li Zhongyu." *Journal of Chinese Medicine* 66: 51–54.

Jacobs, J. Bruce. 1979. "A Preliminary Model of Particularistic Ties in Chinese Political Alliance: *Kan-ch'ing* and *Kuan-hsi* in a Rural Taiwanese Township." *China Quarterly* 78: 237–73.

Janes, Craig R. 1995. "The Transformations of Tibetan Medicine." *Medical Anthropology Quarterly* 9: 6–12.

———. 1999. "The Health Transition, Global Modernity and the Crisis of Traditional Medicine: The Tibetan Case." *Social Science and Medicine* 48: 1803–20.

Jia Dedao 贾得道. 1993. *Zhongguo yixueshi lue* 中国医学史略 (*A Synopsis of The History of Medicine in China*). Taiyuan: Shanxi kexue jishu chubanshe.

Jia, Huanguang. 1997. "Chinese Medicine in Post-Mao China: Standardization and the Context of Modern Science." Ph.D. diss., University of North Carolina.

Jiang Keming 江克明 and Bao Mingzhong 包明蕙, eds. 1989. *Jianming fangji cidian* 简明方剂辞典 (*Concise Dictionary of Formulas*). Shanghai: Shanghai kexue jishu chubanshe.

Jiangsu xinyi xueyuan 江苏新医学院, eds. 1977. *Zhongyao dacidian* 中药大辞典 (*Great Encyclopedia of Chinese Drugs*). Shanghai: Shanghai kexue jishu chubanshe.

Jiao Shude 焦树德. 1982. *Cong bingli tan bianzheng lunzhi* 从病例谈辨证论治 (*A Discussion of Pattern Discrimination and Treatment Determination on the Basis of Case Studies*). Beijing: Renmin weisheng chubanshe.

Jullien, François. 1995. *The Propensity of Things: Toward a History of Efficacy in China*. Translated by Janet Lloyd. New York: Zone Books.

———. 1999. *Über die Wirksamkeit*. Translated by Gabriele Rick and Ronald Voullié. Berlin: Merve Verlag.

Kaptchuk, Ted. 1983. *Chinese Medicine: The Web That Has No Weaver*. London: Rider.

———. 1996. Preface to MacPherson and Kaptchuk 1966, xii–xxi.

Ke Xuefan 柯雪帆, ed. 1987. *Zhongyi bianzhengxue* 中医辨证学 (*Chinese Medical Pattern Differentiation*). Shanghai: Shanghai zhongyi xueyuan chubanshe.

King, Ambrose Yeo-chi. 1994. "Kuan-hsi and Network Building: A Sociological Interpretation." In *The Living Tree: The Changing Meaning of Being Chinese Today*, edited by Tu Wei-ming, 109–26. Stanford: Stanford University Press.

Kipnis, Andrew. 1997. *Producing Guanxi: Sentiment, Self, and Subculture in a North China Village*. Durham: Duke University Press.

Kleinman, Arthur. 1980. *Patients and Healers in the Context of Culture, Comparative*

Studies of Health Systems and Medical Care. Berkeley: University of California 　　375
Press.

——. 1986. *Social Origins of Distress and Disease.* New Haven and London: Yale University Press.

——. 1995. *Writing at the Margin: Discourse between Anthropology and Medicine.* Berkeley: University of California Press.

Knorr-Cetina, Karin. 1981. *The Manufacture of Knowledge: An Essay on the Constructivist and Contextual Nature of Science.* Oxford: Pergamon.

Kou Huaxing 寇华胜. 1990. *Zhongyi shengjiangxue* 中医升降学 (*A Study of Ascending and Directing Downward in Chinese Medicine*). Nanchang: Jiangxi kexue jishu chubanshe.

Kozulin, Alex. 1986. "The Concept of Activity in Soviet Psychology: Vygotsky, His Disciples and Critics." *American Psychologist* 41, no. 3: 264-74.

——. 1990. *Vygotsky's Psychology: A Biography of Ideas.* London: Harvester.

Kuang Cuizhang 匡萃璋. 1997 [1995]. "Xiandai kezhi zhishi beijingxia de zhongyixue" 现代科技知识背景下的中医学 (Chinese medicine against the background of contemporary knowledge in science and technology). In Cui Yueli 崔月犁 1997, 89-97.

Kubny, Manfred. 1995. *Qi Lebenskraftkonzepte in China: Definition, Theorien und Grundlagen.* Heidelberg: K. F. Haug.

Kunstadter, Peter. 1976a. "The Comparative Medical Anthropological Study of Medical Systems in Society." In *Medicine in Chinese Cultures: Comparative Studies in Chinese and Other Cultures,* edited by Arthur Kleinman, Peter Kunstadter, E. Russell Alexander, and James L. Gale, 683-96. Washington: U.S. Dept. of Health, Education, and Welfare, Public Health Service.

——. 1976b. "Do Cultural Differences Make Any Difference? Choice Points in Medical Systems Available in Northwestern Thailand." In *Medicine in Chinese Cultures,* 351-84.

Kuper, Adam. 1999. *Culture: The Anthropologist's Account.* Cambridge: Harvard University Press.

Kuriyama, Shigehisa. 1986. "Varieties of Haptic Experience: A Comparative Study of Greek and Chinese Pulse Diagnosis." Ph.D. diss., Harvard University.

Kwok, Daniel W. Y. 1965. *Scientism in Chinese Thought 1900-1950.* New Haven and London: Yale University Press.

Laderman, Carol, and Marina Roseman, eds. 1996. *The Performance of Healing.* London: Routledge.

Lampton, David L. 1977. *The Politics of Medicine in China: The Policy Process 1949-1977.* Folkestone: Dawson.

Last, Murray. 1992. "The Importance of Knowing about Not Knowing: Observations from Hausaland." In *The Social Basis of Health and Healing in Africa,* edited by Steven Feierman and John M. Janzen, 393-406. Berkeley: University of California Press.

Latané, B., and S. Wolf. 1981. "The Social Impact of Majorities and Minorities." *Psychological Review* 88: 438-53.

376   Latour, Bruno. 1987. *Science in Action*. Cambridge: Harvard University Press.

———. 1988. *The Pasteurization of France*. Translated by Alan Sheridan and John Law. Cambridge: Harvard University Press.

———. 1990. "Postmodern? No Simply Amodern. Steps toward an Anthropology of Science." *Studies in the History and Philosophy of Science* 21, no. 1: 145–71.

———. 1993. *We Have Never Been Modern*. Translated by Catherine Porter. Cambridge: Harvard University Press.

———. 1997. "A Few Steps towards an Anthropology of the Iconoclastic Gesture." *Science in Context* 10, no. 1: 63–83.

Latour, Bruno, and S. Woolgar. 1986. *Laboratory Life: The Construction of Scientific Knowledge*. 2d ed. Princeton: Princeton University Press.

Lave, Jean. 1993. "The Practice of Learning." In *Understanding Practice: Perspectives on Activity and Context*, edited by Seth Chaiklin and Jean Lave, 3–32. Cambridge: Cambridge University Press.

Lave, Jean, and Etienne Wenger. 1991. *Situated Learning: Legitimate Peripheral Participation*. Cambridge: Cambridge University Press.

Leach, Edmund R. 1964 [1954]. *Political Systems of Highland Burma: A Study of Kachin Social Structure*. Edited by James Woodburn. London: Athlone Press.

Lee, Rance P. L. 1980. "Perceptions and Uses of Chinese Medicine among the Chinese in Hongkong." *Culture, Medicine and Psychiatry* 4, no. 4: 345–75.

Lee, Sing. 1999. "Diagnosis Postponed: Shenjing Shuairuo and the Transformation of Psychiatry in Post-Mao China." *Social Science and Medicine* 23: 349–80.

Lei, Sean Hsianglin. 1998. "When Chinese Medicine Encountered the State: 1910–1949." Ph.D. diss., University of Chicago.

———. 1999. "From *Changshan* to a New Anti-malarial Drug: Re-networking Chinese Drugs and Excluding Chinese Doctors." *Social Studies of Science* 29, no. 3: 323–58.

Leslie, Charles. 1976a. Introduction to *Asian Medical Systems: A Comparative Study*, edited by Charles Leslie, 1–17. Berkeley: University of California Press.

———. 1976b. "The Ambiguities of Medical Revivalism in Modern India." In *Asian Medical Systems: A Comparative Study*, edited by Charles Leslie, 356–67. Berkeley: University of California Press.

———. 1980. "Medical Pluralism in World Perspective." *Social Science and Medicine* 14B: 191–99.

Leslie, Charles, and Allan Young, eds. 1992. *Paths to Asian Medical Knowledge*. Comparative Studies of Health Systems and Medical Care, edited by John M. Janzen. Berkeley: University of California Press.

Lewis, Gilbert. 1975. *Concepts of Health and Illness in a Sepik Society*. London: Athlone Press.

Li Anmin 李安民 and Long Yurong 尤玉荣. 1993. *Zhongxi canzhao neike bingzheng zhiliaoxue* 中西参照内科病证治疗学 (*A Cross-Reference Manual of Chinese and Western Internal Medicine Diseases and Patterns and Their Treatment*). Tianjin: Tianjin keji fanyi chubanshe.

Li, Jianmin. 1997. "Jinfang: The Transmission of Secret Techniques in Ancient China." *Bulletin of the Institute of History and Philology Academia Sinica* 68, no. 1: 117–66.

Li Jingwei 李经纬, ed. 1988. *Zhongyi renwu cidian* 中医人物词典 (*Biographical Dictionary of Chinese Medicine*). Shanghai: Shanghai cishu chubanshe.

Li Keguang 李克光, ed. 1989. *Jingui yaolue* 金匮要略 (*Essentials of the Golden Casket*). Teaching Reference Works for Tertiary-Level Chinese Medicine. Beijing: Renmin weisheng chubanshe.

Li Jingwei 李经纬, Deng Tietao 邓铁涛, et al., eds. 1995. *Zhongyi dacidian* 中医大辞典 (*Encyclopedia of Chinese Medicine*). Beijing: Renmin weisheng chubanshe.

Li Xiaohai 李晓海. 1988. "Lun qingdai de ganbing sangang bianzhi xueshuo" 论清代的肝病三纲辨治学说 (A discussion of Qing dynasty doctrines regarding the three rubrics for differentiating and treating liver disorders). *Beijing zhongyi xueyuan xuebao* 11, no. 5: 40–41.

Li Yun 李云, ed. 1988. *Zhongyi renming cidian* 中医人名词典 (*Biographical Dictionary of Chinese Medicine*). Beijing: Guoji wenhua chuban gongsi.

Li Zhizhong 李致重. 1997a [1996]. "Zheng, zheng, zheng, hou de yange he zhenghou dingyi de yanjiu" 證, 证, 症, 候的沿革和证候定义的研究 (Researching the evolution of the concepts evidence, pattern, symptom and sign, and the definition of patterns). In Cui Yueli 崔月犁 1997, 177–89. Beijing: Zhongyi guji chubanshe.

Li Zhizhong 李致重. 1997b [1996]. "Cong wenhua yu kexue de jiaodu lun 'zhong xi yi jiehe'" 从文化与科学角度论 "中西医结合 (Discussing the "Integration of Chinese and Western medicine" from the perspectives of culture and science). In Cui Yueli 崔月犁 1997, 153–63.

Liang Maoxin 梁茂新, Liu Jin 刘进, Hong Zhiping 洪治平, and Xu Yucying 徐月英. 1998. *Zhongyi zheng yanjiu de kungan he duice* 中医证研究的困惑与对策 (*The Encumberment of Research on Chinese Medicine Patterns and What to Do about It*). Beijing: Renmin weisheng chubanshe.

Liao Yujun 廖育群. 1999. "Guanyu zhongguo chuantong yixue de yige chuantong guannian" 关于中国传统医学的一个传统观念——医者意也 (On a traditional concept of traditional Chinese medicine—medicine is intention). Paper presented at the Chinese Academy of Social Sciences, Beijing, 30 June.

Lin Ganliang 林乾良. 1960. "Lun zhongyi de bianzheng lunzhi" 论中医的辨证论治 (On pattern differentiation and treatment determination in Chinese medicine). *Jiangsu zhongyi*, no. 5: 59–61.

Lincoln, Bruce. 1989. *Discourse and the Construction of Society: Comparative Studies of Myth, Ritual and Classification.* New York and Oxford: Oxford University Press.

Liscomb, Kathleen M. 1993. *Learning from Mt. Hua: A Chinese Physician's Illustrated Travel Record and Painting Theory.* Cambridge: Cambridge University Press.

Liu Duzhou 刘渡舟. 1983. "Xuexi zhongyi de diandi tihui" 学习中医的点滴体会 (Studying Chinese medicine as a process of gradual realization). In Zhou Fengwu 周凤梧 et al. 1981–85, 1: 102–13. Jinan: Shandong kexue jishu chubanshe.

Liu, G., X. Liu, and Q. Meng. 1994. "Privatization of the Medical Market in Socialist China: A Historical Approach." *Health Policy* 27: 157–73.

377

378

Liu, Inmao. 1986. "Chinese Cognition." In *The Psychology of the Chinese People*, edited by Michael Harris Bond, 73–105. Hong Kong: Oxford University Press.

Liu Ruchen 刘汝琛, ed. 1983. *Zhongyixue bianzhengfa gailun* 中医学辩证法概论 (*Outline of Chinese Medical Dialectics*). Guangzhou: Guangdong keji chubanshe.

Liu, X., and W. Hsiao. 1995. "The Cost Escalation of Social Health Insurance Plans in China: Its Implications for Public Policy." *Social Science and Medicine* 41, no. 8: 1095–1101.

Liu Yue 刘越. 1998a. *Liu Yue yi'an yilun ji* 刘越医案医论集 (*Liu Yue's Collected Case Histories and Medical Essays*). Beijing: Xueyuan chubanshe.

——. 1998b. "'Sheng jiang' yu 'shi gang bianzheng' lun '升降' 于 '十纲辨证' 论 (A discussion of "Ascending and Directing Downward" and the "Ten Rubrics for Differentiating Patterns"). In 1998a, 386–94.

——. 1998c. "Zhongyi bianzheng yu bianbing de jicheng yu fazhan" 中医辨证于辨病的继承于发展 (Inheriting and developing pattern and disease differentiation in Chinese medicine). In 1998a, 394–98.

——, ed. 1999. *Zhang Xichun yi'an* 张锡纯医案 (*Zhang Xichun's Case Histories*). Beijing: Xueyuan chubanshe.

Lock, Margaret. 1980. *East Asian Medicine in Urban Japan: Varieties of Medical Experience*. Berkeley: University of California Press.

——. 1990. "Rationalization of Japanese Herbal Medicine: The Hegemony of Orchestrated Pluralism." *Human Organization* 49, no. 1: 41–47.

——. 1993a. *Encounters with Aging: Mythologies of Menopause in Japan and North America*. Berkeley: University of California Press.

——. 1993b. "Cultivating the Body: Anthropologies and Epistemologies of Bodily Practice and Knowledge." *Annual Review of Anthropology* 22: 133–55.

Lock, Margaret, and Deborah Gordon, eds. 1988. *Biomedicine Examined*. Dordrecht: Kluwer.

Lou Shaolai 楼绍来 and Ren Tianluo 任天洛. 1998. "Zhou Enlai dui zhongyi shiye de jiechu gongxian" 周恩来对中医事业的杰出贡献 (Zhou Enlai's outstanding contribution to the cause of Chinese Medicine). *Shanghai zhongyiyao daxue Shanghaishi zhongyiyao yanjiuyuan xuebao* 12, no. 1: 4–6.

"Lü Bingkui cong yi 60 nian wenji" weiyuanhui 吕炳奎从医 6 0 年文集编辑委员会 (Editorial Committee for the "Festschrift for Lü Bingkui's 60th Anniversary as Physician"), ed. 1993. *Lü Bingkui cong yi 60 nian wenji* 吕炳奎从医 6 0 年文集 (*Festschrift for Lü Bingkui's 60th Anniversary as Physician*). Beijing: Huajia chubanshe.

Lu Ganfu 陆干甫 and Xie Yongxin 谢永新. 1986. *Zhongyixue bianzhengfa yuanli* 中医学辩证法原理 (*Principles of Chinese Medical Dialectics*). Beijing: Zhongyi guj chubanshe.

Lü Guangrong 吕光荣. 1980. "Xiandai zhongyi xueshu zhengming wenti" 现实中医学术争鸣问题 (Academic debates and problems in modern Chinese medicine). *Yunnan zhongyi xueyuan xuebao*, no. 1: 19–25.

Lu Gwei-Djen and Joseph Needham. 1980. *Celestial Lancets: A History and Rationale of Acupuncture and Moxa*. Cambridge: Cambridge University Press.

———. 2000. *Science and Civilization in China.* vol. 6, part 6, edited by Nathan Sivin. Cambridge: Cambridge University Press.

Lü Jingshan 吕景山. 1982. *Shi Jinmo duiyao linchuang jingnian ji* 施今墨对药临床经验集 (*Shi Jinmo's Collected Clinical Experience in the Use of Synergistic Drugs*). Beijing: Renmin weisheng chubanshe.

Lu Zheng 陆拯. 1997. *Duzheng lun* 毒证论 (*Discussion of Toxicity Patterns*). Beijing: Renmin weisheng chubanshe.

Lu Zhongyue 陆中岳 and Hong Shenglin 洪胜林. 1998. "'Zhongyi fukexue' (wuban jiaocai) quefan piyin lunzhi quyi" 中医妇科学（五版教材）缺乏脾阴论治刍议 (A modest proposal regarding the lack of discussion on the treatment of spleen *yin* depletion in the fifth edition teaching material "Chinese Medical Gynecology"). *Shanghai zhongyiyao daxue shanghaishi zhongyi yanjiuyuan xuebao,* no. 12: 26–28.

Luhmann, Niklas. 1995. *Social Systems.* Translated by John Bednarz Jr. and Dirk Baecker. Stanford: Stanford University Press.

Lutz, Catherine. 1988. *Unnatural Emotions: Everyday Sentiments on a Micronesian Atoll and Their Challenge to Western Theory.* Chicago: University of Chicago Press.

Lynch, Michael. 1996. "Review of 'The Mangle of Practice.'" *Contemporary Sociology* 25: 809–11.

Ma Boying 马伯英. 1993. *Zhongguo yixue wenhua shi* 中国医学文化史 (*A History of Chinese Medicine in Chinese Culture*). Shanghai: Shanghai People's Publishing House.

Ma Boying 马伯英, Gao Xi 高晞, and Hong Zhongli 洪中立. 1994. *Zhong wai yixue wenhua jiaoliu shi* 中外医学文化交流史 (*A History of Intercultural Exchange in Medicine between China and Other Countries*). Shanghai: Wenhui chubanshi.

Ma Zhongxue 麻仲学, ed. 1991. *Zhongguo yixue zhenfa daquan* 中国医学诊法大全 (*Compendium of Chinese Medical Diagnostic Methods*). Jinan: Shandong kexue jishu chubanshe.

MacIntyre, Alasdair C. *After Virtue: A Study in Moral Theory.* 2d ed. London: Duckworth.

Maciocia, Giovanni. 1989. *The Foundations of Chinese Medicine.* Edinburgh: Churchill Livingstone.

———. 1996. Foreword. In MacPherson and Kaptchuk 1996, ix–xi.

MacPherson, Hugh, and Ted Kaptchuk, eds. 1996. *Acupuncture in Practice: Case History Insights from the West.* Edinburgh: Churchill Livingstone.

Mao Zedong 毛泽东. *Mao zhuxi yulu* 毛主席语录 (*Sayings by Chairman Mao*). N.p., n.d.

———. 1968. *Maodun lun* 矛盾论 (*On Practice*). In *Mao Zedong xuanji* 毛泽东选集 (*Selected Works by Mao Zedong*), 274–312. Beijing: Renmin chubanshe.

Marcus, George E. 1995. "Ethnography in/of the World: The Emergence of Multi-sited Ethnography." *Annual Review of Anthropology* 24: 95–117.

Marcus, George E., and Michael M. J. Fischer. 1986. *Anthropology as Cultural Critique: An Experimental Moment in the Human Sciences.* Chicago: University of Chicago Press.

380　　Martin, Emily. 1987. *The Woman in the Body: A Cultural Analysis of Reproduction*. Milton Keynes: Open University Press.

McLennan, Gregor. 1995. *Pluralism*. Buckingham: Open University Press.

Mencius. *Mengzi*. 1970. Translated by D. C. Lau. Harmondsworth: Penguin.

Meng Jingchun 孟景春 and Zhou Zhongying 周仲瑛, eds. 1994. *Zhongyixue gailun: xiudingben* 中医学概论: 修订本 (*Outline of Chinese Medicine*. Rev. ed.). Beijing: Renmin weisheng chubanshe.

Meng Qingyun 孟庆云, ed. 2000. *Zhongguo zhongyiyao fazhan 50 nian: 1949-1999* 中国中医药发展五十年: 1949-1999 (*Fifty Years of Development of Chinese Medicine and Pharmacology in China: 1949-1999*). Zhengzhou: Henan yike daxue chubanshe.

Meng Shujiang 孟澍江, ed. 1985. *Wenbingxue* 温病学 (*Warm [Pathogen] Disorders*). Shanghai: Shanghai kexue jishu chubanshe.

"Mingyi yaolan" bianshen weiyuanhui 名医摇篮编审委员会 (Editorial Committee of "Cradle of Famous Physicians"). *Mingyi yaolan* 名医摇篮 (*Cradle of Famous Physicians*). Shanghai: Shanghai zhongyiyao chubanshe.

Miyashita, Saburo. 1986. "A Historical Analysis of Chinese Formularies and Prescriptions: Three Examples." In *History of Traditional Medicine: Proceedings of the 1st and 2nd International Symposia on the Comparative History of Medicine—East and West*, edited by Teizo Ogawa, 101-16. Tokyo: Taniguchi Foundation.

Mol, Annemarie, and John Law. 1994. "Regions, Networks, and Fluids: Anaemia and Social Topology." *Social Studies of Science* 24: 641-71.

Moore, M. 1992. "Competition and Pluralism in Public Bureaucracies." *IDS Bulletin* 23, no. 4: 65-77.

Nader, Laura. 1996. "Anthropological Inquiry into Boundaries, Power, and Knowledge." In *Naked Science: Anthropological Inquiry into Boundaries, Power, and Knowledge*, edited by Laura Nader, 1-25. New York and London: Routledge.

Nan Zheng 南征. 1986. "Bianzheng lunzhi de qiantan" 辨证论治的浅谈 (A brief discussion of pattern differentiation and treatment determination). *Jilin zhongyiyao*, no. 4: 44-45.

Nandy, Ashis, ed. 1998. *Science, Hegemony and Violence: A Requiem for Modernity*. Delhi: Oxford University Press.

Nanjing College of TCM. 1990. *Acupuncture Treatment of Common Diseases Based upon Differentiation of Syndromes*. Beijing: People's Medical Publishing House.

Nanjing zhongyi xueyuan 南京中医学院 (Nanjing College of Chinese Medicine), ed. 1958. *Zhongyixue gailun* 中医学概论 (*Outline of Chinese Medicine*). Beijing: Renmin weisheng chubanshe.

———. 1997. *Zhongyi fangji dacidian* 中医方剂大辞典 (*Great Encyclopaedia of Chinese Medicine Formulas*). 11 vols. Beijing: Renmin weisheng chubanshe.

Nathan, Andrew J. 1993. "Is Chinese Culture Distinctive? A Review Article." *Journal of Asian Studies* 4: 923-36.

Needham, Joseph, ed. 1956. *Science and Civilisation in China: History of Scientific Thought*. Vol. 2: *Science and Civilisation in China*. Cambridge: Cambridge University Press.

Needham, Joseph, and Gwei-djen Lu. 1975. "Problems of Translation and Modernisation of Ancient Chinese Technical Terms: Manfred Porkert's Interpretations of Terms in Ancient and Medieval Chinese Natural and Medical Philosophy." *Annals of Science* 32, no. 5: 491–502.

Obeyesekere, Gananath. 1992. "Science, Experimentation, and Clinical Practice in Ayurveda." In Leslie and Young 1992, 160–76. Berkeley: University of California Press.

Ogden, Suzanne. 1992. *China's Unresolved Issues: Politics, Development and Culture.* Englewood Cliffs, N.J.: Prentice-Hall.

Oi, Jean C. 1989. *State and Peasant in Contemporary China: The Political Economy of Village Government.* Berkeley: University of California Press.

Ong, Aihwa. 1987. *Spirits of Resistance and Capitalist Discipline: Factory Women in Malaysia.* Albany: SUNY Press.

———. 1995. "Anthropology, China and Modernities." In *The Future of Anthropological Knowledge,* edited by Henrietta L. Moore, 60–92. London: Routledge.

———. 1997. "Chinese Modernities: Narratives of Nation and of Capitalism." In *Underground Empires: The Cultural Politics of Modern Chinese Transnationalism,* edited by Aihwa Ong and D. Nonini, 171–202. London: Routledge.

Ots, Thomas. 1990a. *Medizin und Heilung in China.* 2d ed. Berlin: Dietrich Reimer Verlag.

———. 1990b. "The Angry Liver, the Anxious Heart and the Melancholy Spleen: The Phenomenology of Perceptions in Chinese Culture." *Culture, Medicine and Psychiatry* 14: 25–58.

Ouyang Qi 欧阳琦. 1993. *Zheng bing jiehe yongyao shi* 证病结合用药式 (*A Method for Using Drugs [Based on] Integrated Pattern and Disease Differentiation*). Chansha: Hunan kexue jishu chubanshe.

Parsons, Talcott. 1968 [1937]. *The Structure of Social Action.* New York: Free Press.

Pei Xueyi 裴学义 and Kong Xiangqi 孔祥琦. 1981. "Xian shi Kong Bohua xiansheng xueshu guankui" 先师孔伯化先生学术管窥 (A humble description of the learning of our former teacher, Mr. Kong Bohua). In Zhou Fengwu 周风梧 et al. 1981–85, 3: 99–112. Jinan: Shandong kexue jishu chubanshe.

Pelto Perrti, J., and Gretel H. Pelto. 1990. "Field Methods in Medical Anthropology." In *Medical Anthropology: Contemporary Theory and Method,* edited by Thomas M. Johnson and Carolyn F. Sargent, 269–97. New York: Praeger.

———. 1975. "Intracultural Diversity: Some Theoretical Issues." *American Ethnologist* 2: 1–18.

Pickering, Andrew. 1995. *The Mangle of Practice: Time, Agency, and Science.* Chicago: University of Chicago Press.

———. 1997. "Concepts and the Mangle of Practice: Constructing Quaternions." In *Mathematics, Science, and Postclassical Theory,* edited by Barbara Herrnstein-Smith and Arkady Plonitsky, 40–82. Durham: Duke University Press, 1997.

Pinch, Trevor. 1999. "Mangled Up in Blue." *Studies in History and Philosophy of Science* 30, no. 1: 139–47.

382 Polanyi, Michael. 1958. *Personal Knowledge*. Chicago: University of Chicago Press.

Porkert, Manfred. 1978. *The Theoretical Foundations of Chinese Medicine: Systems of Correspondence*. Cambridge: MIT Press.

———. 1983. *The Essentials of Chinese Diagnostics*. Zurich: Acta Medicinae Sinensis.

———. 1998. "Die chinesische Medizin verkürzt und verbilligt." *Chinesische Medizin* 13, no. 3: 80–85.

Prakash, Gyan. 1990. "Writing Post-orientalist Histories of the Third World: Perspectives from Indian Historiography." *Comparative Studies in Society and History* 32, no. 2: 383–408.

Pu Zhixiao 蒲志孝. 1985. "Pu Fuzhou yishi" 蒲辅周轶事 (Anecdotes about Pu Fuzhou). *Shandong zhongyi zazhi*, no. 2: 29–31.

Qian Zifen 钱自奋, Zhang Yuxuan 张育轩, and Guo Saishan 郭赛珊, eds. 1993. *Zhu Chenyu linchuang jingyan ji* 祝谌予临床经验集 (The Collected Clinical Experience of Zhu Chengyu). Beijing: Beijing yike daxue with Zhongguo banhe yike daxue.

Qin Bowei 秦伯未. 1929. *Jiaowu baogao* 教务报告 (Report by the Dean). *Zhongguo yixue-yuan kan* 1, Appendix: 6–7.

———, ed. 1959 [1928]. *Qingdai mingyi yi'an jinghua* 清代名医医案精华 (Essential Case Histories of Famous Qing Dynasty Physicians). Shanghai: Shanghai zhongyi shuju; reprinted, Shanghai kexue jishu chubanshe.

———. 1983a [1957]. "Qian tan 'bianzheng lunzhi'" 浅谈 "辨证论治" (A preliminary talk on pattern differentiation and treatment determination). Reprinted in Qin Bowei 秦伯未 1983e, 27–37.

———. 1983b [1962]. "Mantan chufang yongyao" 漫谈处方用药 (An informal discussion of the use of drugs in writing a prescription). Reprinted in Qin Bowei 秦伯未 1983e, 267–84.

———. 1983c [1963]. "Wenbing yide" 温病一得 (What I have learned about warm [pathogen] disorders). Reprinted in Qin Bowei 秦伯未 1983e, 390–414.

———. 1983d [1964]. "Ruhe zhiliao xiyi zhenduan de jibing" 如何治疗西医诊断的疾病 (How to treat illnesses having been diagnosed by Western medicine). Reprinted in Qin Bowei 秦伯未 1983e, 443–68.

———. 1983e. *Qin Bowei yiwen ji* 秦伯未医文集 (A Collection of Qin Bowei's Writings on Medicine). Edited by Wu Dazhen 吴大真 and Wang Fengqi 王凤岐. Changsha: Hunan kexue jishu chubanshe.

Qin Bowei 秦伯未, Li Yan 李岩, Zhang Tianren 张田仁, and Wei Zhizhen 魏执真. 1973 [1963]. "Bianzheng lunzhi qianshuo" 辨证论治浅说 (An elementary introduction to pattern differentiation and treatment determination). In *Zhongyi linchuang lueyao* 中医临床备要 (Essential Reference for the Clinical Practice of Chinese Medicine), 239–57. Beijing: Renmin weisheng chubanshe.

Qin Bowei 秦伯未, Li Yinglin 李英麟, Yin Fengli 殷凤礼, Jiao Shude 焦树德, Kang Tingpei 康廷培, Wu Zemin 武泽民, Geng Fusi 耿富思, and Liao Jiamo 廖家模. 1961. "Zhongyi bianzheng lunzhi gangyao" 中医辨证论治纲要 (Outline of Chinese medical pattern differentiation and treatment determination). *Zhongyi zazhi*, no. 1: 5–9, no. 2: 38–46, no. 3: 35–41.

Qin Shoushan 金寿山. 1978. "Tantan bian zhongyi de bing" 谈谈辨中医的病 (Chats concerning the differentiation of diseases in Chinese medicine). *Xinyi yaoxue zazhi*, no. 9: 5–8.

Qiu Peiran 裘沛然. 1995. *Jianfenglou shi chao* 剑风楼诗抄 (*Sable Wind Tower Poems Copied*). Shanghai: Shanghai zhongyiyao daxue chubanshe.

Qiu Peiran 裘沛然 and Ding Guangdi 丁光迪, eds. 1992. *Zhongyi ge jia xueshuo* 中医各家学说 (*Doctrines of Schools of Chinese Medicine*). Teaching Reference Works for Tertiary-Level Chinese Medicine. Beijing: Renmin weisheng chubanshe.

Quanguo gaodeng jiaoyu zixue kaoshi zhidao weiyuanhui 全国高等教育自学考试指导委员会 (National Tertiary-Level Self-Study Examination Guides Committee). 1986. *Zhongyi zhuanye kaoshi jihua* 中医专业考试计划 (*Chinese Medicine Professional Examination [Self-Study] Program*). Shanghai: Shanghai zhongyi xueyuan chubanshe.

Rabinow, Paul. 1996 [1992]. "Artificiality and Enlightenment: From Sociobiology to Biosociality." In *Essays on the Anthropology of Reason*, 91–111. Princeton: Princeton University Press.

Rapp, Rayna. 1997. "Real-Time Fetus: The Role of the Sonogram in the Age of Monitored Reproduction." In Gary Lee Downey and Joseph Dumit eds., 1997, 31–48.

Ren Jixue 任继学, ed. 1997. *Zhongyi jizhenxue* 中医急诊学 (*Chinese Emergency Medicine*). Shanghai: Shanghai kexue jishu chubanshe.

Ren Yingqiu 任应秋. 1954. "Zhongyi bianzheng lunzhi tixi" 中医辨证论治体系 (The system of Chinese medicine pattern differentiation and treatment determination). *Zhongyi zazhi*, no. 4: 19.

———. 1966. "Bianzheng lunzhi zhong de jige wenti" 辨证论治中的几个问题 (Some questions concerning pattern differentiation and treatment determination). Reprinted in Ren Yingqiu 1984a, 99–113.

———. 1980. "Lue tan bianzheng yu bianbing" 略谈辨证与辨病 (A synopsis of pattern differentiation and disease differentiation). Reprinted in Ren Yingqiu 1984a, 138–40.

———. 1981. "Yixue liupai suhui lun" 医学流派溯洄论 (Tracing medical streams back to their source). *Beijing zhongyi xueyuan xuebao*, no. 1: 1–6.

———. 1984a. *Ren Yingqiu lunyi ji* 任应秋论医集 (*Ren Yingjiu's Collected Writings on Medicine*). Beijing: Renmin weisheng chubanshe.

———. 1984b. "Zhongyixue jichu lilun liu jiang" 中医学基础理论六讲 (Six lectures on the basic theories of Chinese medicine). In Ren Yingqiu 1984a, 168–208.

Rheinberger, Hans-Jörg. 1999. "Reenacting History." *Studies in History and Philosophy of Science* 30, no. 1: 163–66.

Rhodes, Lorna Amarasingham. 1990. "Studying Biomedicine as a Cultural System." In *Medical Anthropology: Contemporary Theory and Method*, edited by Thomas M. Johnson and Carolyn F. Sargent, 159–73. New York: Praeger.

Rofel, Lisa. 1992. "Rethinking Modernity: Space and Factory Discipline in China." *Cultural Anthropology* 1, no. 1: 93–114.

———. 1999. *Other Modernities: Gendered Yearnings in China after Socialism*. Berkeley: University of California Press.

384

Rosaldo, Renato. 1995. Introduction to *Hybrid Cultures: Strategies for Entering and Leaving Modernity*, edited by Nestor Garcia Canclini, xi–xvii. Minneapolis: University of Minnesota Press.

Rosenberg, Charles. 1992. *Explaining Epidemics and Other Studies in the History of Medicine*. Cambridge: Cambridge University Press.

Rouse, Joseph. 1992. "What Are Cultural Studies of Scientific Knowledge." *Configurations* 1, no. 1: 1–22.

——. 1996. *Engaging Science: How to Understand Its Practices Philosophically*. Ithaca: Cornell University Press.

Rubel, Arthur J., and Michael Hass. 1990. "Ethnomedicine." In *Medical Anthropology: Contemporary Theory and Method*, edited by Thomas M. Johnson and Carolyn F. Sargent, 115–31. New York: Praeger.

Sahlins, Marshall. 1993. "Goodbye to Tristes Tropes: Ethnography in the Context of Modern World History." *Journal of Modern History* 65: 1–25.

Said, Edward W. 1985. *Orientalism*. Harmondsworth: Penguin.

Schatzki, Theodore. 1999. "To Mangle: Emergent, Unconstrained, Posthumanist?" *Studies in History and Philosophy of Science* 30, no. 1: 157–61.

Scheid, Volker. 1995a. "The Great *Qi*: Zhang Xichun's Reflections on the Nature, Pathology and Treatment of the *Daqi*." *Journal of Chinese Medicine* 49: 5–16.

——. 1995b. "Essay Review of 'Chinese Acupuncture' by Georges Soulié de Morant." *China Review International* 3, no. 1: 59–61.

——. 2001. "Shaping Chinese Medicine: Two Case Studies from Contemporary China." In *Chinese Medicine: Innovation, Convention, and Controversy*, edited by Elisabeth Hsu, 370–404. Cambridge: Cambridge University Press.

Scheper-Hughes, Nancy. 1992. *Death without Weeping: The Violence of Everyday Life in Brazil*. Berkeley: University of California Press.

Scheper-Hughes, Nancy, and Margaret Lock. 1987. "The Mindful Body: A Prolegomenon to Future Work in Medical Anthropology." *Medical Anthropology Quarterly* 1: 6–41.

Schleifer, Ronald, Robert Con Davis, and Nancy Mergler. 1992. *Culture and Cognition: The Boundaries of Literary and Scientific Inquiry*. Ithaca: Cornell University Press.

Schoenhals, Martin. 1993. *The Paradox of Power in a People's Republic of China Middle School*. Armonk, N.Y.: M. E. Sharpe.

Schwartz, Benjamin. 1985. *The World of Thought in Ancient China*. Cambridge: Belknap Press of Harvard University Press.

Scott, Colin. 1996. "Science for the West, Myth for the Rest? The Case of James Bay Creek Knowledge Construction." In *Naked Science: Anthropological Inquiry into Boundaries, Power, and Knowledge*, edited by Laura Nader, 69–86. London: Routledge.

Scott, James C. 1998. *Seeing like a State: How Certain Schemes to Improve the Human Condition Have Failed*. New Haven: Yale University Press.

Seltzer, Mark. 1992. *Bodies and Machines*. New York: Routledge.

Serres, Michel, and Bruno Latour. 1995. *Conversations on Science, Culture and Time.*　385
Translated by Roxanne Papidus. Ann Arbor: University of Michigan Press.

Shaffer, Simon. 1991. "The Eighteenth Brumaire of Bruno Latour." *Studies in History and Philosophy of Science* 22: 174–92.

Shanghai zhongyi xueyuan 上海中医学院 (Shanghai College of Chinese Medicine), ed. 1964. *Zhongyi neikexue jiangyi* 中医内科学讲义 (*Lecture Notes on Chinese Internal Medicine*). Shanghai: Shanghai kexue jishu chubanshe.

———. 1972. *Bianzheng shizhi* 辨症施治 (*Differentiating Symptoms and Applying Treatment*). Shanghai: Shanghai renmin chubanshe.

Shao, Jing. 1998. "Reifying Embodiment: Writing Case-Records in a Contemporary Hospital of Chinese Medicine." Paper presented at the conference "The Case History in Chinese Medicine: History, Science, and Narrative," University of California, Los Angeles, 24 January. Published at <www.isop.ucla.edu/ccs/seminar.htm>.

———. 1999. "'Hospitalizing' Traditional Chinese Medicine: Identity, Knowledge, and Reification." Ph.D. diss., University of Chicago.

Shaw, R., and C. Stewart. 1994. Introduction to *Syncretism/Anti-Syncretism: The Politics of Religious Synthesis*, edited by C. Stewart and R. Shaw, 1–26. London: Routledge.

Shi Lanhua 史兰化. 1992. *Zhongguo chuantong yixue shi* 中国传统医学史 (*A History of Traditional Medicine in China*). Beijing: Kexue chubanshi.

Shi Qi 施杞 and Xiao Mincai 萧敏材. 1993. *Zhongyi bing'an xue* 中医病案学 (*The Study of Chinese Medical Case Records*). Shanghai: Zhongguo dabaike quanshu chubanshe (Shanghai fenshe).

Shi Yuguang 史宇广, ed. 1989. *Zhongguo zhongyi jigou zhi* 中国中医机构志 (*The Organization of Chinese Medicine in China*). Beijing: Zhongyi guji chubanshe.

———, ed. 1991. *Zhongguo zhongyi renming cidian* 中国中医人名辞典 (*Biographical Dictionary of Chinese Medicine*). Beijing: Zhongyi guji chubanshe.

Shi Yuguang 史宇广 and Shan Shujian 单书健, eds. 1992. *Dangdai mingyi linzheng jinghua* 当代名医临证精华 (*The Essence of Clinical Pattern Diagnosis of Famous Contemporary Physicians*). 21 vols. Beijing: Zhongyi guji chubanshe.

Shore, Bradd. 1982. *Sala'ilua: A Samoan Mystery.* New York: Columbia University Press.

Shweder, Richard A., and Edmund J. Bourne. 1982. "Does the Concept of the Person Vary Cross-Culturally?" In *Cultural Conceptions of Mental Health and Therapy*, edited by Anthony J. Marsella and Geoffrey M. White, 97–137. Dordrecht: Kluwer.

Sidel, Victor W., and Ruth Sidel. 1974. *Serve the People: Observations on Medicine in the People's Republic of China.* Boston: Beacon Press.

Sivin, Nathan. 1968. *Chinese Alchemy: Preliminary Studies.* Cambridge: Harvard University Press.

———. 1987. *Traditional Medicine in Contemporary China.* Ann Arbor: Center for Chinese Studies, University of Michigan.

———. 1990. "Reflections on the Situation in the People's Republic of China, 1987." *American Journal of Acupuncture* 18, no. 4: 341–43.

386　　　——. 1995. "Text and Experience in Classical Chinese Medicine." In *Knowledge and the Scholarly Medical Traditions*, edited by Don Bates, 177–204. Cambridge: Cambridge University Press.

——. 1997. "Translating Chinese Medicine: Not Just Philology." Paper presented at the conference "New Directions in the History of Chinese Science," UCLA Center for Chinese Studies, 24 May.

Smith, Richard J. 1983. *China's Cultural Heritage: The Ch'ing Dynasty 1644–1912*. Boulder: Westview Press.

Son, Annette H. K. 1999. "Modernization of Medical Care in Korea (1876–1990)." *Social Science and Medicine* 49: 543–50.

Soulié de Morant, Georges. 1994 [1972]. *Chinese Acupuncture*. Translated by Lawrence Grinell, Claudy Jeanmougin, and Maurice Leveque. Brookline, Mass.: Paradigm.

Spivak, Gayatri Chakravorty, and Sara Harasym. 1990. *The Post-colonial Critique: Interviews, Strategies, Dialogues*. New York: Routledge.

Strathern, Marilyn. 1991. *Partial Connections*. Savage, Md.: Rowman and Littlefield.

——. 1992a. *After Nature: English Kinship in the Late Twentieth Century*. Cambridge: Cambridge University Press.

——. 1992b. *Reproducing the Future: Anthropology, Kinship and the New Reproductive Technologies*. London: Routledge.

——. 1995a. "Afterword: Relocations." In *Shifting Contexts: Transformations in Anthropological Knowledge*, edited by Marilyn Strathern, 177–85. London: Routledge.

——. 1995b. "The Nice Thing about Culture Is That Everyone Has It." In *Shifting Contexts*, 153–76.

Sun Shizhong 孙世重. 1962. "Bianzheng lunzhi he jiti fanyingxing wenti" 辨证论治和机体反应性问题 (Pattern differentiation and treatment determination and the problem of organismic reaction). *Zhongyi zazhi*, no. 1: 2–5.

Swartz, Marc J., Victor Turner, and Arthur Tuden, eds. 1966. *Political Anthropology*. Chicago: University of Chicago Press.

Tanford, S., and S. Penrod. 1984. "Social Influence Model: A Formal Integration of Research on Majority and Minority Influence Processes." *Psychological Bulletin* 95: 189–225.

Tang Shenglan, Gerald Bloom, Xushen Feng, Henry Lucas, Xingyuan Gu, and Malcolm Segall, with Gail Singleton and Polly Payne. 1994. "Financing Health Services in China: Adapting to Economic Reform." Brighton: Institute for Development Studies.

Taussig, Michael T. 1980. "Reification and the Consciousness of the Patient." *Social Science and Medicine* 14B: 3–13.

Taylor, Charles. 1989. *Sources of the Self. The Making of Modern Identity*. Cambridge: Cambridge University Press.

Taylor, Kim. 1999. "Paving the Way for TCM Textbooks: The Chinese Medical Improvement Schools." Paper presented at the Ninth International Conference on the History of Science in East Asia, the East Asian Institute, National University of Singapore, 23–27 August.

——. 2000. "Medicine of Revolution: Chinese Medicine in Early Communist China 1945-1963." Ph.D. diss., University of Cambridge.

Toulmin, Stephen. 1990. *Cosmopolis: The Hidden Agenda of Modernity.* Chicago: University of Chicago Press.

Traweek, Sharon. 1988. *Beamtimes and Lifetimes.* Cambridge: Harvard University Press.

——. 1993. "An Introduction to Cultural, Gender, and Social Studies of Sciences and Technologies." *Culture, Medicine and Psychiatry* (special issue: *Biopolitics: The Anthropology of the New Genetics and Immunology*) 17: 3-25.

Tu, Weiming. 1994. "Embodying the Universe: A Note on Confucian Self-Realization." In *Self as Person in Asian Theory and Practice,* edited by Roger T. Ames, Wimal Dissanayake, and Thoma P. Kasulis, 177-86. Albany: SUNY Press.

Turner, Stephen. 1994. *The Social Theory of Practices: Tradition, Tacit Knowledge and Presuppositions.* Cambridge: Polity Press.

——. 1999. "Practice in Real Time." *Studies in History and Philosophy of Science* 30, no. 1: 149-56.

Twitchett, Denis Crispin, John King Fairbank, and Kwang-Ching Liu. 1978. *The Cambridge History of China.* Cambridge: Cambridge University Press.

Unschuld, Paul U. 1973. *Die Praxis des traditionellen chinesischen Heilsystems. Unter Einschluss der Pharmazie dargestellt an der heutigen Situation auf Taiwan.* Edited by Wolfgang Bauer and Hubert Franke. Wiesbaden: Franz Steiner Verlag.

——. 1975. "Medico-Cultural Conflicts in Asian Settings: An Explanatory Theory." *Social Science and Medicine* 9: 303-12.

——. 1976. "The Social Organization of Medical Practice in Taiwan." In *Asian Medical Systems,* edited by Charles Leslie, 300-316. Berkeley: University of California Press.

——. 1979. *Medical Ethics in Imperial China: A Study in Historical Anthropology.* Berkeley: University of California Press.

——. 1985. *Medicine in China: A History of Ideas.* Berkeley: University of California Press.

——. 1986a. *Medicine in China: A History of Pharmaceutics.* Berkeley: University of California Press.

——. 1986b. *Nan Ching: The Classic of Difficult Issues.* Berkeley: University of California Press.

——, ed. 1989. *Approaches to Traditional Chinese Medical Literature: Proceedings of an International Symposium on Translation Methodologies and Terminologies.* Boston: Kluwer.

——. 1990. "Gedanken zur kognitiven Ästhetik Europas und Ostasiens." *Geschichte in Wisenschaft und Unterricht* 12: 735-44.

——. 1992. "Epistemological Issues and Changing Legitimation: Traditional Chinese Medicine in the Twentieth Century." In *Paths to Asian Medical Knowledge,* edited by Charles Leslie and Allan Young, 44-63. Berkeley: University of California Press.

387

388

——. 1994. "Der chinesische 'Arzneikönig' Sun Simiao. Geschichte—Legende—Ikonographie. Zur Plausibilität naturkundlicher und übernatürlicher Erklärungsmodelle." *Monumenta Sinica* 42: 217-57.

——. 1997. *Chinesische Medizin*. Munich: C. H. Beck.

Valussi, Marco. 1997. "What Does 'Alternative Medicine' Really Mean?" *European Journal of Herbal Medicine* 3, no. 1: 38-44.

van der Veer, René, and Jaan Valsiner, eds. 1994. *The Vygotsky Reader*. Oxford: Blackwell.

Varela, Francisco, Evan Thompson, and Eleanor Rosch. 1995. *The Embodied Mind: Cognitive Science and Human Experience*. Cambridge: MIT Press.

Wakeman, Frederic, Jr. 1995. *Policing Shanghai: 1927-37*. Berkeley: University of California Press.

Walder, Andrew. 1986. *Communist Neo-traditionalism: Work and Authority in Chinese Industry*. Berkeley: University of California Press.

Wang Huaimei 王怀美, Chen Jing 陈静, and Wu Xifang 吴翠芳. 1998. "'Bagang bianzheng' yuanliu xiaokao" '八纲辨证' 源流小考 [A brief examination of the origins of "eight rubric pattern differentiation"]. *Anhui zhongyi linzhuang zazhi* 10, no. 6: 188.

Wang, Jing. 1996. *High Culture Fever: Politics, Aesthetics, and Ideology in Deng's China*. Berkeley: University of California Press.

Wang Ji 王琦. 1993. "21 shiji—zhongyiyao de shiji" 二十一世纪——中医药的世纪 [The 21st century—the century of Chinese medicine]. *Chuantong wenhua yu xiandaihua*, 64-67.

Wang Miqu 王米渠, Wang Keqin 王克勤, Zhu Wenfeng 朱文锋, and Zhang Liutong 张六通. 1986. *Zhongyi xinlixue* 中医心理学 [*Chinese Medical Psychology*]. Huanggang: Hubei kexue jishu chubanshe.

Wang Qiaochu 王翘楚. 1998. *Yilin chunqiu—Shanghai zhongyi zhongxiyi jiehe fazhan shi* 医林春秋——上海中医中西医结合发展史 [*Spring and Autumn of the Medical World: A History of the Development of Chinese and Integrated Chinese and Western Medicine in Shanghai*]. Shanghai: Wenhui chubanshe.

Wang Songbao 汪松葆, ed. 1987. *Gaodeng zhongyi jiaoyu yu guanli* 高等中医教育与管理 [*Chinese Medical Further Education and Administration*]. Zhangsha: Hunan kexue jishu chubanshe.

Wang Xinhua 王新华, ed. 1983. *Zhongyi lidai yilun xuan* 中医历代医论选 [*Selected Medical Essays by Traditional Chinese Doctors of Past Generations*]. Nanjing: Jiangsu kexue jishu chubanshe.

Wang Xudong 王旭东. 1989. *Zhongyi meixue* 中医美学 [*Aesthetics of Chinese Medicine*]. Nanjing: Dongnan daxue chubanshe.

Wang Yuxi 王玉玺. 1985. "Bianbing xiaoyi" 辨病小议 [A brief discussion of disease differentiation]. *Jilin zhongyiyao*, no. 4: 7-8.

Wang Zhicheng 王志成. 1981. "Ye tan fenxing lunzhi yu bianzheng lunzhi" 也谈分型论治与辨证论治 [Contributing to discussing type discrimination and treatment de-

termination and pattern discrimination and treatment determination). *Shanghai* 389
zhongyiyao zazhi, no. 12: 7.

Wang Zhipu 王致谱 and Cai Jingfeng 蔡景峰, eds. 1999. *Zhongguo zhongyiyao 50 nian* 中国中医药50年 (*Fifty Years of Chinese Medicine and Pharmacology in China*). Fuzhou: Fujian kexue jishu chubanshe.

Wang Ziqiang 工自强. 1994. *Nei Nan jing sanshi lun* 内难经三十论 (*Thirty Essays on the Neijing and Nanjing*). Beijing: Zhongyi zhongyao chubanshe.

Wang Zude 王祖德, ed. 1992. *Zhongxiyi jiehe zhenliao zhinan* 中西医结合诊疗指南 (*A Guide to Diagnosis and Treatment of Integrated Chinese and Western Medicine*). Shanghai: Tongji daxue chubanshe.

Watson, James L. 1982. "Of Flesh and Bones: The Management of Death Pollution in Cantonese Society." In *Death and the Regeneration of Life*, edited by Maurice Bloch and Jonathan Parry, 155–86. Cambridge: Cambridge University Press.

Weber, Max. 1968. *Economy and Society*. Berkeley: University of California Press.

Wertsch, James V. 1985. *Vygotsky and the Social Formation of Mind*. Cambridge: Harvard University Press.

——. 1991. *Voices of the Mind: A Sociocultural Approach to Mediated Action*. Cambridge: Harvard University Press.

——. 1995. "Sociocultural Research in the Copyright Age." *Culture and Psychology* 1: 81–102.

Wertsch, James V., Pablo del Rio, and Amelia Alvarez, eds. 1995. *Sociocultural Studies of Mind*. Cambridge: Cambridge University Press.

White, G. M., and J. Kirkpatrick, eds. 1985. *Person, Self and Experience: Exploring Pacific Ethnopsychologies*. Berkeley: University of California Press.

White, Sidney D. 1993. "Medical Discourses, Naxi Identities, and the State: Transformations in Socialist China." Ph.D. diss., University of California.

——. 1998. "From 'Barefoot Doctor' to 'Village Doctor' in Tiger Springs Village: A Case Study of Health Care Transformation in Socialist China." *Human Organization* 57, no. 4: 480–90.

——. 1999. "Deciphering 'Integrated Chinese and Western Medicine' in the Rural Lijiang Basin: State Policy and Local Practice(s) in Socialist China." *Social Science and Medicine* 49: 1333–47.

WHO Regional Committee for the Western Pacific. 1994. "Guidelines for Clinical Research on Acupuncture." Draft report in the private collection of the author.

Wiseman, Nigel. 1995. *Ying-han, han-ying zhongyi cidian* 英汉汉英中医词典 (*English-Chinese, Chinese-English Dictionary of Chinese Medicine*). Zhangsha: Hunan kexue jishu chubanshe.

Woolgar, Steve. 1988. *Science: The Very Idea*. Chichester: Ellis Horwood and Tavistock.

Woolgar, Steve, and Malcolm Ashley. 1988. "Introduction to the Reflexive Project." In *Knowledge and Reflexivity*, edited by Steve Woolgar. London: Sage.

World Bank. 1996. *China: Issues and Options in Health Financing*. Report no. 15278 CHA. Washington, D.C.: World Bank.

390

Worsley, Peter. 1982. "Non-Western Medical Systems." *Annual Review of Anthropology* 11: 315–48.

Wu Boping 吴伯平. 1985. "Yi Qin Bowei laoshi de zhixue jingshen" 忆秦伯未老师的治学精神 (A recollection of the spirit in which teacher Qin Bowei carried out his studies). In Zhou Fengwu 周凤梧 et al. 1981–85, 3: 339–50.

Wu Dazhen 吴大真 and Wang Fengqi 王凤岐. 1984. "Yi Qinlao" 忆秦老 (Remembering Elder Qin). In Qin Bowei 1983e, 1–10.

Wu, Yi-Li. 1998. "Transmitted Secrets: The Doctors of the Lower Yangzi Region and Popular Gynecology in Late Imperial China." Ph.D. diss., Yale University.

Wu, Yiyi. 1993–94. "A Medical Line of Many Masters: A Prosopographical Study of Liu Wansu and His Disciples from the Jin to the Early Ming." *Chinese Science* 11: 36–65.

Wujinxian weishengju bianshi xiuzhi lingdao xiaozu 武进县卫生局编史修志史修志领导小组 (Wujin County Department of Health Leadership Group for the Editing of Historical Material and the Compilation of the Gazeteer). 1985. *Wujin weishengzhi: 1879–1983* 武进卫生志: 1879–1983 (*Health Gazeteer of Wujin County: 1879–1983*). Wujn: Wujinxian weishengju (neibu ziliao).

Xiao Jun 肖骏. 1981. "Women dui fenxing lunzhi de kanfa" 我们对分型论治的看法 (Our view of type discrimination and treatment determination). *Shanghai zhongyiyao zazhi*, no. 12: 2–3.

Xie Guan 谢观. 1935. *Zhongguo yixue yuanliu lun* 中国医学源流论 (*On the Origins and Development of Medicine in China*). Shanghai: Shanghai zhongyi shuju.

Xinhua News Agency. 1993 [1992]. "Die chinesische Medizin passt sich der modernen Welt an." In *ChinaMed*, 2–11 November, 20.

Xu Jiqun 许济群. 1985. *Fangjixue* 方济学 (*Formulas*). Shanghai: Shanghai kexue jishu chubanshe.

Xu Jiqun 许济群 and Wang Mianzhi, eds. 王绵之 1995. *Fangjixue* 方济学 (*Formulas*). Teaching Reference Works for Tertiary-Level Chinese Medicine. Beijing: Renmin weisheng chubanshe.

Xu, Liangying, and Dainian Fan. 1980. *Science and Socialist Construction in China.* Translated by C. S. Hsu. Armonk, N.Y.: M. E. Sharpe.

Xu Ping 许平. 1990. *Kuizeng lisu* 馈赠礼俗 (*The Etiquette and Customs Attached to the Presentation of Gifts*). Beijing: Huaqiao chubanshe.

Xu, Xiaqun. 1997. "'National Essence' versus 'Science': Chinese Native Physicians' Fight for Legitimacy 1912–32." *Modern Asian Studies* 31, no. 4: 847–78.

Yan, Yunxiang. 1996. *The Flow of Gifts: Reciprocity and Social Networks in a Chinese Village.* Stanford: Stanford University Press.

Yan Zhenghua 颜正华, ed. 1991. *Zhongyaoxue* 中药学 (*Chinese Materia Medica*). Teaching Reference Works for Tertiary-Level Chinese Medicine. Beijing: Renmin weisheng chubanshe.

Yang, C. K. 1961. *Religion in Chinese Society: A Study of Contemporary Social Functions of Religion and Some of Their Historical Factors.* Berkeley: University of California Press.

Yang, Mayfair Mei-hui. 1988. "The Modernity of Power in the Chinese Socialist Order." *Cultural Anthropology* 3: 408–27.

——. 1994. *Gifts, Favours, and Banquets: The Art of Social Relationships in China.* Wilder House Series in Politics, History, and Culture. Ithaca: Cornell University Press.

——. 1995. "Travelling Theory and Modernity in China." In *The Future of Anthropological Knowledge,* edited by Henrietta L. Moore, 93–114. London: Routledge.

Yang Weiyi 杨维益, ed. 1988. *Zhongyi zhenduanxue* 中医诊断学 (*Chinese Medical Diagnosis*). Huabei diqu gaodeng zhongyiyao yuanxiao jiaocai 华北地区高等中医药院校教材. Teaching Materials for Tertiary-Level Chinese Medicine and Pharmacology Colleges and Schools in North China. Beijing: Zhongyi guji chubanshe.

——. 1997 [1994]. "Zhong ti xi yong yu 'zheng' de dongwu moxing" 中体西用于"证"的动物模型 (Chinese in essence Western in application and animal models of "patterns"). In Cui Yueli 崔月犁 1997, 131–40.

Yang Xinglin 扬杏林 and Tang Xiaohong 唐晓红, eds. 1991. *Shanghai zhongguo xixueyuan yuanshi* 上海中国医学院院史 (*History of the Shanghai China Medicine College*). Shanghai: Shanghai kexue jishu wenxian chubanshe.

Yang Yiya 杨医亚, ed. 1994. *Fangjixue* 方济学 (*Formulas*). Shijiazhuang: Hebei kexue jishu chubanshe.

Yang Zemin 扬则民. 1985. *Qianguang yihua* 潜广医话 (*Medical Essays by Qianguang*). Edited by Dong Hanliang 董汉良 and Chen Tianxiang 陈天详. Beijing: Renmin weisheng chubanshe.

Yin Huihe 印会河. 1999. *Zhongyi neike xinlun* 中医内科新论 (*A Fresh Discussion of Chinese Internal Medicine*). Taiyuan: Shanxi kexue jishu chubanshe.

Young, Allan. 1980. "The Discourse on Stress and the Re-production of Conventional Knowledge." *Social Science and Medicine* 14B: 133–46.

——. 1981. "When Rational Men Fall Sick: An Inquiry into Some Assumptions Made by Medical Anthropologists." *Culture, Medicine and Psychiatry* 5: 317–35.

——. 1990. "Moral Conflicts in a Psychiatric Hospital Treating Combat-Related Posttraumatic Stress Disorder." In *Social Science Perspectives on Medical Ethics,* edited by G. Weisz, 65–82. Dordrecht: Kluwer.

——. 1995. *The Harmony of Illusions: An Ethnographic Account of Posttraumatic Stress Disorder.* Princeton: Princeton University Press.

Yu Shenchu 俞慎初. 1983. *Zhongguo yixue jianshi* 中国医学简史 (*Short History of Medicine in China*). Fuzhou: Fujian kexue zhishu chubanshe.

Yu Yunxiu 余云岫. 1954. *Gudai jibing minghou shuyi* 古代疾病名候疏志义 (*Explanations Regarding the Meaning of Ancient Disease Names*). Renmin weisheng chubanshe.

Yue Meizhong 岳美中. 1981a. "Shitan fenxing lunzhi de juxianxing" 试谈分型论治的局限性 (An examination of the limitations of type discrimination and treatment determination). *Shanghai zhongyiyao zazhi,* no. 1: 6–7.

——. 1981b. "Wu heng nanyi zuo yisheng" 无恒难以做医生 (Without persevering it is difficult to become a physician). In Zhou Fengwu 周风梧 et al. 1981–88, 1: 1–19.

——. 1984a. "Bianzheng lunzhi de fangfa gangyao" 辩证论治的方法纲要 (An outline of

391

392   the method of pattern differentiation and treatment determination). In Yue Mei-zhong 1984c, 43-45.

———. 1984b. "Xu tan bianzheng lunzhi" 续谈辨证论治 (A further chat on pattern differentiation and treatment determination). In Yue Meizhong 1984c, 45-50.

———. 1984c. *Yue Meizhong yihua ji* 岳美中医话集 (*A Collection of Yue Meizhong's Talks on Medicine*), edited by Zhongyi yanjiuyuan Xiyuan yiyuan 中医研究院西苑医院 (Academy of Chinese Medicine Xiyuan Hospital). Beijing: Zhongyi guji chubanshe.

———. 2000a. "Bianzheng lunzhi de tantao" 辨证论治的探讨 (An exploration of pattern differentiation and treatment determination). Reprinted in Yue Meizhong 2000c, 3-15.

———. 2000b. "Lun zhongyi jibengong de duanlian" 论中医基本功的锻炼 (On mastering the essential skills of Chinese medicine). Reprinted in Yue Meizhong 2000c, 26-36.

———. 2000c. *Yue Meizhong yixue wenji* 岳美中医学文集 (*A Collection of Yue Meizhong's Writings on Medicine*). Edited by Chen Keji 陈可冀. Beijing: Zhongguo zhongyiyao chubanshe.

Yue Meizhong 岳美中 and Chen Keji 陈可冀. 1962. "Bianzheng lunzhi shizhi tantao" 辨证论治实质探讨 (Exploring the essence of pattern differentiation and treatment determination). *Fujian zhongyiyao*, no. 7: 1-5.

Zang Kuntang 臧坤堂 and Wu Keqiang 吴克强, eds. 1990. *Zhongyao gu jin yingyong zhidao* 中药古今应用指导 (*A Practical Guide to Traditional and Modern Uses of Chinese Medicinal Drugs*). Guangzhou: Guangdong keji chubanshe.

Zehentmayer, Franz, and Cinzia Scorzon. 2000. "Famous Contemporary Chinese Physicians: Professor Li Ding." *Journal of Chinese Medicine* 64: 35-39.

Zhang Baiyu 张伯臾, Dong Jianhua 董建华, and Zhou Zhongying 周仲瑛, eds. 1988. *Zhongyi neikexue* 中医内科学 (*Chinese Internal Medicine*). Beijing: Renmin weisheng chubanshe.

Zhang, Dengbu. 1994. *Acupuncture Case Histories from China: A Digest of Difficult and Complicated Cases*. Edinburgh: Churchill Livingstone.

Zhang Ji 张吉, ed. 1994. *Ge jia zhenjiu yiji xuan* 各家针灸医籍选 (*A Selection of Medical Texts from the Various Acumoxa Schools*). Beijing: Zhongguo zhongyiyao chubanshe.

Zhang Mingdao 张明岛 and Shao Jieqi 邵洁奇, eds. 1998. *Shanghai weisheng zhi* 上海卫生志 (*Shanghai Health Gazetter*). Shanghai: Shanghai shehui xueyuan chubanshe.

Zhang Qiwen 张奇文. 1980. "Dui fenxing shizhi de shangque" 对分型施治的商榷 (A discussion of type discrimination and treatment application). *Shandong yixue*, no. 6: 50-51.

Zhang Weiyao 张维耀. 1994. *Zhongyi de xianzai yu weilai* 中医的现在与未来 (*The Present and Future of Chinese Medicine*). Tianjin: Tianjin kexue jishu chubanshe.

Zhang Xiaoping 章笑平. 1991. *Xiandai zhongyi ge jia xueshuo* 现代中医各家学说 (*Doctrines of Modern Schools of Chinese Medicine*). Beijing: Zhongguo zhongyiyao chubanshe.

Zhang Yingcai 张英才. 1993. "Zhang Xichun lunzhi ganqixu chutan" 张锡纯论治肝气虚

初探 (An introduction to Zhang Xichun's differentiation and treatment of liver *qi* 393
depletion). *Sichuan Zhongyi*, no. 2: 13–14.

Zhang Yuankai 张元凯, ed. 1985. *Menghe sijia yiji* 孟河四家医集 (*The Collected Medical
Works of Four Menghe Families*). Nanjing: Jiangsu kexue jishu chubanshe.

Zhao Enjian 赵恩俭, ed. 1990. *Zhongyi maizhen xue* 中医脉诊学 (*The Study of Pulse
Diagnosis in Chinese Medicine*). Tianjin: Tianjin kexue jishu chubanshi.

Zhao Hongjun 赵洪钧. 1989. *Jindai zhong xi yi lunzheng shi* 近代中西医论争史 (*History
of the Polemics between Chinese and Western Medicine in Modern Times*). Hefei:
Anhui kexue jishu chubanshe.

Zhao Shaoqin 赵绍琴, Hu Dingbang 胡定邦, and Liu Jingyuan 刘景源. 1982. *Wenbing
zongheng* 温病纵横 (*Warm [Pathogen] Disorders in Detail*). Beijing: Renmin wei-
sheng chubanshe.

Zhen Zhiya 甄志亚, ed. 1987. *Zhongguo yixue shi* 中国医学史 (*History of Medicine in
China*). Nanchang: Jiangxi kexue jishu chubanshe.

Zhen Zhiya 甄志亚 and Fu Weikang 傅维康, eds. 1991. *Zhongguo yixue shi* 中国医学史
(*History of Medicine in China*). Beijing: Renmin weisheng chubanshe.

Zheng, X., and S. Hillier. 1995. "The Reforms of the Chinese Health Care System.
County Level Changes: The Jiangxi Study." *Social Science and Medicine* 41, no. 8:
1057–64.

Zhongguo kexue jishu xiehui 中国科学技术协会 (China Science and Technology As-
sociation), ed. 1999. *Zhongguo kexue jishu zhuanjia chuanlu. Yixue bian. Zhong-
yixue, juan 1* 中国科学技术专家传略: 医学编: 中医学: 卷 1 (*Summary Biographies
of Chinese Science and Technology Experts. Medicine: Chinese Medicine, vol. 1*.
Beijing: Renmin weisheng chubanshe.

Zhongguo yixuehui Shanghai fenzhi yixueshi xuehui 中国医学会上海分支医学史学会
(Medical History Association of the Shanghai Branch of the Chinese Medical Asso-
ciation). 1954. "Yu Yunxiu xiansheng zhuanlue he nianpu" 余云岫先生传略和年谱
(Biographical sketch and chronology of the life of Mr. Yu Yunxiu). *Zhonghua yishi
zazhi*, no. 2: 81–84.

Zhonghua renmin gongheguo weishengbu zhongyisi 中华人民共和国卫生部中医司 (Chi-
nese Medicine Bureau of the Ministry of Health of the People's Republic of China).
1985. *Zhongyi gongzuo wenjian huibian* 中医工作文件汇编 (*Collection of Docu-
ments relating to the Work [of the Ministry] on Chinese Medicine*). Beijing: Zhong-
hua renmin gongheguo weishengbu zhongyisi.

Zhongshan yiyuan "zhongyi fangji xuanjiang" bianxiezu 中山医院 "中医方剂选讲" 编
写组 (Zhongshan Hospital "Selected Lectures on Chinese Medical Formulas" Edi-
torial Committee), ed. 1983. *Zhongyi fangji xuanjiang* 中医方剂选讲 (*Lectures on
Selected Chinese Medical Formulas*). Guangdong: Guangdong kexue chubanshe.

Zhonguo zhongyi yanjiuyuan 中国中医研究院 (Academy of Chinese Medicine). 1979. *Pu
Fuzhou yiliao jingnian* 蒲辅周医疗经验 (*The Therapeutic Experience of Pu Fuzhou*).
Beijing: Renmin weisheng chubanshe.

———, ed. 1984. *Zhongyi zhengzhuang bianbie zhenduanxue* 中医证状鉴别诊断学 (*Dis-

394

tinguishing Signs in Chinese Medical Diagnosis). Beijing: Renmin weisheng chu-
banshi.

——. 1987. *Zhongyi zhenghou jianbie zhenduanxue* 中医疾病鉴别诊断学 (*The Discrimi-
nation of Patterns in Chinese Medical Diagnosis*). Beijing: Renmin weisheng chu-
banshe.

——. *Zhongyi jibing jianbie zhenduanxue* 中医证候鉴别诊断学 (*The Discrimination
of Diseases in Chinese Medical Diagnosis*). Beijing: Renmin weisheng chubanshe,
forthcoming.

Zhongyi bingming zhenduan guifan ketizu 中医病名诊断规范课题组 (Discussion Group
of Standards for Disease Names and Diagnostic Categories in Chinese Medicine).
1987. *Zhongyi bingming zhenduan guifan chugao* 中医病名诊断规范初稿 (*Standards
for Disease Names and Diagnostic Categories in Chinese Medicine: A First Draft*).
Hubeisheng zhongyiyao yanjiusuo.

Zhou Fengwu 周风梧, Zhang Qiwen 张启文, and Cong Lin 丛林, eds. 1981–85. *Ming
laozhongyi zhi lu* 名老中医之路 (*Paths of Renowned Senior Chinese Physicians*).
3 vols. Jinan: Shandong kexue jishu chubanshe.

Zhou Weixin 周味辛. 1954. "Lun zhongyi de zhiliao face" 论中医的治疗法则 (On the
methods of Chinese medical therapeutics). *Beijing zhongyi* 10, no. 10: 14–16.

Zhu Chenyu 祝谌予. 1981. "Zhongyi xueshu yingdang fazhan tigao" 中医学术应当发展
提高 (Chinese medical science should be developed and improved). In Zhou Fengwu
周风梧 et al. 1981–85, 1: 261–74. Jinan: Shandong kexue jishu chubanshe.

——, ed. 1982. *Shi Jinmo linchuang jingnian ji* 施今墨临床经验集 (*The Collected Clinical
Experience of Shi Jinmo*). Beijing: Renmin weisheng chubanshe.

——. 1985. "Yi dai ming yi-Shi Jinmo" 一代明医——施今墨 (A brilliant physician of our
time: Shi Jinmo). In Zhou Fengwu 周风梧 et al. 1981–85, 3: 71–76.

Zhu Hongming 朱鸿铭. 1980. "Yong bianzheng weiwu zhuyi zhidao zhongyi lilun yan-
jiu" 用辩证唯物主义指导中医理论研究 (Using dialectical materialism to guide re-
search on Chinese medical theory). *Shandong yixue*, no. 6: 51–52.

Zhu Jiene 祝世讷 and Sun Guilian 孙桂莲. 1990. *Zhongyi xitonglun* 中医系统论 (*Chinese
Medicine Systems Theory*). Chongqing: Chongqing chubanshe.

Zhu Liangchun 朱良春. 1962. "Bianzheng yu bianbing xiang jiehe de zhongyaoxing ji qi
guanxi de tantao" 辨证与辨病相结合的重要性及其关系的探讨 (An Inquiry into the
significance of the mutual integration of pattern differentiation and disease differ-
entiation and their relation). *Zhongyi zazhi*, no. 4: 16.

——. 2000. *Zhang Cigong yishu jingyan ji* 章次公医术经验集 (*A Collection of Zhang
Cigong's Medical Skills and Experience*). Changsha: Hunan kexue jishu chubanshe.

Zhu Wenfeng 朱文锋, ed. 1995. *Zhongyi zhenduanxue* 中医诊断学 (*Chinese Medical
Diagnosis*). Standard Teaching Materials for Tertiary-Level Education in Chinese
Medicine and Pharmacology Courses. Shanghai: Shanghai kexue jishu chubanshe.

Zhu Yan 朱彦. 1954. "Zhongguo gujing zhenghou zhiliao de yiban guilu 中国古典症
候治疗的一般规律 (General laws regarding the treatment of symptom patterns in
China's classics). *Zhonghua yishi zazhi*, no. 9: 734.

Zhu Ziqing 朱子青. 1963. "Tantan bianbing, bianzheng yu bianzheng lunzhi de fazhan" 谈谈辨病, 辨证与辨证论治的发展 (A chat about the development of disease differentiation, pattern differentiation, and pattern differentiation and treatment determination). *Jiangsu zhongyi*, no. 3: 1–3. 395

Zimmerman, Francis. 1978. "From Classic Texts to Learned Practice: Methodological Remarks on the Study of Indian Medicine." *Social Science and Medicine* 12: 97–103.

Zito, Angela. 1994. "Silk and Skin: Significant Boundaries." In Angela Zito and Tani E. Barlow 1994b, 103–30.

Zito, Angela, and Tani E. Barlow. 1994a. "Introduction: Body, Subject, and Power in China." In Angela Zito and Tani E. Barlow 1994b, 1–22.

——, eds. 1994b. *Body, Subject and Power in China*. Chicago: University of Chicago Press.

索 引

（索引页码为原书页码，参见本书边码）

图书在版编目(CIP)数据

中医在当代中国：多元与综合/(德)蒋熙德著；
杨慧宇译.—北京：商务印书馆，2024

ISBN 978-7-100-23614-0

Ⅰ.①中… Ⅱ.①蒋… ②杨… Ⅲ.①中国医药
学—研究Ⅳ.①R2

中国国家版本馆 CIP 数据核字(2024)第 067241 号

中医在当代中国
—— 多元与综合

〔德〕蒋熙德 著

杨慧宇 译

商 务 印 书 馆 出 版
(北京王府井大街 36 号 邮政编码 100710)
商 务 印 书 馆 发 行
北京市艺辉印刷有限公司印刷
ISBN 978-7-100-23614-0

2024 年 7 月第 1 版　　开本 889×1194 1/32
2024 年 7 月北京第 1 次印刷　印张 14⅝

定价：80.00 元